Forbrig/Gräske (Hrsg.)

Simulationsbasiertes Lehren und Lernen in der Pflegebildung

Kompetenzen, Spezialgebiete und Strukturen

Simulationsbasiertes Lehren und Lernen in der Pflegebildung

Kompetenzen, Spezialgebiete und Strukturen

Herausgegeben von

Theresa A. Forbrig
Prof. Dr. Johannes Gräske

Mit Beiträgen von
Lisa Beck
Maria Biniok
Prof. Dr. Katja Boguth
Steffen Dißmann
Theresa A. Forbrig
Lisa Forstmann
Franziska Gierke
Prof. Dr. Johannes Gräske
Mirja Heidebring
Dr. Tim C. Herzig
Dr. Christoph Imhof
Anke Kochems-Becker
Merle Kristina Kuckulenz
Dr. Simone Kuntz
Peggi Lippert
Felicitas Margraf
Kerim Dost Mayaoglu
Miriam Mayer
Florian Meiners
Björn Naumann
Prof. Dr. Sibylle Nideröst
Prof. Dr. Dagmar Renaud
Jasmin Runge
Dr. Sandra Strube-Lahmann
Svenja Urban
Christine Vogler
Emma Luise Klara Wiedemann
Jana Zimmermann

medhochzwei

Bibliografische Informationen der Deutschen Nationalbibliothek

Die Deutsche Nationalbibliothek verzeichnet diese Publikation in der Deutschen Nationalbibliografie; detaillierte bibliografische Daten sind im Internet über http://dnb.d-nb.de abrufbar.

Bei der Herstellung des Werkes haben wir uns zukunftsbewusst für umweltverträgliche und wiederverwertbare Materialien entschieden.
Der Inhalt ist auf elementar chlorfreiem Papier gedruckt.

ISBN 978-3-86216-973-3

www.medhochzwei-verlag.de

Satz: Reemers Publishing Services GmbH, Krefeld
Druck: ADverts, Riga
Umschlaggestaltung: Bischoff kreativmedia, Hückelhoven
Titelbild: #284517542, Monkey Business Images/Shutterstock.com (links), #757766482, Egor_Kulinich/Shutterstock.com (rechts)

Geleitwort

„Praktischer Unterricht" steht in den Pflegeausbildungsverordnungen und bedeutet das Üben von Praxis in der theoretischen Ausbildung. Was aber meint es genau?

Praktische Übungen habe ich vor 30 Jahren im sogenannten „Demoraum" in der Ausbildung erlebt. Demoraum – das bedeutete für mich und meine Mitlernenden ein Zimmer in der Schule, zwei betagte Krankenhausbetten, Wasseranschluss, Pflegepuppen und ein Schrank mit Materialien. Und dann wurden Handgriffe geübt – Verbände anlegen, Strümpfe anziehen, Beine wickeln, Waschen. Es ging vor allem darum das Handling zu üben und Arbeitsschritte einzuüben. Seitdem hat sich einiges getan.

Wenn ich in das Curriculum meiner heutigen Wirkungsstätte schaue, finde ich fünf geplante Skills Trainings, didaktisch eingebettet mit breit gefächerten thematischen Schwerpunkten wie „Konflikte lösen", „Wunden versorgen", „transurethralen Katheter legen und versorgen", „Menschen individuell beraten" und „Vitalzeichen kontrollieren". Das zeigt schon auf, wie inhaltlich breit gefächert praktische Trainings aufgestellt und in Bildungseinrichtungen umgesetzt werden können.

Und wir können in vielen Schulen und Hochschulen Praxistrainingsräume finden, in denen wir die pflegerischen Settings ambulant, stationäre Langzeitversorgung und Akutversorgung abbilden können. Die Trainingsräume sind eigens dafür geplant und bieten technische und digitale Ausstattungen an, die der Praxis entsprechen. Die Trainings für die Lernenden sind curricular eingebunden und werden häufig auch mit Simulationspatient*innen durchgeführt. Filmaufnahmen unterstützen im Anschluss die Reflexion der eigenen Pflegehandlung. Die Beobachtung der Lehrenden ist strukturiert und kann auf verschiedene Schwerpunkte fokussieren. Prüfungen werden in Skills Räumen abgenommen und ausgewertet.

Pflegerische Kompetenzen, die in der Pflegeausbildung in Laborsituationen gelernt werden können – das war und ist in dem doch eher traditionell verhafteten Pflegeberuf mit kontroversen Diskussionen einhergegangen. Kann man die Praxis durch nachgestellte Situationen zu den Lernenden transportieren? Können wir komplexe Handlungsabläufe abbilden? Oder was ist eigentlich die Zielsetzung dieser doch auch aufwändigen und technisch aufgerüsteten Räume, die auch noch personell versorgt werden müssen? Ist es nicht am Ende ausschließlich Aufgabe der Praxisanleitenden vor Ort in den Einrichtungen den Beruf „beizubringen"? Natürlich nicht. Wir sind schon lange viel weiter. Der dritte Lernort ist eine Notwendigkeit einer modernen Ausbildungs- und Studiensituation.

Zu Beginn bestand der Wunsch, pflegerische Handlungsabläufe in den Bildungseinrichtungen gezielter trainieren zu können. Das Engagement vieler Lehrender, die Experimentierfreudigkeit und auch Vernetzungen über Verbände und Einzelinitiativen, führte dazu, dass das Skills Training und die Simulationslehre immer weiter professionalisiert wurde. Die ersten Forschungsstudien bestätigten das Lernen in Simulations- und Skills Trainings als zielführend und die didaktischen Konzepte wurden differenzierter. U. a. mit der OSCE-Methode zog die kompetenzorientierte, simulierte Übungs- und Prüfungsmethode in die fortschrittlichen Schulen ein.

Es bleiben aber in der Diskussion noch viele Dinge offen. Immer wenn praktische Examen in den Ausbildungsbereichen direkt an den Bewohner*innen und Patient*innen abgenommen werden, stellen sich z. B. die immer wiederkehrenden Fragen: Sind Prüfungen in der Praxis überhaupt vergleichbar? Wie finden gerechte Bewertungen statt? Ist es ethisch vertretbar Pflegebedürftige als „Objekt" zur Prüfungsabnahme zu nutzen? Und ist es ganz am Ende vielleicht denkbar, dass praktische Kompetenznachweise im Skills Labor unter Simulationen die klassische praktische Prüfung ablöst? Oder gar grundsätzlich pflegerische Ausbildung verpflichtend zunächst als Simulation durchgeführt wird? Auch und vor allem um Qualität zu sichern – in der Bildung als auch in der Versorgung?

Das vorliegende Buch nimmt die Entwicklungen der simulierten Trainingseinheiten in der Pflegeausbildung auf, bündelt sie und zeigt, wie weitreichend die Erkenntnisse zum simulierten Lernen sind. Gleichzeitig werden Methoden vorgestellt, Praxis- und Umsetzungsbeispiele benannt, Fallstricke formuliert und kritische Würdigungen vorgenommen.

Das ist wertvoll, weil es damit unsere Diskussionen voranbringt. Neben den ganz pragmatischen Fragen zur praktischen Umsetzung und inhaltlichen Gestaltung von Skills Trainings ist es auch wichtig, deutlich zu formulieren, was sie leisten können und was nicht. Und vor allem müssen wir aus unseren Erkenntnissen Konsequenzen ziehen. Sollten wir also erkennen, dass Prüfungen unter simulierten Laborbedingungen objektiver und sicherer, Lerneinheiten effektiver und ethisch vertretbarer umgesetzt werden können, müssen wir am Ende dafür sorgen, dass sich diese Erkenntnisse in den Ausbildungs- und Prüfungsverordnungen wiederfinden.

Dieses Werk wird genau für diesen Weg der Erkenntnis, Diskussion und Anpassung ein wichtiger Baustein werden. Darauf freue ich mich und bin gespannt, wie sich die Dinge weiterentwickeln. Und ich bin dankbar dafür, wie viele engagierte Kolleg*innen vor Ort durch Ihre Lehre und deren Reflexion die Entwicklungen der beruflichen Bildung in den Pflege- und Gesundheitsberufe vorantreiben. Möge dieses Werk ein Standardwerk werden und über die Jahre die Entwicklung der Skills- und Simulationslehre voranbringen.

Berlin, 31.3.2023

Christine Vogler

Inhaltsverzeichnis

Abkürzungsverzeichnis

AV-Technik	Audio-Video-Technik
C-CEI	Creighton Competency Evaluation Instrument
C-SEI	Creighton Simulation Evaluation Instrument
CE	Curriculare Einheit
COPD	Chronic Obstructive Pulmonary Disease
CREST	Clinical Reasoning Evaluation Simulation Tool
DGJ	Debriefing with Good Judgement
DML	Debriefing for Meaningful Learning
DR	Debriefingraum
HIV	Human Immunodeficiency Virus
HMD	Head-Mounted Displays
ICP	Interprofessional Collaboration
INACSL	International Nursing Association for Clinical Simulation and Learning
IPE	Interprofessional Education
ISEP	The International Nursing Association for Clinical Simulation and Learning Simulation Education Program
NANDA	North American Nursing Diagnosis Association
NIC	Nursing Intervention Classification
NICAP	Newborn Individualized Developmental Care and Assessment Program
NOC	Nursing Outcome Classification
OSCE	Objective structured clinical examination
PEARLS	Promoting Excellence and Reflective Learning in Simulation
PflAPrV	Pflegeberufe-Ausbildungs- und -Prüfungsverordnung
PflBG	Pflegeberufegesetz
RR	Regieraum
RSV	Humanes Respiratorisches Synzytial-Virus
SAT-SPS	Student Assessment Tool for Standardized Patient Simulations
SBL	Simulationsbasierte Lehre
SBLES	Simulation-Based Learning Evaluation Scale
SimNAT e. V.	Simulations-Netzwerk Ausbildung und Training in der Pflege e. V.
SP	Simulationsperson
TN	Aktiv im Szenario Teilnehmender
VAD	Video-assisted debriefing
VD	Verbal debriefing
XR	extended reality

1 Besonderheiten in der Simulationslehre

Theresa A. Forbrig, Prof. Dr. Johannes Gräske

Simulationsbasiertes Lernen wird weltweit in der Pflegeausbildung eingesetzt. Die Forschungslage zeigt positive Effekte in der Kompetenzbildung der Lernenden auf; so kann simulationsbasiertes Lernen die Entwicklung des klinischen Urteilsvermögens, des kritischen Denkens, des pflegerischen Wissens sowie weitere Fertigkeiten anbahnen, entwickeln und fördern[1]. Hierfür bedarf es einer evidenzbasierten Konzeption und Durchführung, die von Simulationslehrenden aktiv gestaltet werden soll[2]. Skills Training und Simulation gewinnt auch national immer stärker an Bedeutung in der Pflegebildungslandschaft und nähert sich damit sukzessive an internationale Standards an[3]. 1

1.1 Hintergrund

Das Pflegeberufegesetz sieht als Ausbildungsziel zur Pflegefachfrau/-mann vor, dass „die für die selbstständige, umfassende und prozessorientierte Pflege von Menschen aller Altersstufen in akut und dauerhaft stationären sowie ambulanten Pflegesituationen erforderlichen fachlichen und personalen Kompetenzen einschließlich der zugrunde liegenden methodischen, sozialen, interkulturellen und kommunikativen Kompetenzen und der zugrunde liegenden Lernkompetenzen sowie der Fähigkeit zum Wissenstransfer und zur Selbstreflexion“ (§ 5 PflBG) vermittelt werden. Diese Ausbildungsziele werden in § 37 PflBG für die hochschulische Pflegeausbildung erweitert um die „Steuerung und Gestaltung hochkomplexer Pflegeprozesse auf der Grundlage wissenschaftsbasierter oder wissenschaftsorientierter Entscheidungen“ (§ 37 Abs. 3 Satz 1). 2

Diese Ziele sollten explizit auch im dritten Lernort – Skills/Sim Lab angebahnt, erprobt und entwickelt werden. National kann die Einführung des Pflegeberufegesetzes als Motor für die Weiterentwicklung der Simulationsaktivitäten in der Pflegebildung angesehen werden. So kann auf Antrag entsprechend § 38 Abs. 3 Pflegeberufegesetzes „ein geringer Anteil der Praxiseinsätze in Einrichtungen durch praktische Lerneinheiten [wie Simulation] an der Hochschule ersetzt werden“. Dieser geringe Anteil wird in Anlage 5 mit fünf Prozent näher aus- 3

1 Daniels: Clinical Simulation in Pre-Licensure Nursing Students: Improving Learning Outcomes in Psychologically Safe Learning Environments. 2018. Online: https://archive.hshsl.umaryland.edu/handle/10713/8004 [abgerufen am 31.03.2023]; Hayden u. a.: The NCSBN National Simulation Study: A Longitudinal, Randomized, Controlled Study Replacing Clinical Hours with Simulation in Prelicensure Nursing Education. In: Journal of Nursing Regulation 5(2)/2014, S. 3–40.

2 Morse u. a.: The Changing Landscape of Simulation-based Education. A review of the use of simulation in nursing education, professional development, and beyond. In: American Journal of Nursing 119(8)/2019, S. 42–48.

3 Kirsten/Kagermann: Simulation in der Berufsbildung der Pflege. In: St. Pierre/Breuer (Hrsg.): Simulation in der Medizin. 2018, S. 459.

geführt. Auch für die berufliche Ausbildung sieht das Pflegeberufegesetz Simulation als Möglichkeit vor, wenn diese als praktischer Unterricht im von der Pflegeschule zu erstellenden schulinternen Curriculum verankert wird (vgl. § 6 Abs. 2 PflBG). International ist die Simulationslehre bereits viel stärker in den Ausbildungsstrukturen verankert. In einer wegweisenden Studie um Hayden et al. ist eines der Ergebnisse, dass bis zu 50 % der praktischen Ausbildung in den Einrichtungen des Gesundheitswesens in den USA – d. h. der klinischen Zeit – durch Simulation/Skills Training ersetzt werden können, wenn bestimmte Bedingungen erfüllt sind, wie zum Beispiel, dass die Lehrenden über eine formale Ausbildung in der Simulationspädagogik und Kompetenzen hinsichtlich theoriebasierter Nachbesprechungen verfügen sollen. Darüber hinaus sollen angemessene Ressourcen zur Schaffung einer realistischen Umgebung in dem Skills/Sim Lab zur Verfügung stehen sowie hinsichtlich der personellen und strukturellen Ausstattung[4].

4 Komplexe Simulationen von Pflegesituationen werden entsprechend der Standards of Best Practice der International Nursing Association for Clinical Simulation and Learning (INACSL) in drei Phasen unterteilt – Prebriefing, Durchführung, Debriefing. Die Standards der INACSL sind als evidenzbasierte Praxisstandards für die klinische Simulation entwickelt worden und sollen gleichsam die Simulationsforschung fördern. Ziel der INACSL ist die Weiterentwicklung der Wissenschaft der Simulation als Lehrmethode, um Gestaltung, Durchführung und Evaluation von Simulationsmethoden auf einem hohen pädagogischen Standard zu fördern[5]. Lehreinheiten im Skills Lab sollen folgende Trainingsmöglichkeiten umfassen:

- Erlernen technischer Pflegekompetenzen sowie Basis- und Vertiefungsskills an unterschiedlichen Skills- und Tasktrainern.
- Durchführen von fallbasierten komplexen bis hochkomplexen Simulationen mit Hilfe von:
  a) hochtechnisierten Simulatoren (Manikins), welche einen hohen Level an Interaktionsmöglichkeiten und Realitätsnähe bieten[6]. Dadurch können Pflegesituationen simuliert werden. Dozent*innen können an Simulatoren computergesteuert u. a. verschiedenen Pathophysiologische Eigenschaften vorgeben (z. B. Herz-/Lungengeräuschen, Radialispuls, Augenblinken oder Blutungen).
  b) virtueller computergestützter Technik (z. B. Virtual Reality oder Augmented Reality). Durch diese computergestützten Trainings kann die Modellierung realer Prozesse mit Eingangs- und Ausgangssequenzen,

4 Hayden u. a.: The NCSBN National Simulation Study: A Longitudinal, Randomized, Controlled Study Replacing Clinical Hours with Simulation in Prelicensure Nursing Education. In: Journal of Nursing Regulation 5(2)/2014, S. 3–40.

5 Sittner u. a.: INACSL Standard of Best Practice for Simulation: Past, Present, and Future. In: Nursing Education Perspective 36(5)/2015, S. 294.

6 Jeffries: Simulation in nursing education: From conceptualization to evaluation. New York: National League for Nursing. 2015.

virtuellen Patient*innen, Task-Trainer für virtuelle Realität und immersive Virtual-Reality-Simulation stattfinden[7].

c) Simulationspersonen/standardisierte Patient*innen für die Simulation von verschiedenen Gesprächssituationen z. B. Anamnese- und Assessmentgespräche, Konfliktgespräche sowie Aufklärung und Beratungssituationen[8]. Diese Simulationspersonen erhalten ein spezielles Training um verschiedene Szenarien realistisch zu simulieren und im Debriefing den Studierenden ein hochwertiges Feedback geben zu können.

Die geplante Simulation ist eine Lehr- und Lernmethode, in welcher verschiedene Lebens- und Pflegesituationen realistisch imitiert werden[9]. Das Durchführen von Simulationen im Skills Lab bietet eine geschützte Lernumgebung und lässt die Entwicklung einer reflektierten Fehlerkultur zu. Somit wird die Handlungsfähigkeit in einem geschützten Raum verbessert ohne dabei die Patient*innensicherheit zu gefährden[10]. 5

Die Lernenden bekommen die Möglichkeit ihr Wissen anzuwenden und verschiedene Kompetenzen weiterzuentwickeln. Sie lernen in einer simulierten Umgebung den Umgang mit realistischen Situationen[11]. Inszenierte Simulationsübungen ermöglichen das Erreichen festgelegter Lernziele und erleichtern den späteren Theorie-Praxis-Transfer[12]. 6

Farmer beschreibt die „Zentrale Kompetenz von Skills-Labs [als] die standardisierte Vermittlung praktischer Fertigkeiten in Kleingruppen.“ Ein Skills Lab stellt Lernen unter Laborbedingungen dar, Lernende und Dozierende können ohne äußere Einflüsse immer wieder Situationen unter denselben Bedingungen herstellen. In diesem geschützten Rahmen können Lernende Techniken, auch mehrfach, trainieren ohne Angst vor einem etwaigen Schaden am/an Patient*innen haben zu müssen. Laut Farmer „sind im Skills-Lab bei gleichzeitiger Ressourcenschonung unter Umständen sogar bessere Ergebnisse zu erzielen als am Patientenbett.“[13] 7

7 Lioce u. a.: Healthcare Simulation Dictionary. Online: http://www.ssih.org/dictionary [abgerufen am 31.03.2023].

8 Nagle u. a.: Incorporating Scenario-Based Simulation into a Hospital Nursing Education Program. In: The Journal of Continuing Education in Nursing 40(1)/2009, S. 18–25.

9 Waxmann: The Development of Evidencebased Clinical Simulation Scenarios: Guidelines for Nurse Educators. In: Journal of Nursing Education 49(1)/2010, S. 29–35.

10 Nagle u. a.: Incorporating Scenario-Based Simulation into a Hospital Nursing Education Program. In: The Journal of Continuing Education in Nursing 40(1)/2009, S. 18–25.

11 Pilcher u. a.: Simulation-based learning: It’s not just for NRP. In: Neonatal Network 31/2012, S. 281–287.

12 Waldner: Taking the Patient to the Classroom: Applying Theoretical Frameworks to Simulation in Nursing Education. In: International Journal of Nursing Education Scholarship 4(1)/2007. o. S.

13 Farmer u. a.: Handbook of Simulator-Based Training. 1999.

1.2 Aufbau und Inhalt des Buches

8 Zu Beginn des Buches werden allgemeine Theorien und Konzepte kompetenzorientierter Lehr-/Lernarrangements vorgestellt. Dabei werden die Standards der INACSL näher beleuchtet. Anschließend wird auf die Kompetenzentwicklung und -messung eingegangen. Dabei werden sowohl die Seiten der Lehrenden als auch die der Lernenden betrachtet. Herausgearbeitet werden Tools, die die Kompetenzentwicklung unterstützen. Ziel ist es, verschiedene Instrumente für die Simulation zu betrachten, um die Kompetenzen der Pflegestudierenden und Auszubildenden auf verschiedenen Ebenen einschätzen und entwickeln zu können.

9 Im Hinblick auf verschiedene Lehrmethoden des simulationsbasierten Lernens (SBL) wird die Anwendung und der Einsatz interprofessioneller Simulationen genauso betrachtet wie der Einsatz von Virtual Reality (VR) bzw. Augmented Reality (AR), Simulationspersonen sowie Möglichkeiten der Einbindung von Praxisanleitungen in die hochschulische und schulische Simulation. Ein weiteres wichtiges Thema sind faire, standardisierte Bewertungs- und Prüfungsmodalitäten, die in dem anschließenden Kapitel näher aufgegriffen wird.

10 Weiterhin werden Simulationsszenarien für spezifische Einsatzfelder pflegerischer Versorgung vorgestellt. Hierbei werden insbesondere sogenannte Mangelbereiche wie pädiatrische oder psychiatrische Settings bzw. diversitysensible Pflege in den Mittelpunkt gestellt. Da hier in der Versorgungsrealität praktische Einsätze der Studierenden und Auszubildenden nur in sehr geringem Umfang realisiert werden können, besteht die Notwendigkeit durch Skills- und Simulationstrainings gesondert zu unterstützen. Ebenfalls werden Überlegungen zur Pflegeberatung und -anleitung angestellt. Abschließend wird ein sehr kurzer Einblick in den Aufbau eines Skills Labs gegeben. Dies erfolgt nur verkürzt, da in der Praxis eine sehr hohe Spannbreite mit entsprechenden Kosten vorhanden sind.

11 Natürlich gibt es weitere Überlegungen für die Simulationslehre, die in Folgewerken aufgegriffen werden sollten, wie z. B. die fortwährende Erarbeitung praxisnaher Fallsituationen auf Basis von Lerntheorien oder die Bereitstellung von weiteren evidenzbasierten Instrumenten und Konzepten. Der Begriff „Skills Lab" ist in vielerlei Hinsicht nicht allumfassend. Da er bspw. Simulationen semantisch nicht einschließt. Dennoch wird in diesem Buch für eine bessere Lesbarkeit vom Skills Lab gesprochen. Es sollen alle Facetten des SBL darin als eingeschlossen betrachtet werden.

1.3 Literaturverzeichnis

Daniels, A.L.: Clinical Simulation in Pre-Licensure Nursing Students: Improving Learning Outcomes in Psychologically Safe Learning Environments. 2018. Online: https://archive.hshsl.umaryland.edu/handle/10713/8004 [abgerufen am 31.03.2023].

Farmer, E. u. a.: Handbook of Simulator-Based Training. 1. Aufl. 1999.

Hayden, J.K. u. a.: The NCSBN National Simulation Study: A Longitudinal, Randomized, Controlled Study Replacing Clinical Hours with Simulation in Prelicensure Nursing Education. In: Journal of Nursing Regulation 5(2)/2014, S. 3–40.

Jeffries, P.R.: Simulation in nursing education: From conceptualization to evaluation. New York: National League for Nursing. 2. Aufl. 2015.

Kirsten, A./Kagermann, D.: Simulation in der Berufsbildung der Pflege. In: St. Pierre, M./Breuer, G. (Hrsg.): Simulation in der Medizin. 2. Aufl. Berlin 2018, S. 445–468.

Lioce, L. u. a.: Healthcare Simulation Dictionary. 2. Aufl. Online: http://www.ssih.org/dictionary [abgerufen am 31.03.2023].

Morse, C.J. u. a.: The Changing Landscape of Simulation-based Education. A review of the use of simulation in nursing education, professional development, and beyond. In: American Journal of Nursing 119(8)/2019, S. 42–48.

Nagle, B.M. u. a.: Incorporating Scenario-Based Simulation into a Hospital Nursing Education Program. In: The Journal of Continuing Education in Nursing 40(1)/2009, S. 18–25.

Pilcher, J. u. a.: Simulation-based learning: It's not just for NRP. In: Neonatal Network 31/2012, S. 281–287.

Sittner, B.J. u. a.: INACSL Standard of Best Practice for Simulation: Past, Present, and Future. In: Nursing Education Perspective 36(5)/2015, S. 294.

Waldner, M.H./Olsen, J.K.: Taking the Patient to the Classroom: Applying Theoretical Frameworks to Simulation in Nursing Education. In: International Journal of Nursing Education Scholarship 4(1)/2007. o. S.

Waxmann, K.T.: The Development of Evidencebased Clinical Simulation Scenarios: Guidelines for Nurse Educators. In: Journal of Nursing Education 49(1)/2010, S. 29–35.

2 Das Skills Lab als kompetenzorientiertes Lehr-/Lernarrangement: eine theoretische Verortung simulationsbasierten Lernens

Dr. Tim C. Herzig

2.1 Hintergrund

Die Parallelität von Berufstätigkeit und Qualifizierung in den Gesundheitsberufen setzt Lehr-/Lernarrangements voraus, die eine enge Verknüpfung von Lerninhalten einerseits und Lernformen andererseits realisieren können[14]. Gemäß den Vorgaben der Berufsgesetze und der Anpassung von Ausbildungs- und Prüfungsverordnungen wird eine curriculare Gestaltung und Weiterentwicklung der Studiengänge gefordert, die neben den theoretischen Inhalten auch die fachpraktischen und praktischen Inhalte (u. a. im Skills Lab und unter Einsatz von Simulationspersonen) berücksichtigt. So muss sichergestellt werden, „dass die Studierenden in den Bachelor-Studiengängen eine fundierte praktische Ausbildung erhalten, um auf dem Arbeitsmarkt die gleichen Chancen zu haben wie die Absolventen von Fachschulen"[15]. Sie sollen in Forschungs- sowie Entwicklungsprojekte eingebunden werden, die der Anforderung gerecht werden, akademisches Wissen mit Erfahrungs- und Alltagswissen zu verknüpfen[16]. Dabei blieb bis zuletzt jedoch unklar, inwieweit diese Erwartungen an das simulationsbasierte Lernen sowie das Skills-Lab-Konzept gestellt werden können[17]. 12

Im Mittelpunkt des Beitrags steht die Bedeutung eben jenes akademischen Qualifikations- und Kompetenzprofils sowie die daraus resultierenden Konsequenzen hinsichtlich einer kompetenzorientierten Lehr-/Lerngestaltung am Standort Hochschule. Vor dem Hintergrund der Anpassung von Ausbildungs- und Prüfungsverordnungen sowie eines zunehmenden Aufbaus von Skills Labs in den Bildungseinrichtungen werden die theoretischen und konzeptionellen Zugänge zum simulationsbasierten Lernen aufgezeigt. Diese theoretische Fun- 13

---

14 Meyer: Beruf als soziales Konstrukt zwischen Entberuflichung und Professionalisierung – Entgrenzungen „vorwärts nach weit" in Richtung einer professionsorientierten Beruflichkeit. In: Ziegler (Hrsg.): Verallgemeinerung des Beruflichen – Verberuflichung des Allgemeinen? 2015, S. 31.

15 Scherfer/Böhle: Warum ein Master auch ohne Bachelor „Bologna-konform" sein und zur Promotion berechtigen kann und warum wir flexible Zugänge zu hochschulischen Bildungswegen brauchen.: Ein Diskussionsbeitrag zur Akademisierung der Physiotherapie in Deutschland. In: pt-Journal 2013, S. 9.

16 Walkenhorst: Akademisierung der therapeutischen Gesundheitsfachberufe – Chancen und Herausforderungen für Berufe im Übergang. In: bwp@ 10/2011, S. 8.

17 Herzig: Das ‚Skills Lab' als Handlungsfeld Lehrender in der beruflichen Bildung der Gesundheitsberufe am Standort Hochschule. Eine Potenzialanalyse des Skills-Lab-Konzeptes im Hinblick auf Prinzipien einer kompetenzorientierten Lehr-/Lerngestaltung. 2022, S. 17.

dierung ist relevant für die Legitimation der hochschulischen Bildungsprozesse im Skills Lab, die Kompetenzanbahnung des zukünftigen Gesundheitspersonals mit dem Ziel der bestmöglichen Patient*innen- und Klient*innenversorgung und die Legitimation der hochschulischen Ausbildung in den Gesundheitsberufen allgemein. Der Beitrag schließt mit Implikationen für die Lehrpraxis sowie einem Fazit.

2.2 Zum Verständnis des Konstrukts „Kompetenz" als normative Zielvorstellung

14 Empfehlungen zur Lehrgestaltung und -didaktik der Skills- und Simulationslehre (s. Kapitel 1.2) lassen bereits erkennen, dass in der Ausbildung der Gesundheitsberufe unterschiedliche Kompetenzdimensionen adressiert werden. Hierbei ist zu beachten, dass das „Konstrukt ‚Kompetenz' [...] in Bezug auf seinen Bedeutungsgehalt [...] unterschiedlich aufgefasst und definiert [wird, d. Autor]. Im Kern geht es [...] um die Fähigkeiten und Dispositionen zur Bewältigung kontextspezifischer Anforderungen"[18]. Ein konkretes Verständnis ist jedoch vom theoretischen und disziplinären Zugang sowie dem Anwendungskontext, auf den sich die Kompetenzen beziehen, abhängig zu machen.

15 Wird von einem breiten sozial- und verhaltenswissenschaftlichen Verständnis ausgegangen, dann weist der Kompetenzbegriff, zunächst unterschiedliche Dimensionen auf. Diese umfassen sowohl die Zuständigkeit (die normative Komponente, bei der reflektiert wird, wer, warum, welche Disposition erwerben und nutzen soll), die Fähigkeit (die minder stabile psychische Disposition, die Handeln möglich macht) als auch die Bereitschaft (die motivationalen und volitionalen Aspekte der kontext- und situationsspezifischen Nutzung und Umsetzung dieser Fähigkeiten von Kompetenz)[19].

„Kompetenz zeigt sich im situativen Bewältigen von Anforderungen (in der ‚Performanz' des Handelns), wird aber als Disposition interpretiert. Dementsprechend ist Kompetenz kontextualisiert und spezifisch, aber auf Transfer und Verallgemeinerung angelegt. Kompetenz bezieht sich sowohl auf Handlungsvollzüge als auch auf die ihnen zugrundeliegenden mentalen Prozesse und Kapazitäten, zu denen Kognition, Motivation und Volition bzw. Wissen und Können gehören."[20]

16 Soziologische und organisationstheoretische Kompetenzauffassungen und -definitionen stellen hingegen die bereits aufgeführte Dimension der Zuständigkeit in den Vordergrund und adressieren die soziale Dimension von Kompetenz. So erläutert Pfadenhauer (2010), dass der Kompetenzbegriff neben den Dimensionen

18 Schaper: Fachgutachten zur Kompetenzorientierung in Studium und Lehre. 2012, S. 12.
19 Marquard: Abschied vom Prinzipiellen. Philosophische Studien. 1984, S. 24.
20 Klieme/Hartig: Kompetenzkonzepte in den Sozialwissenschaften und im erziehungswissenschaftlichen Diskurs. In: Zeitschrift für Erziehungswissenschaft 8/2007, S. 13.

der Fähigkeit bzw. Befähigung und Bereitschaft insbesondere auch die Dimension der Zuständigkeit sowie die Verfügbarkeit über Mittel, um entsprechende Zuständigkeiten umzusetzen, beinhaltet[21]. Dieses Kompetenzverständnis spielt dahingehend eine Rolle, als es die Verantwortung hinsichtlich bestimmter Aufgaben und Tätigkeitsfelder konnotiert, die auch im Skills Lab in Form von interprofessionell angelegten Simulationen umgesetzt werden können.

Prägend für das erziehungs- und bildungswissenschaftliche Verständnis ist schließlich der Kompetenzbegriff nach Roth (1971), der diesen insbesondere mit dem Begriff der „‚mündigen moralischen Selbstbestimmung' als Höchstform menschlicher Handlungsfähigkeit" in Zusammenhang bringt. Nach Roth (1971) wirken kognitive und soziale Lernprozesse auf moralische Lernprozesse ein und führen in Summe zur Anbahnung einer Sach- und Sozialkompetenz als auch zu einer „moralischen Mündigkeit zur Selbstbestimmung der Person", die als Selbstkompetenz umschrieben werden kann[22]. 17

Entsprechend dieses Verständnisses orientieren sich Ansätze der empirischen Bildungsforschung an kognitionspsychologischen Theorien kompetenzbezogener Denk- und Leistungsvoraussetzung und finden sich auch im Programme for International Student Assessment (PISA) sowie der Third International Mathematics and Science Study (TIMMS)[23] wieder. Dabei ist das Sammeln von Erfahrungen in entsprechenden Situationen bzw. Aufgaben – so auch in Simulationen im Skills Lab – die Voraussetzung für den Kompetenzerwerb. 18

„Der Bezug auf spezifische Kontexte gewährleistet eine hinreichende konzeptuelle Abgrenzung von allgemeinen kognitiven Leistungsdispositionen und erlaubt eine Definition von Kompetenzen, die jeweils an die Ziele spezifischer Bildungsmaßnahmen angepasst werden kann"[24].

Laut Hartig (2008) weist der Kompetenzbegriff der empirischen Bildungsforschung eine hinreichend differenzierte begriffliche Abgrenzung von anderen inhaltlichen Konstrukten auf und ist zugleich eng genug für die Entwicklung von präzisen Messinstrumenten zur Erfassung kognitiver Kompetenzdimensionen als Ergebnis hochschulischer Bildungsprozesse[25]. In der kritischen Betrachtung fokussiert der Kompetenzbegriff jedoch primär die Erhebung kognitiver Leistungsdispositionen. Diese als kognitiver Bias beschriebene Beschränkung eines sonst offenen Kompetenzbegriffs kommt zwar dem impliziten Bildungsverständ- 19

21 Pfadenhauer: Kompetenz als Qualität sozialen Handelns. In: Kurtz/Pfadenhauer (Hrsg.): Soziologie der Kompetenz. 2010, S. 154 f.

22 Roth: Pädagogische Anthropologie: Band II. Entwicklung und Erziehung. Grundlage einer Entwicklungspädagogik. 1971, S. 389.

23 Hartig/Klieme: Kompetenz und Kompetenzdiagnostik. In: Schweizer (Hrsg.): Leistung und Leistungsdiagnostik. 2006, S. 130.

24 Schaper: Fachgutachten zur Kompetenzorientierung in Studium und Lehre. 2012, S. 15.

25 Hartig: Kompetenzen als Ergebnisse von Bildungsprozessen. In: Bundesministerium für Bildung und Forschung (Hrsg.): Kompetenzerfassung in pädagogischen Handlungsfeldern Theorien, Konzepte und Methoden. 2008, S. 17 f.

nis von Hochschulbildung entgegen, vernachlässigt aber die motivationalen, volitionalen, einstellungsbezogenen und sozial-kommunikativen Kompetenzdimensionen, die dem gesamten Bildungssystem und somit auch einer hochschulischen Ausbildung in den Gesundheitsberufen zugesprochen werden können.

20 So orientiert sich das Kompetenzverständnis der Berufsbildungsforschung an der arbeitspsychologischen Handlungstheorie, wonach die Begriffe Fertigkeit, Können und Verfahren als System zur Generierung realisierbarer Pläne verstanden und zum Begriff des „effizienten Handelns" gruppiert werden[26]. Jene Handlungskompetenz kann als Fähigkeit verstanden werden, aus einem begrenzten Regelsystem heraus beliebig viele situationsadäquate Handlungen zu generieren bzw. angemessene Reaktionen in beliebig vielen neuen Situationen bereithalten zu können[27]. Nach dem Sekretariat der Kultusministerkonferenz (2017) wird diese Form der Handlungskompetenz definiert als „[...] die Bereitschaft und Befähigung des Einzelnen, sich in beruflichen, gesellschaftlichen und privaten Situationen sachgerecht durchdacht sowie individuell und sozial verantwortlich zu verhalten"[28]. „In Anlehnung an Roth (1971) wird angenommen, dass sich berufliche Handlungskompetenz in fast allen beruflichen Domänen aus unterschiedlichen, aber hinsichtlich ihrer kategorialen Zugehörigkeit vergleichbaren Kompetenzfacetten [(Dimensionen), d. Autor.] zusammensetzt"[29]. Diese lauten: Fachkompetenz, Methodenkompetenz, Sozialkompetenz sowie Personalkompetenz und können nach Frey (2004) weder inhaltlich noch methodisch unabhängig voneinander betrachtet werden, sondern konstituieren zusammen „die berufliche Handlungskompetenz"[30].

2.3 Konsequenzen für eine kompetenzorientierte Lehr-/Lerngestaltung

21 Um eine dem Kompetenzbegriff der Berufsbildungsforschung entsprechende Kompetenzorientierung im Studium umzusetzen, reicht es nicht aus, bei der Konzeption von Studiengängen ausschließlich kompetenzorientierte Qualifikationsziele festzulegen. Vielmehr müssen auch Elemente der curricularen Umsetzung adressiert werden. Dabei sind grundsätzlich folgende Gestaltungsebenen zu differenzieren:

---

26 Volpert: Handlungsstrukturanalyse als Beitrag zur Qualifikationsforschung. 1974, S. 41.

27 Chomsky: Aspekte der Syntax-Theorie. 1969, S. 16 f.

28 Sekretariat der Kultusministerkonferenz: Handreichung für die Erarbeitung von Rahmenlehrplänen der Kultusministerkonferenz für den berufsbezogenen Unterricht in der Berufsschule und ihre Abstimmung mit Ausbildungsordnungen des Bundes für anerkannte Ausbildungsberufe. 2018, S. 14.

29 Schaper: Fachgutachten zur Kompetenzorientierung in Studium und Lehre. 2012, S. 16.

30 Frey: Die Kompetenzstruktur von Studierenden des Lehrerberufs. Eine internationale Studie. In: Zeitschrift für Pädagogik 6/2004, S. 906.

- kompetenzorientierte Studiengangs- bzw. Curriculumentwicklung
- kompetenzförderliche Lehr-/Lernarrangements (z. B. Skills Labs)
- kompetenzorientierte Prüfungen (z. B. OSCE-Prüfungen)
- Maßnahmen zur studiumsbegleitenden Förderung des Kompetenzerwerbs
- kompetenzorientierte Evaluationen der Studienprogramme und -angebote
- systematische Förderung von Lehrenden hinsichtlich einer kompetenzorientierten Lehre

Gleichwohl gilt: „[...] die Formulierung von Kompetenzprofilen und Learning Outcomes [ist, d. Autor] zentral für die Umsetzung einer kompetenzorientierten Studiumsgestaltung [...], so wird diese Konzeption akademischer Bildung [...] dann praktisch umsetzbar und wirksam, wenn verdeutlicht wird, wie Lehr-/Lernprozesse [bzw. Lehr-/Lernarrangements, d. Autor] zu gestalten sind, die zur Entwicklung entsprechender Kompetenzen führen“[31]. Diese Aussage untermauert die notwendige theoretische aber auch praktische Auseinandersetzung mit dem Lehr-/Lernarrangement „Skills Lab“ und der damit verbundenen Institutionalisierung eines weiteren Handlungsfeldes/Lernortes als didaktisches Brückenelement zwischen der Bildungseinrichtung und den Einrichtungen im Gesundheitswesen mit dem Ziel einen Beitrag zum Theorie-Praxis-Transfer zu leisten[32]. Inzwischen wissen wir, dass es für eine kompetenzorientierte Lehr-/Lerngestaltung im Skills Lab einer veränderten Sicht auf die Rolle von Lehrenden und Lernenden bedarf und Lerninhalte exemplarisch zu behandeln sind. Lerngelegenheiten im Skills Lab sind darüber hinaus als eine aktive und handlungsorientierte Auseinandersetzung mit dem Lerngegenstand zu konzipieren. In diesem Zusammenhang gewinnen auch medienbasierte Lernformen zunehmend an Bedeutung. 22

2.4 Theoretische und konzeptionelle Zugänge zum simulationsbasierten Lernen

Aufbauend auf diesem Wissen sowie dem Verständnis des Konstrukts „Kompetenz“ werden im Folgenden Theorien sowie praxisbezogene Konzepte kompetenzorientierter Lehr-/Lernarrangements in den Blick genommen, die als Zugänge zum simulationsbasierten Lernen diskutiert werden können. Hierzu zählen neben den Theorien einer konstruktivistischen Instruktion auch Theorien einer Handlungsorientierung. 23

31 Schaper: Fachgutachten zur Kompetenzorientierung in Studium und Lehre. 2012, S. 54.

32 Herzig: Das ‚Skills Lab‘ als Handlungsfeld Lehrender in der beruflichen Bildung der Gesundheitsberufe am Standort Hochschule. Eine Potenzialanalyse des Skills-Lab-Konzeptes im Hinblick auf Prinzipien einer kompetenzorientierten Lehr-/Lerngestaltung. 2022, S. 18 und 50 f.

2.4.1 Konstruktivismus – die explorative Auseinandersetzung mit Problemen

24 Überlegungen einer kompetenzorientierten Gestaltung von Lehr-/Lernarrangements, insbesondere durch eine Auseinandersetzung mit einem mangelnden Anwendungsbezug und unzureichenden Transferleistungen, entstanden zunächst bei traditionellen, inhaltszentrierten Instruktionstheorien[33]. Um Probleme mit jenem „trägem Wissen" zu vermeiden, wurden Lehr-/Lernarrangements entwickelt, die das Lernen von Beginn an in berufstypischen Anwendungsbezügen situieren und zu einem aktiven, selbstgesteuerten, konstruktiven und sozialen Prozess überführten[34]. So versteht sich der Konstruktivismus als eine Theorie über das Erkennen von Sachverhalten bzw. als Erkenntnistheorie, die in ihrer Entwicklung und Interpretation auch auf den Bereich des Lernens übertragen und ausgeweitet wurde. Die Kernaussage entsprechender Didaktiken ist, dass jeder Mensch ein geschlossenes System darstellt, so dass Wissen nicht direkt übertragen, sondern nur im eigenen Gehirn geschaffen werden kann. Dies bedeutet, dass Wissen und Erkenntnis nur durch eigenes Handeln aufgebaut werden können und durch den aktiven sowie eigenständigen Aufbau von Gedächtnisstrukturen entstehen, indem auf bereits vorhandene Kenntnisse und Fähigkeiten aufgebaut wird[35].

„Konstruktivistisches Lernen will, dass sich Lernende aktiv und explorativ mit Problemen beschäftigen, eigenständige Erfahrungen sammeln und dadurch neue Einsichten in komplexe Konzepte, Inhalte und Prinzipien gewinnen."[36]

25 Um diese Wissensgrundlage zu schaffen, kann beim konstruktivistischen Lernen nicht auf eine instruktionale Anleitung und Unterstützung durch den Lehrenden verzichtet werden[37]. So wird ein Vorgehen beschrieben, welches auch in den Phasen und Schritten der Skills-Lab-Methode zu erkennen ist, demnach das „Lernen ein rezeptiver Prozess der Wissensaneignung ist. Die Wissensinhalte werden systematisch und geordnet angeboten und ‚instruiert'"[38]. Damit Instruktionen jedoch verstanden werden können, sind die durch den Lehrenden zu vermittelnden Informationen an den Wissens- und Leistungsstand der Lernenden

33 Reinmann/Mandl: Unterrichten und Lernumgebungen gestalten. In: Krapp/Weidenmann (Hrsg.): Pädagogische Psychologie: Ein Lehrbuch. 2006, S. 625.

34 Gruber u. a.: Was lernen wir in Schule und Hochschule: Träges Wissen? In: Mandl/Gerstenmaier (Hrsg.): Die Kluft zwischen Wissen und Handeln: Empirische und theoretische Lösungsansätze. 2000, S. 139; Schaper/Sonntag: Wissensorientierte Verfahren der Personal- und Organisationsentwicklung. In: Schuler u. a. (Hrsg.): Handbuch der Arbeits- und Organisationspsychologie. 2007, S. 609.

35 Schmal: Unterrichten und Präsentieren in Gesundheitsfachberufen: Methodik und Didaktik für Praktiker. 2017, S. 9.

36 Riedl/Schelten: Grundbegriffe der Pädagogik und Didaktik beruflicher Bildung. Pädagogik. 2013, S. 205.

37 Riedl/Schelten: Grundbegriffe der Pädagogik und Didaktik beruflicher Bildung. Pädagogik. 2013, S. 134.

38 Gasser: Lehrbuch Didaktik. 2003, S. 114.

anzupassen. Darüber hinaus gilt es verschiedene Sinnessysteme anzusprechen bzw. zu klären, in welcher Kodierungsform die Informationen in der Lehre bereitgestellt werden. Diese können entweder über einzelne Sinnessysteme (unimodal) oder über mehrere Sinnessysteme (multimodal) kombiniert vermittelt werden. Zudem lassen sich Instruktionsformen auch danach unterscheiden, ob sie vorrangig der Wissensvermittlung, der Aufmerksamkeitslenkung oder der Vororientierung (so z. B. in der Orientierungsphase der Skills-Lab-Methode) dienen[39].

Die zunächst gegenläufig erscheinenden Orientierungen eines objektivistischen und konstruktivistischen Lernens bedürfen somit der wechselseitigen Verschränkung und setzen in der Lehre auf ein Zusammenwirken von Fach- und Handlungssystematik, lehrergeführte Instruktion und selbstgesteuerte Wissenskonstruktion. Für die Lehrpraxis im Sinne eines konstruktivistischen Unterrichts lassen sich zudem fünf Orientierungspunkte im Sinne didaktischer Gestaltungshinweise formulieren, die wiederum in unterschiedlicher Ausprägung zwischen minimaler und maximaler Realisation umgesetzt werden können (siehe Tab. 1). Nach Riedl und Schelten (2013) führt die minimale Realisation zum lehrergeführten und instruktionsorientierten Unterricht, während die maximale Realisation ein konsequent handlungsorientiertes Lernen ermöglicht, welches auch im Skills Lab angestrebt wird[40]. 26

Tab. 1: Orientierungspunkte für einen konstruktivistischen Unterricht

Minimal « Realisation	**» Maximal**
Systematisches Darbieten neuer Inhalte; Anknüpfen an aktuelle Probleme, authentische Fälle oder persönliche Erfahrungen	Lernende in authentische Problemsituationen versetzen; reales Handeln einfordern
Systematisches Darbieten neuer Inhalte auf mehrere unterschiedliche Anwendungssituationen	Anregen, Gelerntes in mehreren unterschiedlichen Problemstellungen konkret anzuwenden
Beim systematischen Darbieten neuer Inhalte mehrere verschiedene Sichtweisen deutlich machen	Dazu anregen, Gelerntes in mehreren unterschiedlichen Problemstellungen mit wechselnden Perspektiven konkret anzuwenden
Beim systematischen Darbieten neuer Inhalte Partner- und Gruppenarbeit einbauen	Kenntnisse, Fertigkeiten und Einstellungen in Expertengemeinschaften erwerben
Lehrangebote machen	Komplexe Situationen bereitstellen; Lernende anleiten, bei Problemen gezielt unterstützen

Quelle: Eigene Darstellung in Anlehnung an Riedl/Schelten: Grundbegriffe der Pädagogik und Didaktik beruflicher Bildung. 2013, S. 135.

Lehr-/Lernarrangements wie das Skills Lab müssen demnach sowohl auf materiale als auch formale Bildung abzielen. Dabei stellt sich die Frage, ob simulations- 27

39 Hänsel: Instruktionen. In: Mechling/Blischke (Hrsg.): Handbuch Bewegungswissenschaft – Bewegungslehre. 2003, S. 268.

40 Riedl/Schelten: Grundbegriffe der Pädagogik und Didaktik beruflicher Bildung. Pädagogik. 2013, S. 135.

basiertes Lernen geeignet ist, konkrete, berufsfachliche Bildungsinhalte (materiale Bildung) sowie allgemeine Bildungsgehalte (formale Bildung) auszuformen, um den genannten Qualifikationsanforderungen begegnen zu können[41].

28 Konstruktivistische Konzepte, mit denen nicht nur anwendungsbezogenes Wissen, sondern in erster Linie Fähigkeiten vermittelt bzw. Kompetenzen zur Bewältigung komplexer realer Aufgaben und Probleme angebahnt werden sollen, sind die des problemorientierten und situierten Lernens. Als eine Art äußere Klammer firmieren innerhalb dieser beiden Konzepte verschiedene didaktische Ansätze. Zu den bekanntesten zählen der Anchored-Instruction-Ansatz, der Cognitive-Flexibility-Ansatz und der Cognitive-Apprenticeship-Ansatz. Mit ihnen wird zugleich die Forderung formuliert, Lernprozesse nicht durch die Präsentation reinen Sachwissens zu fördern, sondern die zu vermittelnden Inhalte in komplexen, authentischen Anwendungskontexten darzustellen. Weiter werden mit ihnen Lehr-/Lernarrangements geschaffen, die es den Lernenden ermöglichen, Probleme aus multiplen Perspektiven zu betrachten und Lernprozesse im sozialen Austausch zu fördern[42]. In der Anwendung erfolgt Lernen dabei stets in spezifischen Handlungs- und Erfahrungskontexten, die einen Interpretationshintergrund für die Bewertung der Lerninhalte liefern und damit konkrete Lernerfahrungen ermöglichen oder begrenzen.

2.4.2 Handlungsorientierung – über einzelne Handlungsschritte zum Skill

29 In Ergänzung zu der Idee eines Konstruktivismus lässt sich eine kompetenzorientierte Lehr-/Lerngestaltung auch anhand von Theorien einer Handlungsorientierung begründen[43]. Laut Riedl und Schelten (2013) stellt sie als „Reformmarke der Ausbildung“ eine angemessene Reaktion auf die sich verändernden Anforderungen in der Arbeitswelt dar, indem Herausforderungen der Anbahnung beruflicher Handlungskompetenz durch handlungsorientierte Bildungskonzepte aufgefangen werden. Dies macht sie grundsätzlich auch für die theoretische Fundierung des simulationsbasierten Lernens bzw. das Skills-Lab-Konzeptes am Standort Hochschule interessant[44].

---

41 Riedl/Schelten: Grundbegriffe der Pädagogik und Didaktik beruflicher Bildung. Pädagogik. 2013, S. 43.

42 Gasser: Lehrbuch Didaktik. 2003, S. 103; Klemme: Exkurs: Lernpsychologie. In: Klemme (Hrsg.): Lehren und Lernen in der Physiotherapie. 2012, S. 228; Rebmann: Fachdidaktik Wirtschaft und Verwaltung. In: Bonz/Ott (Hrsg.): Fachdidaktik des beruflichen Lernens. 1998, S. 145 f.

43 Czycholl/Ebner: Handlungsorientierung in der Berufsbildung. In: Arnold (Hrsg.): Handbuch der Berufsbildung. 2006, S. 44.

44 Czycholl: Handlungsorientierung und Kompetenzentwicklung in der beruflichen Bildung: Umsetzung, Begründung, Evaluation. In: Bonz (Hrsg.): Didaktik und Methodik der Berufsbildung. 2001, S. 170; Riedl/Schelten: Grundbegriffe der Pädagogik und Didaktik beruflicher Bildung. Pädagogik. 2013, S. 101.

Unter dem Begriff einer Handlungsorientierung findet sich in der einschlägigen Literatur eine Vielzahl unterschiedlicher Zugänge und Erklärungen. Als gemeinsamer Bezugspunkt von insgesamt acht wissenschaftlichen Disziplinen (Kognitionspsychologie, genetische Epistemologie, materialistische Tätigkeitstheorie, Handlungsregulation, kritische Psychologie, biologisch-neurophysiologische Kognitionswissenschaften, Systemtheorie und Reformpädagogik) kann so stets der Handlungsbegriff ausgemacht werden[45]. Und obgleich die Zugänge unterschiedlich sind, lassen sich nach Rebmann et al. (2005) die daraus entwickelten Konzepte zur Leitidee eines handlungsorientierten Lernens verdichten[46]. 30

Den einzelnen Zugängen ist gemein, dass sie die Annahme eines Dualismus von Denken und Handeln zurückweisen. Gemeint ist, dass Lernende sich die einzelnen Teilschritte der vollständigen Handlung bewusstmachen müssen, damit sie eine Vorstellung darüber erhalten, welche einzelnen Handlungsschritte (Skills) zum gewünschten Ziel führen. Mit dieser Auffassung wird zugleich betont, dass sich Denken, Wissen und Können aus dem praktischen Handeln und dem Wahrnehmen entwickeln, und „dass sich Denken und Wissen wiederum im praktischen Handeln und in der deutenden Wahrnehmung der Welt zu bewähren habe“[47]. Lernen muss demnach in konkreten Handlungsvollzügen (in denen zugleich wichtige Rückkopplungsprozesse stattfinden) realisiert werden, da Wissen situativ gebunden ist und Lerngegenstände andernfalls nur abstrakt-assoziativ mitgeteilt, aber nicht aktiv verinnerlicht und mit bestehenden kognitiven Strukturen vernetzt werden können[48]. So finden die angesprochenen Rückkopplungsprozesse im Skills Lab u. a. in den einzelnen Phasen und unter Einsatz von Simulationspersonen statt. 31

Weiterhin ist zu beachten, dass eine Handlungsorientierung Lernende mit ihren konkreten Handlungen in das Zentrum didaktischer Überlegungen beruflichen Lernens rückt. Die Lernendenaktivierung wird in diesem Sinne als Aufforderung verstanden, eine Lehrendendominanz abzubauen und die Selbstorganisation sowie Selbsttätigkeit der Lernenden zu fördern[49]. In der Übertragung wird ein Lernen durch Handeln im Skills Lab dann möglich, wenn das Lehr-/Lernarrangement den Lernenden erlaubt, berufs- und lebensrelevante Handlungen selbst auszuführen[50] und die Möglichkeiten der Gestaltung vollständiger Handlungen genutzt werden[51]. Entsprechend dieser Ansätze werden alle Prozesse des Lernens 32

45 Bonz/Ott: Fachdidaktik des beruflichen Lernens. 1998, S. 134; Herzig: Das ‚Skills Lab‘ als Handlungsfeld Lehrender in der beruflichen Bildung der Gesundheitsberufe am Standort Hochschule. Eine Potenzialanalyse des Skills-Lab-Konzeptes im Hinblick auf Prinzipien einer kompetenzorientierten Lehr-/Lerngestaltung. 2022, S. 64 f.

46 Bonz/Ott: Fachdidaktik des beruflichen Lernens. 1998, S. 135; Rebmann u. a.: Berufs- und Wirtschaftspädagogik: Eine Einführung in Strukturbegriffe. 2005, S. 184.

47 Bonz/Ott: Fachdidaktik des beruflichen Lernens. 1998, S. 135.

48 Riedl: Didaktik der beruflichen Bildung. 2011, S. 191.

49 Bonz/Ott: Fachdidaktik des beruflichen Lernens. 1998, S. 135 f.

50 Riedl/Schelten: Grundbegriffe der Pädagogik und Didaktik beruflicher Bildung. Pädagogik. 2013, S. 101.

51 Bonz/Ott: Fachdidaktik des beruflichen Lernens. 1998, S. 136.

im Skills Lab an die typischen Phasen einer Handlung wie Informieren und Planen (Phase 1 der Skills-Lab-Methode) sowie Entscheiden, Ausführen, Kontrollieren und Bewerten bzw. Reflektieren (Phase 2 und 3 der Skills-Lab-Methode) ausgerichtet. Das entsprechend angeleitete Lernen (z. B. begleitet durch den Lehrenden oder Tutoren im Skills Lab) anhand vollständiger Lern- bzw. Arbeitsaufgaben führt zur Anbahnung beruflicher Handlungskompetenz.

„Am Anfang stehen dabei Lernaufgaben, die einfache, aber bereits vollständige Formen der Handlungsstruktur repräsentieren, die im weiteren Verlauf stufenweise komplexer werden, bis sie schließlich die Schwierigkeit und Vielfalt realer Aufgaben wiedergeben."[52]

33 Grundsätzlich ist ein handlungsorientierter Unterricht nicht einer bestimmten theoretischen Schule zuzuordnen, sondern findet sich bereits bei Johan Amos Comenis in Form eines „Unterrichts unter Einbeziehung aller Sinne", bei Johann Heinrich Pestalozzi mit dem Slogan „Kopf, Herz und Hand" oder bei John Dewey mit seinem Postulat „Learning by doing". Auch Maria Montessoris Aussage „Hilf mir, es selbst zu tun" heben die Bedeutung handlungsorientierten Unterrichts hervor. Nach Huwendiek (2011) ist Hilbert Meyers Konzept dabei der am gründlichsten entfaltete und praxiswirksamste neuere Ansatz handlungsorientierten Unterrichts[53]: Vergleichbar mit der Skills-Lab-Methode bzw. dem simulationsbasierten Lernen bestimmt ein handlungsorientierter Unterricht als mehrdimensionales Unterrichtskonzept die Makrostruktur einer Lehr-/Lerneinheit, in die unterschiedliche Methoden bzw. methodische Teilkomponenten einfließen können. Dabei sind lehrergeführte Dialoge (Instruktionen) ebenso wie das selbstgesteuerte Lernen vorgesehen und in lernaktivierende, ganzheitliche sowie problemhaltige Lernsituationen in authentischen, komplexen, lebens- und berufsnahen Kontext umzusetzen. Ziel ist es, die theoretischen Voraussetzungen für das Handeln-Können in der beruflichen Praxis anzubahnen, wobei insbesondere die Begründungszusammenhänge für berufsrelevante Handlungen (Skills) im Mittelpunkt stehen, die auch theoretisch zu reflektieren sind[54].

34 Ein handlungsorientierter Unterricht zeichnet sich dabei durch eigene Bestimmungsgrößen aus. So erfordert ein handlungsorientiertes Lehr-/Lernarrangement als Rahmenkonstellation zunächst einmal eine komplexe Aufgabenstellung, die der Systematik eines handlungsorientierten Unterrichts folgt und hierzu in die erforderlichen Teilhandlungen aufgegliedert und in hierarchisch-sequentieller Organisation dargestellt wird[55]. Berufsrelevante, vollständige Lernhandlungen, die sich an Arbeitsprozessen (z. B. der Patient*innenversorgung) orientieren,

52 Schaper: Fachgutachten zur Kompetenzorientierung in Studium und Lehre. 2012, S. 16.

53 Huwendiek: Das Handlungsorientierte Unterrichtskonzept. In: Bovet/Huwendiek (Hrsg.): Leitfaden Schulpraxis: Pädagogik und Psychologie für den Lehrberuf. 2011, S. 51.

54 Riedl/Schelten: Grundbegriffe der Pädagogik und Didaktik beruflicher Bildung. Pädagogik. 2013, S. 102.

55 Schelten: Über den Nutzen der Handlungsregulationstheorie für die Berufs- und Arbeitspädagogik. In: Pädagogische Rundschau 6/2002, S. 623.

bedingen nach Riedl und Schelten (2013) auch einen integrierten Fachunterrichtsraum (z. B. Fachpraxisraum oder Skills Lab), in dem die unmittelbare Verbindung von theoretischen und praktischen Lernhandlungen möglich ist. Die Prozessbedingungen legen in einem solchen Unterricht hochgradige Differenzierungsmöglichkeiten nahe und fordern durch die angesprochenen Freiheitsgrade selbstständige Entscheidungen der Lernenden. Sie bedingen aber auch kooperatives und kommunikatives Lernen, wie auch eine umfassende Unterstützung durch den Lehrenden. Die Lernkontrolle sollte in diesem Zusammenhang bestenfalls integrativ und offen erfolgen[56]. Auch hier lässt sich die Skills-Lab-Methode mit ihren Phasen und Schritten erkennen.

2.5 Implikationen für die Lehrpraxis im Skills Lab

In Anlehnung an Gerstenmaier und Mandl (1995) sowie Bonz und Ott (1998) 35
sind hinsichtlich einer explorativen Auseinandersetzung mit Problemen bzw. dem Lerngegenstand (Konstruktivismus) mehrere Grundsätze hervorzuheben, die im Folgenden hinsichtlich des Lernens im Skills Lab näher ausgeführt werden[57].

So sollen Lehr-/Lernarrangements einen konkreten Anwendungskontext für das 36
zu erwerbende Wissen bieten. Hierzu müssen Lernende im Skills Lab vor realistische Probleme gestellt werden und authentische Situationen/Simulationen erleben. Bezugnehmend auf die Phasen und Schritte der Skills-Lab-Methode erfolgt die eigentliche Simulation erst nach einer entsprechenden Vorbereitungszeit unter Beobachtung (durch Spiegelscheibe oder Kameratechnik) und unter Einsatz von Simulationspersonen oder Simulatoren in entsprechender Einzelarbeit.

Die realistischen Probleme sind dabei aus verschiedenen Perspektiven aufzuzeigen 37
und einer Bearbeitung zugänglich zu machen. Die Identifikation von Problemen bzw. Lerngegenständen erfolgt im Idealfall kooperativ durch Lehrende, Lernende (mit Praxiserfahrung) sowie das betriebliche Bildungspersonal. Gemeinsam können problemorientierte Fälle konzipiert und im Skills Lab situiert werden.

Diese Fälle sollen multiple Kontexte anbieten und nicht auf einen einzigen 38
Kontext zum Wissenserwerb beschränkt werden. So soll der Transfer des Wissens in weitere Kontexte möglicher Anwendungen der Berufspraxis erleichtern. Durch die curriculare Einbindung simulationsbasierten Lernens wird sichergestellt, dass im Skills Lab auf die zuvor gelehrten theoretischen und fachpraktischen Inhalte in den Lehrveranstaltungen aufgebaut und eine multiperspektivische Behandlung möglich wird.

56 Riedl/Schelten: Grundbegriffe der Pädagogik und Didaktik beruflicher Bildung. Pädagogik. 2013, S. 102.

57 Gerstenmaier/Mandl: Wissenserwerb unter konstruktivistischer Perspektive. In: Zeitschrift für Pädagogik 6/1995, S. 879; Bonz/Ott: Fachdidaktik des beruflichen Lernens. 1998, S. 148.

39 Diese multiperspektivische Behandlung soll die Lernenden zugleich in soziale Zusammenhänge bringen. Solche Zusammenhänge finden Lernende im kooperativen Lernen in ihren Lerngruppen, aber auch in der Zusammenarbeit mit Expert*innen oder Tutor*innen. Vorbehalten und Ängsten (Stichwort: Beobachtung/Videografie) muss von Beginn des Studiums an begegnet werden. Dies setzt zumeist entsprechende Einführungsveranstaltungen sowie eine konstruktive Fehlerkultur – insbesondere im Debriefing – voraus. Hierzu zählt auch ein verantwortungsbewusster Umgang mit etwaigen Videoaufzeichnungen und Fragen des Datenschutzes.

40 Diese Grundsätze haben für die Lehre im Skills Lab weitreichende Konsequenzen: konstruktivistischer Unterricht bedeutet, in geeigneten „Lernumwelten" Lernsituationen zu schaffen, so dass „das Lernen als höchst subjektiver (aber nicht beliebig-willkürlicher) und gemeinsam zu verarbeitender Prozess gelingen kann"[58]. Im Skills Lab werden in diesem Sinne Lehr-/Lernarrangements situiert und authentische Probleme der Berufspraxis abgebildet, die es ermöglichen, multiple Kontexte und Perspektiven im Hinblick auf den Lerngegenstand einzunehmen und darüber hinaus eine instruktionale Unterstützung durch den Lehrenden zu erfahren[59]. In der Berufspraxis zeigt sich jedoch auch, dass die konsequente Umsetzung des simulationsbasierten Lernens einen hohen Zeitaufwand erfordert. Um der Rolle des Organisators sowie des Lernbegleiters im Skills Lab gerecht werden zu können, bedarf es entsprechender Beschäftigungsmodelle, die dem hohen Workload sowie der Zeitintensität in der Durchführung der Lehre Rechnung tragen. Durch die geringe Vorstrukturierung der Lerngegenstände und die großen Freiheitsgrade der Lernenden steigt zudem die Gefahr, dass bei einer zu geringen Instruktion durch den Lehrenden der Lernerfolg geschmälert wird[60].

41 Aus diesem Grund ist bereits bei der Auswahl eines Lerngegenstandes auch dessen handlungsorientierte Behandlung (Theorien einer Handlungsorientierung) mitzudenken. Hier wiederum lassen sich die benannten Bestimmungsgrößen durch fünf von Jank und Meyer (2009) formulierte Merkmale ergänzen und auf das simulationsbasierte Lernen übertragen[61].

42 Interessensorientierung (1) und Einüben eines solidarischen Handelns (2): Hierbei sind die subjektiven Interessen der Lernenden Ausgangs- und Bezugspunkt des gemeinsamen Lernens. So birgt das Skills-Lab-Konzept für die Lernenden das Potenzial, eine deutlich aktivere und selbstbestimmtere Rolle im eigenen Lern-

58 Gasser: Lehrbuch Didaktik. 2003, S. 116.

59 Riedl/Schelten: Grundbegriffe der Pädagogik und Didaktik beruflicher Bildung. Pädagogik. 2013, S. 43.

60 Riedl/Schelten: Grundbegriffe der Pädagogik und Didaktik beruflicher Bildung. Pädagogik. 2013, S. 205.

61 Oelke/Meyer: Didaktik und Methodik für Lehrende in Pflege- und Gesundheitsberufen. 2013, S. 360; Huwendiek: Das Handlungsorientierte Unterrichtskonzept. In: Bovet/Huwendiek (Hrsg.): Leitfaden Schulpraxis: Pädagogik und Psychologie für den Lehrberuf. 2011, S. 51.

prozess einzunehmen. Abhängig vom Format werden die Lernprozesse selbst strukturiert, Rollen zugewiesen, Handlungen vorbereitet und Entscheidungen getroffen, ob eine Begleitung oder Korrektur durch den Lehrenden erfolgen soll oder nicht. Darüber hinaus bedarf es eines Abstimmens von sprachlicher Verständigung und zielgerichtetem Arbeiten, welches am gemeinsamen Nutzen zu orientieren ist.

Selbsttätigkeit und Führung (3) sowie Produktorientierung (4): Die Lernenden 43
sollen zum selbständigen und aktiven Handeln ermutigt werden und gleichzeitig benötigt diese Selbstständigkeit ein dialektisches Wechselwirkungsverhältnis durch die Anleitung des Lehrenden im Sinne von Führung. Im Skills Lab reicht diese Selbstbestimmung so weit, dass Lernende eigene Fälle konzipieren und festlegen, wie die Auseinandersetzung in der Simulation und dem angeschlossenen Debriefing erfolgen soll. Die Lehrenden sind hingegen gefordert, den Unterstützungsbedarf der Lernenden zu erheben, eine ausreichende Wissensgrundlage zu schaffen und dabei auch die mögliche Kluft zwischen den Lernprozessen im Skills Lab (unter dem Dach der Bildungseinrichtung) und denen in der Berufspraxis zu überbrücken.

Verknüpfung von Kopf- und Handarbeit (5): Kein anderer Ansatz bzw. kein 44
anderes Konzept trägt diesem Merkmal so viel Rechnung wie das simulationsbasierte Lernen. Die dynamische Wechselwirkung aller mit Hilfe des Köpers ausgeführten Handlungen und kognitiven Denk-Handlungen werden in jeder Phase der Skills-Lab-Methode adressiert und münden schließlich in der eigentlichen Simulation oder auch einer entsprechenden kompetenzorientierten Prüfung.

2.6 Fazit

Erste einschlägige Forschungsarbeiten[62] als auch die Ausführungen in diesem 45
Beitrag lassen den Schluss zu, dass die skizzierten Erwartungen einer kompetenzorientierten Lehr-/Lerngestaltung (insbesondere vor dem Hintergrund eines akademischen Qualifikations- und Kompetenzprofils) grundsätzlich an das simulationsbasierte Lernen gestellt werden können. Mit dem Ziel, die Voraussetzung für das Handeln-Können in der beruflichen Praxis in den Gesundheitsberufen herzustellen, Patient*innensicherheit zu gewährleisten und die Begründungszusammenhänge für berufsrelevante Skills in den Mittelpunkt zu rücken, gewinnt das simulationsbasierte Lernen vor allem an Anschlussfähigkeit an die Bestimmungsgrößen eines handlungsorientierten Unterrichts und die (maximale) Realisation eines konstruktivistischen Unterrichts sowie das Zusammenwirken von Fach- und Handlungssystematik lehrergeführter Instruktion als auch selbstgesteuerter Wissenskonstruktion. Gleichwohl gilt es die theoretische und praktische Fundierung

62 Herzig: Das ‚Skills Lab' als Handlungsfeld Lehrender in der beruflichen Bildung der Gesundheitsberufe am Standort Hochschule. Eine Potenzialanalyse des Skills-Lab-Konzeptes im Hinblick auf Prinzipien einer kompetenzorientierten Lehr-/Lerngestaltung. 2022.

eines „Konzepts simulationsbasierten Lernens" im Sinne der Berufsbildungsforschung und -praxis weiter durch entsprechende Forschung und praktische Lehrkonzeptionen als eigenständiges Konzept zu legitimieren und damit auch von Konzepten des problemorientierten, situierten und handlungsorientierten Lernens abzugrenzen.

2.7 Literaturverzeichnis

Bonz, B./Ott, B. (Hrsg.): Fachdidaktik des beruflichen Lernens. Stuttgart 1998.

Chomsky, N.: Aspekte der Syntax-Theorie. Frankfurt am Main 1969.

Czycholl, R.: Handlungsorientierung und Kompetenzentwicklung in der beruflichen Bildung: Umsetzung, Begründung, Evaluation. In: Bonz, B. (Hrsg.): Didaktik und Methodik der Berufsbildung. Baltmannsweiler 2001, S. 170–186.

Czycholl, R./Ebner, H. G.: Handlungsorientierung in der Berufsbildung. In: Arnold, R. (Hrsg.): Handbuch der Berufsbildung. 2. Aufl. Wiesbaden 2006, S. 44–54.

Frey, A.: Die Kompetenzstruktur von Studierenden des Lehrerberufs. Eine internationale Studie. In: Zeitschrift für Pädagogik 6/2004, S. 903–925.

Gasser, P.: Lehrbuch Didaktik. 2. Aufl. Bern 2003.

Gerstenmaier, J./Mandl, H.: Wissenserwerb unter konstruktivistischer Perspektive. In: Zeitschrift für Pädagogik 6/1995, S. 867–888.

Gruber, H./Mandl, H./Renkl, A.: Was lernen wir in Schule und Hochschule: Träges Wissen? In: Mandl, H./Gerstenmaier, J. (Hrsg.): Die Kluft zwischen Wissen und Handeln: Empirische und theoretische Lösungsansätze. Göttingen, Bern, Toronto, Seattle 2000. S. 139–156.

Hänsel, F.: Instruktionen. In: Mechling, H./Blischke, K. (Hrsg.): Handbuch Bewegungswissenschaft – Bewegungslehre. Schorndorf 2003, S. 265–280.

Hartig, J.: Kompetenzen als Ergebnisse von Bildungsprozessen. In: Bundesministerium für Bildung und Forschung (BMBF) (Hrsg.): Kompetenzerfassung in pädagogischen Handlungsfeldern Theorien, Konzepte und Methoden. Bonn, Berlin 2008, S. 15–25.

Hartig, J./Klieme, E.: Kompetenz und Kompetenzdiagnostik. In: Schweizer, K. (Hrsg.): Leistung und Leistungsdiagnostik. Berlin, Heidelberg 2006, S. 127–143.

Herzig, T.: Das ‚Skills Lab' als Handlungsfeld Lehrender in der beruflichen Bildung der Gesundheitsberufe am Standort Hochschule. Eine Potenzialanalyse des Skills-Lab-Konzeptes im Hinblick auf Prinzipien einer kompetenzorientierten Lehr-/Lerngestaltung. Osnabrück 2022.

Huwendiek, V.: Das Handlungsorientierte Unterrichtskonzept. In: Bovet, G./Huwendiek, V. (Hrsg.): Leitfaden Schulpraxis: Pädagogik und Psychologie für den Lehrberuf. 6. Aufl. Berlin 2011, S. 35–69.

Klemme, B.: Exkurs: Lernpsychologie. In: Klemme, B. (Hrsg.): Lehren und Lernen in der Physiotherapie. Stuttgart, New York 2012, S. 227–229.

Klieme, E./Hartig, J.: Kompetenzkonzepte in den Sozialwissenschaften und im erziehungswissenschaftlichen Diskurs. In: Zeitschrift für Erziehungswissenschaft 8/2007, S. 11–29.

Marquard, O.: Abschied vom Prinzipiellen: Philosophische Studien. Stuttgart 1984.

Meyer, R.: Beruf als soziales Konstrukt zwischen Entberuflichung und Professionalisierung – Entgrenzungen „vorwärts nach weit" in Richtung einer professionsorientierten Beruflichkeit.

In: Ziegler, B. (Hrsg.): Verallgemeinerung des Beruflichen – Verberuflichung des Allgemeinen? Bielefeld 2015, S. 23–36.

Oelke, U./Meyer, H.: Didaktik und Methodik für Lehrende in Pflege- und Gesundheitsberufen. 1. Aufl. Berlin 2013.

Pfadenhauer, M.: Kompetenz als Qualität sozialen Handelns. In: Kurtz, T./Pfadenhauer, M. (Hrsg.): Soziologie der Kompetenz. 1. Aufl. Wiesbaden 2010. S. 149–172.

Rebmann, K.: Fachdidaktik Wirtschaft und Verwaltung. In: Bonz, B./Ott, B. (Hrsg.): Fachdidaktik des beruflichen Lernens. Stuttgart 1998, S. 133–150.

Rebmann, K./Tenfelde, W./ Uhe, E.: Berufs- und Wirtschaftspädagogik: Eine Einführung in Strukturbegriffe. 3. Aufl. Wiesbaden 2005.

Reinmann, G./Mandl, H.: Unterrichten und Lernumgebungen gestalten. In: Krapp, A./Weidenmann, B. (Hrsg.): Pädagogische Psychologie: Ein Lehrbuch. 5. Aufl. Weinheim 2006, S. 613–658.

Riedl, A.: Didaktik der beruflichen Bildung. 2. Aufl. Stuttgart 2011.

Riedl, A./Schelten, A.: Grundbegriffe der Pädagogik und Didaktik beruflicher Bildung. Pädagogik. Stuttgart 2013.

Roth, H.: Pädagogische Anthropologie: Band II. Entwicklung und Erziehung. Grundlage einer Entwicklungspädagogik. Hannover 1971.

Schaper, N.: Fachgutachten zur Kompetenzorientierung in Studium und Lehre. 2012.

Schaper, N./Sonntag, K.: Wissensorientierte Verfahren der Personal- und Organisationsentwicklung. In: Schuler, H./Sonntag, K./Bengel, J. (Hrsg.): Handbuch der Arbeits- und Organisationspsychologie. Göttingen 2007, S. 602–612.

Schelten, A.: Über den Nutzen der Handlungsregulationstheorie für die Berufs- und Arbeitspädagogik. In: Pädagogische Rundschau, 6/2002, S. 621–630.

Scherfer, E./Böhle, E.: Warum ein Master auch ohne Bachelor „Bologna-konform“ sein und zur Promotion berechtigen kann und warum wir flexible Zugänge zu hochschulischen Bildungswegen brauchen. Ein Diskussionsbeitrag zur Akademisierung der Physiotherapie in Deutschland. In: pt-Journal 2013, S. 8–17.

Schmal, J.: Unterrichten und Präsentieren in Gesundheitsfachberufen: Methodik und Didaktik für Praktiker. Berlin, Heidelberg 2017.

Sekretariat der Kultusministerkonferenz (Hrsg.): Handreichung für die Erarbeitung von Rahmenlehrplänen der Kultusministerkonferenz für den berufsbezogenen Unterricht in der Berufsschule und ihre Abstimmung mit Ausbildungsordnungen des Bundes für anerkannte Ausbildungsberufe. Berlin 2018.

Volpert, W.: Handlungsstrukturanalyse als Beitrag zur Qualifikationsforschung. Köln 1974.

Walkenhorst, U.: Akademisierung der therapeutischen Gesundheitsfachberufe – Chancen und Herausforderungen für Berufe im Übergang. In: bwp@ 10/2011, S. 1–12.

3 Lehrgestaltung und -didaktik im simulationsbasierten Lehren und Lernen

Theresa A. Forbrig, Mirja Heidebring, Franziska Gierke, Prof. Dr. Johannes Gräske

3.1 Die Phasen der simulationsbasierten Lehre

Die INACSL hat Standards of Best Practice zur Umsetzung simulationsbasierten Lernens entwickelt. Diese dienen als Grundlage zur Umsetzung von SBL und werden nachfolgend in Kürze vorgestellt. **46**

3.1.1 Der INACSL Standard Simulationsdesign

Durch standardisierte Simulationen kann ein Rahmen für die Entwicklung wirksamer simulationsbasierter Erfahrungen bereitgestellt werden. Die Gestaltung von simulationsbasierten Erfahrungen umfasst bewährte Methoden aus den Bereichen des Erwachsenenlernens, der Bildung, der Unterrichtsgestaltung, klinischen Versorgungsstandards, Evaluation und der Simulationspädagogik. Eine gezielte Simulationengestaltung fördert eine essenzielle Struktur, Prozesse und Ergebnisse, die mit programmatischen Zielen und/oder institutioneller Mission übereinstimmen. Die Gestaltung von wirksamen Gesundheitssimulationen erleichtert konsistente Ergebnisse und stärkt den Gesamtwert des simulationsbasierten Erlebnisses in allen Bereichen. **47**

Alle simulationsbasierten Erfahrungen erfordern gezielte und systematische, aber dennoch flexible und zyklische Planungen. Um die erwarteten Ergebnisse zu erzielen, sollten bei der Gestaltung und Entwicklung von Simulationen Kriterien berücksichtigt werden, die die Wirksamkeit simulationsbasierter Erfahrungen erleichtern. **48**

Zur Planung von Simulationsszenarien stehen verschiedene Designvorlagen zur Verfügung. Alanier stellt einen Designplan für eine High Fidelity Health Care Simulation vor[63]. Die National League for Nursing hat für unterschiedliche Simulationen (bspw. interprofessionelle Zusammenarbeit oder mit mehreren Patient*innen) entsprechende Templates erstellt.[64] Diese sind frei verfügbar. **49**

Der INACSL Standard empfiehlt vor der Planung einer Simulation, eine Bedarfsanalyse (needs assessment) durchzuführen. Sie umfasst die Analyse von verschiedenen Faktoren, wie den zugrunde liegenden Ursachen eines Problems, Organisationsanalysen, Umfragen von Interessengruppen, Ergebnisdaten und Standards. **50**

---

63 Alanier: Developing High-Fidelity Health Care Simulation Scenarios: A Guide for Educators and Professionals. In: Simulation & Gaming 42(1), S. 9–26.

64 National League for Nursing: SIRC Tools & Tipps. Online: https://www.nln.org/education/education/sirc/sirc/sirc-resources/sirc-tools-and-tips [abgerufen am 31.03.2023].

Außerdem werden Wissen, Fähigkeiten, Einstellungen und/oder Verhaltensweisen von Einzelpersonen, organisatorischen Initiativen, Systemanalysen, klinischen Praxisrichtlinien, Qualitätsverbesserungsprogrammen und/oder Patient*innensicherheitszielen untersucht.

51 Die Ergebnisse der Bedarfsanalyse dienen als Grundlage für die Entwicklung eines übergreifenden Ziels der Simulation. Dieses Ziel lenkt wiederum die Designer*innen bei der Entwicklung von simulationsspezifischen Zielen. Ziel ist es, innovative und interaktive simulationsbasierte Erfahrungen zu schaffen, die den Lehrplan am Lernort Schule/Hochschule und/oder klinischen Bereichen verbessern, Möglichkeiten für standardisierte klinische Erfahrungen bieten, Kompetenzen ansprechen, die Qualität der Versorgung und die Patient*innensicherheit verbessern und die Bereitschaft für die klinische Praxis fördern.

52 Weiterhin müssen messbare Lernoutcomes definiert werden. Diese sollen in Breite und Tiefe angemessen, erreichbar und dem Erfahrungsstand der Lernenden angepasst sein.

3.1.2 Der INACSL Standard Prebriefing: Preparation und Briefing

53 Die simulationsbasierte Lernerfahrung beginnt mit dem Prozess Prebriefing, das heißt der Vorbereitung und dem Briefing. Innerhalb dieser ersten Phase wird sichergestellt, dass die Lernenden auf die Inhalte der Lernsituation vorbereitet sind. Gleichsam werden sie mit den Ideen der Simulationslehre vertraut gemacht. Das Prebriefing hat einen entscheidenden Einfluss auf den Lernerfolg im Debriefing und der zugehörigen Reflexion. Potenzielle Ängste der Lernenden können durch ein effektives Prebriefing abgebaut werden, sodass die Effektivität der simulationsbasierten Erfahrung erhöht wird. Inhalte dieser Phase sind psychologische Sicherheit vermitteln und dabei[65]

1. ein gemeinsames mentales Modell erarbeiten, eine Vorbereitung der Lernenden auf die Lernziele- und -inhalte und eine Orientierung für die gesamte Simulationserfahrung geben (Vorbereitung) sowie
2. Grundregeln für die simulationsbasierte Erfahrung vermitteln (Briefing).

65 McDermott u. a.: Healthcare Simulation Standards of Best Practice™ Prebriefing: Preparation and Briefing. In: Clinical Simulation In Nursing 58/2021, S. 9–13.

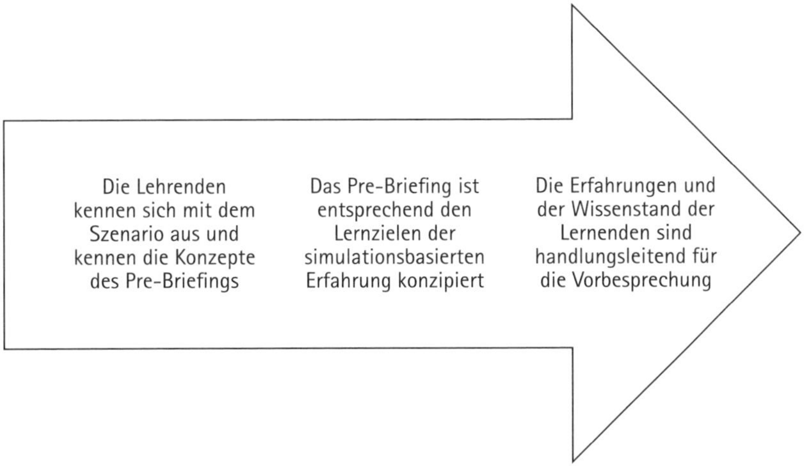

Abb. 1: Allgemeine Bedingungen innerhalb des Prebriefings

Quelle: Eigene Darstellung nach McDermott u. a.: Healthcare Simulation Standards of Best Practice™ Prebriefing: Preparation and Briefing. In: Clinical Simulation in Nursing 58/2021, S. 9–13.

Für die Vorbereitung und das Briefing werden weitere Kriterien formuliert, die in **54**
nachfolgender Tabelle zusammengefasst werden.

Tab. 2: Vorbereitungskriterien

Prebriefing	
Vorbereitung	• Durchführung einer Bedarfsanalyse und daraus folgend Entwicklung von Vorbereitungsmaterialien, um die Lernenden auf die Simulation vorzubereiten, sodass die Ziele erreicht werden können • Vorbereitungsmaterial wird auf Basis der Lernziele, des Lernstandes entwickelt, folgende Vorbereitungsaktivitäten können unterstützen: – Vortest, Quiz – Lektüre, audiovisuelles Material – Vortrag – Überprüfung einer Patient*innenakte – Konzept-Mapping/Übungen zur Pflegeplanung – Aktivitäten der virtuellen Simulation • Vorbereitungsmaterialien sollten mindestens am Vortag und am Lerntag selbst zur Verfügung stehen
Briefing	• Vor der simulationsbasierten Erfahrung: Vermittlung von Informationen über Erwartungen, Ablauf und Logistik • Einweisung in die simulationsbasierte Lernumgebung • Psychologische Sicherheit anbahnen und aufrecht erhalten

Quelle: Eigene Darstellung nach McDermott u. a.: Healthcare Simulation Standards of Best Practice™ Prebriefing: Preparation and Briefing. In: Clinical Simulation in Nursing 58/2021, S. 9–13.

3.1.3 Der INACSL Standard: Facilitation[66]

55 Die Durchführung der simulationsbasierten Lehrmethode erfordert Lehrende, die die Ausbildung, Fähigkeiten und Fertigkeiten besitzen, Teilnehmende bei der Erreichung der Lernziele zu unterstützen. Um diese Unterstützung effektiv gestalten zu können, sollten Lehrende eine kontinuierliche Weiterbildung und Bewertung der eigenen Fähigkeiten verfolgen. Die Durchführung der SBL wird durch Theorie und Forschung geleitet. Die Methoden können je nach den Kenntnissen, Fähigkeiten, Einstellungen und Verhaltensweisen der Teilnehmenden variieren.

56 Es liegen mehrere notwendige Kriterien vor, um den Standard zu erfüllen:

1. Ein*e Lehrende*r, der/die spezifische Fähigkeiten und Kenntnisse in der Simulationspädagogik besitzt.
2. Die Durchführung ist am Lernniveau, den Erfahrungen und den Kompetenzen der Teilnehmenden ausgerichtet.
3. Angewandte Methoden umfassen Aktivitäten, die die Teilnehmenden auf die simulationsbasierte Erfahrung vorbereiten.
4. Methoden während einer simulationsbasierten Erfahrung beinhalten die Bereitstellung von Hinweisen, die darauf abzielen, die Teilnehmenden bei der Erreichung der Lernziele zu unterstützen.
5. Elemente nach und über die simulationsbasierte Erfahrung hinaus zielen darauf ab, die Teilnehmenden bei der Erreichung der Lernziele zu unterstützen.

3.1.4 Der INACSL Standard Debriefing und Evaluation[67]

57 Simulationsbasierte Lernerfahrungen sollten durch eine geplante Nachbesprechung (Debriefing) beendet werden, mit dem Ziel künftige Leistungen zu verbessern. Das Debriefing ist die Phase der simulationsbasierten Lernerfahrung, in der das Lernen durch Reflexion stattfindet. Die Bedeutung und die Auswirkungen von Handlungen sowie Assimilation von Wissen, Fähigkeiten und Einstellungen werden reflektiert und bearbeitet. Dabei sind die Kompetenzen der Simulationslehrenden essenziell. Das Debriefing soll neben dem Wissenszuwachs ebenfalls die Selbstwahrnehmung und auch die Selbstwirksamkeit der Lernenden verbessern. Ziel ist es, einen Transfer des Wissens und der eigenen Kompetenzen auf die Pflegepraxis zu erreichen und die eigene berufliche Rolle zu entwickeln.

66 INACSL Standards Committee.: Healthcare Simulation Standards of Best Practice Simulation^{SM}. Facilitation. In: Clinical Simulation in Nursing 12(S), S. S16–S20.

67 Decker u. a.: Healthcare Simulation Standards of Best Practice^{TM}. The Debriefing Process. In: Clinical Simulation in Nursing 58/2021, S. 27–32.

Folgende Kriterien werden formuliert, um ein erfolgreiches Debriefing zu absolvieren:[68] 58

1. Das Debriefing erfolgt durch kompetente Simulationslehrende (d. h. die Lehrenden haben eine Simulationsausbildung absolviert und nehmen kontinuierlich spezifische Fort- und Weiterbildungen sowie gezielte Arbeit mit Mentor*innen wahr und validieren ihre Kompetenzen regelmäßig mit Hilfe etablierter Instrumente).
2. Das Debriefing erfolgt in einem lernfördernden Umfeld, das sich durch Vertraulichkeit, offene Kommunikation, Selbstanalyse, Feedback und Reflexion auszeichnet.
3. Das Debriefing wird von Simulationslehrenden geleitet, die die Simulation aufmerksam verfolgt haben.
4. Das Debriefing wird auf Basis eines theoretischen Rahmens für die Nachbesprechung durchgeführt.
5. Das Debriefing erfolgt entsprechend den Lernzielen (siehe Prebriefing).

3.2 Bedeutung und Bestandteile eines wirkungsvollen Debriefing

In der nachfolgenden Tabelle 3 werden die Bedeutung sowie Bestandteile eines wirkungsvollen Debriefing dargestellt. 59

Tab. 3: Literaturübersicht: Bedeutung und Bestandteile eines wirkungsvollen Debriefing

Autoren	Bedeutung des Debriefing und Bestandteile eines wirkungsvollen Debriefing
Lee u. a. 2018[69]	Hohe Relevanz eines strukturierten Debriefing wird dargestellt.
Daniels 2018[70]	Theoriebasierte Debriefingmethoden, die in der simulationsbasierten Ausbildung eingesetzt werden, konzentrieren sich auf die Verbesserung des kritischen Denkens, der klinischen Entscheidungsfindung und des reflektierenden Denkens der Lernenden.
Daniels u. a. 2021[71]	Hohe Relevanz der psychologischen Sicherheit während der gesamten Simulationserfahrung insbesondere beim Debriefing wird dargestellt.

68 Decker u. a.: Healthcare Simulation Standards of Best Practice™. The Debriefing Process. In: Clinical Simulation in Nursing 58/2021, S. 27–32.
69 Lee/Lee/Kim: A review of the curriculum development process of simulation-based educational intervention studies in Korea. In: Nursing Education Today 64(Mai)/2018, S. 42–48.
70 Daniels: Clinical Simulation in Pre-Licensure Nursing Students: Improving Learning Outcomes in Psychologically Safe Learning Environments. 2018. Online: https://archive.hshsl.umaryland.edu/handle/10713/8004 [abgerufen am 31.03.2023].
71 Daniels/Morse/Breman: Psychological Safety in Simulation-Based Prelicensure. Nursing Education: A Narrative Review In: Nurse Educator 46(5)/2021, S. 99–102.

Tab. 3: *(Fortsetzung)*

Tutticci u. a. 2018[72]	Hohe Relevanz eines strukturierten Debriefing wird dargestellt. Die Moderation sollte beim Debriefing auch die emotionale Verarbeitung einer Simulation ermöglichen. Ein Reflexionsrahmen für die systematische Reflexion wird als sinnvoll erachtet.
Fey 2015[73]	Strukturierte Debriefingdiskussionen und spezifische Techniken, um reflektiertes Denken zu fördern, sind notwendig um das Lernen in Simulationen zu maximieren.
Waznonis 2016[74]	Ein hochwertiges Debriefing beinhaltet: • kompetente Lehrende, die eine wertschätzende Kommunikation durchführen, Körpersprache erkennen können und Gespräche entsprechend anpassen, Fähigkeiten emotionale Stressoren zu erkennen, aktiv Zuhören können, • eine sichere Lernumgebung, • und einen strukturierten Rahmen, der dennoch Individualität zulassen kann.
Frandsen 2020[75]	Debriefing wird als Schlüsselelement für die Erreichung der Lernerziele angesehen. Dabei sind strukturierte Nachbesprechungsmodelle gegenüber weniger strukturierten Modellen zu bevorzugen. Eine streng strukturierte Nachbesprechung kann für einige Lernprozesse förderlich sein, andere jedoch hemmen, da das Festhalten an einer vorgegebenen Struktur zu einer Demotivation der Studierenden führen und ihr Selbstwertgefühl senken kann.
Morse u. a. 2019[76]	Debriefing und Prebriefing benötigen: • eine sichere Umgebung, • Kommunikationsfähigkeiten • Simulationssicherheit (auch im Umgang mit Technik, Ressourcen und Medikamenten in der Simulation, aber auch in der Praxis)
Zhang 2020[77]	Studierende, die Video-assisted debriefing (VAD) erhielten, hatten signifikant bessere Nachbesprechungserfahrungen als Studierende die Verbal debriefing (VD) erhielten. VAD verursacht vergleichbaren Stress wie VD.

Quelle: Eigene Darstellung.

72 Tutticci u. a.: Collaborative facilitation of debrief after high-fidelity simulation and its implications for reflective thinking: student experiences In: Studies in Higher Education 43 (9), S. 1654–1667.

73 Fey/Jenkins: Debriefing Practices in Nursing Education Programs: Results from a National Study. In: Nursing Education Perspectives 36(6)/2015, S. 361–366.

74 Waznonis: Faculty Descriptions of Simulation Debriefing in Traditional Baccalaureate Nursing Programs. In: Nurse Education Perspectives 37(5)/2016, S. 262–268.

75 Frandsen/Lehn-Christiansen: Into the black-box of learning in simulation debriefing: A qualitative research study. In: Nurse Education Today 37(5)/2016, S. 262–268.

76 Morse u. a.: The Changing Landscape of Simulation-based Education. A review of the use of simulation in nursing education, professional development, and beyond. In: American Journal of Nursing 119(8)/2019, S. 42–48.

77 Zhang u. a.: The impact of a three-phase video-assisted debriefing on nursing students' debriefing experiences, perceived stress and facilitators' practices: A mixed methods study. In: Nurse Education Today 90/2020, S. 1–8.

Tab. 4: Modelle Debriefing im Überblick

Modell	Autoren	Kurzbeschreibung
3D Model of Debriefing	Zigmont, Kappus and Sudikoff[78]	Die Phasen des Modells sind: „Defusing, Discovering, and Deepening". Das Modell umfasst die Beschreibung der Erfahrung und der Reaktionen darauf, der Analyse des Verhaltens und der Anwendung oder Synthese des neuen Wissens in der klinischen Praxis. Sie kann zur Verbesserung des Lernens nach realen oder simulierten Ereignissen eingesetzt werden.
Advocacy-Inquiry-Technik	Rudolph, Simon, Rivard, et al.[79]	Das Modell den Anspruch Ideen, Denkprozesse und weitere Faktoren, die zu einem Verhalten führen, aufzudecken sowie die Lernenden dabei zu unterstützen, Wege zu finden, um die Leistung zu verbessern. Die Advocacy-Inquriy-Technik umfasst die Phasen: 1. Beobachtung des Ereignisses oder Ergebnisses, 2. Kommentieren der Beobachtung und Befürworten des eigenen Standpunktes (Sicht der Lehrenden), 3. Erforschen der Hintergründe hinter dem Denken und den Handlungen der Studierenden, die zu dem beobachteten Ereignis oder Ergebnis führten, 4. Gemeinsam Wege erarbeiten, um aufgetauchte Probleme zu vermeiden und positive Ergebnisse zu wiederholen.
Pendleton's Model	Pendleton, Schofield, Tate, et al.[80]	Ziel des Modells ist ein ausgewogenes Feedback, im Sinne eines Vorschlags zur Verbesserung. Die Beteiligten betrachten zunächst die Stärken der Lernenden, dann die Schwächen und leiten daraus Verbesserungsvorschläge ab.
3B Model/ Technik	Danielson[81]	Ziel des Modells ist, dass Fragen nicht kurz und einseitig sind, vielmehr Lernende zum Nachdenken anregen und sie dazu bringen, sich mit dem Inhalt auseinanderzusetzen. Fragen sollen Klärung oder Vertiefung hervorbringen, um herauszuarbeiten was Lernende denken.

78 Zigmont/Kappus/ Sudikoff: The 3D model of debriefing: defusing, discovering, and deepening. In: Semin Perinatol 35(2)/2011, S. 52–58.
79 Rudolph u. a.: Debriefing with Good Judgment: Combining rigorous Feedback with genuine Inquiry. In: Anesthesiology Clinics 25(2)/2007, S. 361–376.
80 Pendleton: The consultation: an approach to learning and teaching. Oxford University Press 1985.
81 Danielson: Enhancing Professional Practice: A Framework for Teaching. 2. Aufl. Association for Supervision & Curriculum Development 2007.

Tab. 4: *(Fortsetzung)*

Debriefing nach Steinwachs	Steinwachs[82]	Im Debriefing nach Steinwachs werden die drei Phasen „description“, „analysis“/„analogy“ und „application“ unterschieden: • Description: Alle Teilnehmenden berichten und hören einander zu, sie „tauchen“ aus der simulierten Situation auf und teilen ihre Erfahrungen und Eindrücke mit. • Analysis/Analogy: Bezüge zu realen Situationen werden hergestellt. • Application: Teilnehmende fokussieren die reale Situation, die durch die Simulation dargestellt wurde, sie berücksichtigen, welche Erkenntnisse relevant für sie sind und welche Handlungsoptionen sie mitnehmen möchten.
PEARLS	Høegh-Larsen, Ravik, Reierson, et al.[83]	Das Nachbesprechungsmodell – Promoting Excellence and Reflective Learning in Simulation (PEARLS) wird in vier Phasen durchgeführt: Reaktion, Beschreibung, Analyse, Zusammenfassung. Die Lernziele werden dabei von den Simulationslehrenden in allen vier Phasen hervorgehoben.
Diamond Debriefing Methode	Jaye, Thomas and Reedy[84]	Die Diamond Debriefing Methode umfasst die Phasen: • Beschreibung (Stück für Stück beschreibt die Gruppe das soeben beendete Szenario, Emotionen sollten hier im Hintergrund sein, der Simulationslehrende gibt einen Erzählanstoß und die nicht/wenig am Szenario-Beteiligten beginnen die Beschreibung.) • Analyse (der Simulationslehrende strukturiert die Nachbesprechung nach nicht-technischen Fähigkeiten. Nur eine Fähigkeit sollte untersucht werden, um eine kognitive Überlastung der Lernenden zu vermeiden, dabei sollte jene Fähigkeit ausgesucht werden, die die Lernenden – und nicht die Lehrenden – im Rahmen des Szenarios für am wichtigsten halten.) • Anwendung (die Teilnehmenden reflektieren, wie sie das Wissen in ihrer eigenen klinischen Praxis anwenden können.)

Quelle: Forbrig u. a.: Stand der Umsetzung des simulationsbasierten Lehrens in Deutschland: Eine Querschnittsstudie. In Pflege (online first).

82 Steinwachs: How to Facilitate a Debriefing. In: Simulation & Gaming 23(2)/1992, S. 186–195.

83 Høegh-Larsen u. a.: PEARLS Debriefing Compared to Standard Debriefing Effects on Nursing Students; Professional Competence and Clinical Judgment: A Quasi-Experimental Study. In: Clinical Simulation in Nursing 74/2023, S. 38–48.

84 Jaye/Thomas/Reedy: „The Diamond“: a structure for simulation debrief. In: Clin Teach 12(3)/2015, S. 171–175.

3.3 Beispiele Prebriefing/Debriefing

3.3.1 Debriefing with good Judgement

Das Debriefing with good Judgement (DGJ) ist eine theoriebasierte Debriefingmethode[85]. Innerhalb der verwendeten Literatur findet sich keine genaue Definition für das Debriefing with good Judgement, welches von Rudolph 2006 das erste Mal beschrieben wird.[86] Im Vergleich zu anderen Debriefing Methoden liegt der Schwerpunkt bei der eigenen Offenlegung des Urteilsvermögens des Debriefers in Kombination mit einer konstruktiven Gesprächstechnik in dem geführten Reflexionsprozess zur Aufdeckung von Leistungslücken des Lernenden in einer bestimmten Situation.[87] 60

Die Grundlagen dieser Methode beruhen auf den Erfahrungen eines 35-jährigen Forschungsprogramms in den Verhaltenswissenschaften[88] und wurde über das Center for Medical Simulation in Cambridge, Massachusetts, in 6.000 Nachbesprechungen erprobt.[89] 61

Andere Debriefing Methoden, wie beispielweise die Diamant Debriefing Methode[90] und die Advocacy-Inquiry Technik[91], basieren auf dem DGJ oder werden mit ihr kombiniert verwendet. 62

Das Debriefing with good Judgement geht von der Grundannahme aus, dass Menschen individuell unsichtbare, aber ableitbare kognitive, klinische, soziale oder zwischenmenschliche-unsichtbare Denkprozesse[92] besitzen, welche aus Wissen, Annahmen und Gefühlen bestehen[93]. Im Kontext der Methode werden diese unsichtbaren Denkprozesse als Rahmen bezeichnet.[94] 63

85 Moran/Wunderlich/Rubbelke: Simulation: Best Practices in Nursing Education. CHAM 2018.

86 Rudolph/Simon/Dufresne: There`s No Such Thing as „Nonjudgemental“ Debriefing A Theory and Method for Debriefing with Good Judgment. In: Simulation in healthcare journal of the Society for Simulation in Healthcare 1(1)/2006, S. 49–55.

87 Murphy/Brown: Debriefing and the Debrief. In: MacLennan/Robinson (Hrsg.): Obstetric Decision-Making and Simulation. Manchester 2019, S. 22–28.

88 Rudolph/Simon/Dufresne: There's No Such Thing as „Nonjudgemental“ Debriefing A Theory and Method for Debriefing with Good Judgment. In: Simulation in healthcare journal of the Society for Simulation in Healthcare 1(1)/2006, S. 49.

89 Szyld/Rudolph: Debriefing with Good Judgment. In: Levine/DeMaria, S. (Hrsg.): The Comprehensive Textbook of Healthcare Simulation. 2014, S. 85–93.

90 Jaye/Thomas/Reedy: „The Diamond“: a structure for simulation debrief. In: The clinical teacher 12(3)/2015, S. 171.

91 Oriot/Alinier: Pocket Book for Simulation Debriefing in Healthcare. Cham 2018.

92 Szyld/Rudolph: Debriefing with Good Judgment. In: Levine/DeMaria (Hrsg.): The Comprehensive Textbook of Healthcare Simulation. 2014, S. 85–93.

93 Rudolph/Simon/Dufresne: There's No Such Thing as „Nonjudgemental“ Debriefing A Theory and Method for Debriefing with Good Judgment. In: Simulation in healthcare journal of the Society for Simulation in Healthcare 1(1)/2006, S. 49–55.

94 Rudolph u. a.: Debriefing with good judgment: combining rigorous feedback with genuine inquiry. In: Anesthesiology clinics 25(2)/2007, S. 364.

64 Diese Rahmen beeinflussen die Handlungen und führen somit zu entsprechenden beobachtbaren Ereignissen, wodurch sie sichtbar werden. Somit haben sie ebenfalls eine Bedeutung bei der pflegerischen Entscheidungsfindung. Beim DGJ werden die vorhandenen verknüpften Rahmen des Lernenden, die zum tatsächlichen Ergebnis geführt haben, mit dem Ziel der Entwicklung von alternativen Handlungen zusammen mit dem Debriefer analysiert. Zum Ableiten und Offenlegen dieser Denkprozesse sollte sich der Debriefer den eigenen Rahmen bewusst machen, diesen verstehen und ggf. hinterfragen.[95]

65 Hierzu ist das Einnehmen der Haltung von einer echten Neugier[96], der Tonfall, die Körpersprache, sowie das Einhalten der Gesprächstechnik von essenzieller Bedeutung.[97] Diese Haltung der Neugier unterstützt den Debriefer als „kognitiven Detektiv" dabei, die Fehler der Lernenden als Rätsel, welche gelöst werden müssen, zu sehen.[98]

66 Der effektive Debriefer schafft einen Kontext für das Lernen und gegebenenfalls für das Ändern von Rahmen bei allen beteiligten Personen. Außerdem ist ihm bewusst, dass weder der Debriefer noch die Lernenden die eine Wahrheit über die Situation kennen können. Im Fall, dass der Debriefer bei erster Situationsbetrachtung ein potenziell fehlerhaftes Verhalten beim Lernenden feststellt, reflektiert er dies nicht gegenüber den Lernenden, sondern stellt sich selbst zuerst die Frage: „Was übersehe ich hier?". Auf dieser Grundlage äußert der Debriefer Verwunderung und sucht nach Klarheit. Dabei ist er vorsichtig mit der eigenen Meinung, lässt sich ein Bericht von den Lernenden über die eigene Handlung geben und stellt ehrliche Nachfragen. Dadurch wird der Sinn hinter der Handlung der Lernenden aufgedeckt und alle an der Simulation Beteiligten können etwas lernen oder ihre Meinungen ändern.[99]

95 Rudolph u. a.: Debriefing with good judgment: combining rigorous feedback with genuine inquiry. In: Anesthesiology clinics 25(2)/2007, S. 364.

96 Hillier u. a.: Utilizing high-fidelity simulation to improve newly licensed pediatric intensive care unit nurses' experiences with end-of-life care. In: Journal for Specialists in Pediatric Nursing 27(8)/2021, S. 3.

97 Szyld/Rudolph: Debriefing with Good Judgment. In: Levine/DeMaria (Hrsg.): The Comprehensive Textbook of Healthcare Simulation. 2014, S. 85–93.

98 Rudolph/Simon/Dufresne: There's No Such Thing as „Nonjudgemental" Debriefing A Theory and Method for Debriefing with Good Judgment. In: Simulation in healthcare journal of the Society for Simulation in Healthcare 1(1)/2006, S. 49–55.

99 Rudolph/Simon/Dufresne: There's No Such Thing as „Nonjudgemental" Debriefing A Theory and Method for Debriefing with Good Judgment. In: Simulation in healthcare journal of the Society for Simulation in Healthcare 1(1)/2006, S. 49–55.

Eine Zusammenfassung der Beziehungen innerhalb der Methodik dieses Debriefing Modells bietet folgende Abbildung: 67

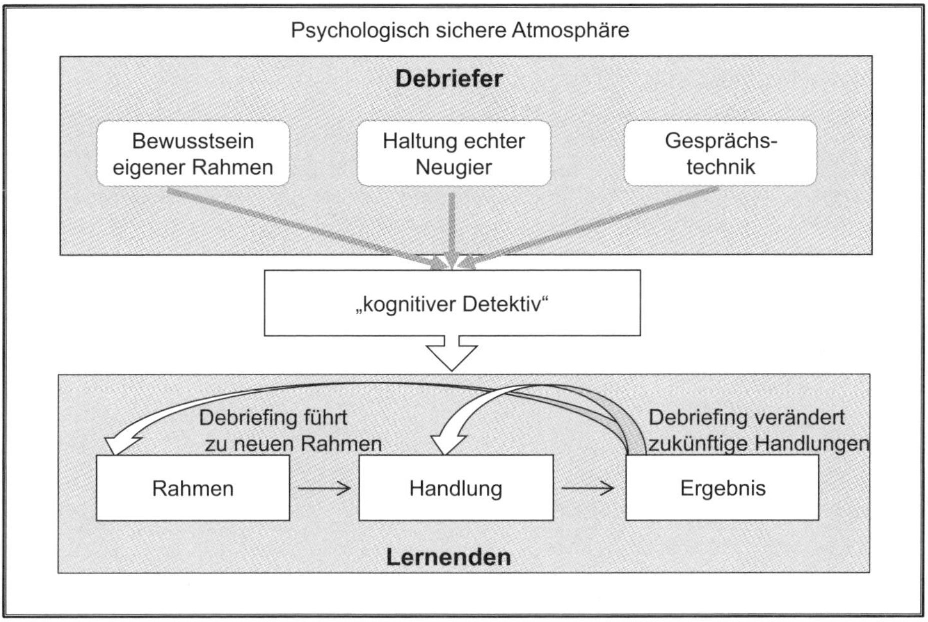

Abb. 2: Zusammenfassung Beziehungen im Prozess des Debriefing with good Judgement

Quelle: Eigene Darstellung nach Rudolph/Simon/Dufresne: There's No Such Thing as „Nonjudgemental“ Debriefing A Theory and Method for Debriefing with Good Judgment. In: Simulation in healthcare journal of the Society for Simulation in Healthcare 1(1)/2006, S. 49–55.

Besonders wirksam ist das DGJ zusammen mit der Advocacy-Inquiry Gesprächstechnik, bei welcher ebenso versucht wird die Rahmen der lernenden Person ans Licht zu bringen[100] und dabei sowohl die Expert*innenmeinung, als auch die individuelle Perspektive der Lernenden wertzuschätzen[101]. Die Advocacy-Inquiry Technik (vgl. Tab. 4) besteht aus zwei grundlegenden Elementen – aus den konkreten Beobachtungen mit Fürsprache/Befürwortung (Advocacy) zu Ereignissen oder Bereichen und aus den zu erforschenden Fragen (Inquiry) über Ereignisse oder Emotionen.[102] 68

100 Rudolph/Simon/Dufresne: There's No Such Thing as „Nonjudgemental“ Debriefing A Theory and Method for Debriefing with Good Judgment. In: Simulation in healthcare journal of the Society for Simulation in Healthcare 1(1)/2006, S. 49–55.

101 Rudolph u. a.: Debriefing with good judgment: combining rigorous feedback with genuine inquiry. In: Anesthesiology clinics 25(2)/2007, S. 364.

102 Murphy/Brown: Debriefing and the Debrief. In: MacLennan/Robinson (Hrsg.): Obstetric Decision-Making and Simulation. Manchester 2019, S. 22–28.

3.3.2 Anwendungsbeispiel

69 Für das bessere Verständnis der beschriebenen Methodik werden unterschiedliche Ansätze zur Nachbesprechung bezüglich der Einstellungen des Debriefers in Tabelle 5 anhand von Beispielen verglichen.

Tab. 5: Gegenüberstellung der Ansätze zur Nachbesprechung (beurteilend, nicht wertend und DGJ)

	Beurteilend	**Nicht wertend**	**Debriefing with good Judgement**
Haltung gegenüber sich selbst und Lernenden	*„Ich habe Recht"/ „Du hast Unrecht"* *„Ich bringe Sie auf den rechten Weg"* *„Ich unterrichte dich"*	*„Ich habe Recht"/ „Du hast Unrecht", aber: „Ich möchte nicht, dass du defensiv wirst, wie überbringe ich dir die schlechte Nachricht und bringe dich auf eine nette Art und Weise dazu, dich zu ändern?"* *„Ich unterrichte dich"*	*„Ich werde das als eine echte Herausforderung betrachten. Ich suche Klarheit durch ehrliches Nachfragen (wir können beide etwas lernen oder unsere Meinung verändern)."* *„Hilf mir zu verstehen, warum du..."*
Fallsituation für nachfolgenden Vergleich	Die Pflegefachperson Damon wird zu einem nicht ansprechbaren Patienten in einer Umgebung gerufen, in der ein Beutel-Masken-Gerät nicht ohne weiteres verfügbar ist. Er geht davon aus, dass der Patient nur mit dem Gerät wiederbelebt werden kann, mit dem er am besten vertraut ist, nämlich mit einer Beatmungsmaske. Er zögert die Behandlung hinaus, während der Patient in eine Hypoxämie und einen Herzstillstand verfällt. Das Modell legt nahe, dass die Handlungen der Menschen, auch die dieser Pflegefachperson, ein unvermeidliches Ergebnis der Art und Weise sind, wie sie die Situation, mit der sie konfrontiert sind, einordnen. Der Debriefer ist vielleicht überrascht, dass der Lernende (Pflegefachperson), anstatt eine passive Sauerstoffzufuhr in Erwägung zu ziehen oder eine Mund-zu-Maske Beatmung durchzuführen, unermüdlich nach einem Beutel-Masken-Gerät gesucht hat, während der Patient entsättigt war. Diese Handlungen machen jedoch durchaus Sinn, wenn der Debriefer versteht, dass der Lernende der Überzeugung war, dass grundlegende lebenserhaltende Maßnahmen ohne ein Beutel-Masken-Gerät nicht möglich sind, eine Mund-zu-Maske-Beatmung nicht in Frage kommt und eine passive Sauerstoffzufuhr etwas ist, das er nie gelernt hat.		
Ansatz Nachbesprechung	**Beurteilend**	**Nicht wertend**	**DGJ zusammen mit der Advocacy-Inquiry Technik**
	„Damon, ich kann nicht glauben, dass du 90 Sekunden gebraucht hast, um zu bemerken, dass er entsättigt war!"	*„Also, Damon, wie hoch war die Sättigung dieses Patienten, als Sie nach dem Beutel-Masken-Apparat gesucht haben?"*	*„Also, Damon, mir ist aufgefallen, dass Sie sich von dem Patienten entfernt haben, um das Beutel-Masken-Gerät zu suchen, als sich die Vitalzeichen ver-*

			schlechterten. Ich dachte, es gäbe möglicherweise andere Möglichkeiten, den Patienten mit Sauerstoff zu versorgen [Fürsprache]. Deshalb bin ich neugierig: Wie haben Sie die Situation zu diesem Zeitpunkt gesehen?" [Befragung]

Quelle: Eigene Darstellung nach Rudolph u. a.: There's No Such Thing as „Nonjudgemental" Debriefing A Theory and Method for Debriefing with Good Judgment. In: Simulation in healthcare journal of the Society for Simulation in Healthcare 1(1)/2006, S. 49–55; Szyld/ Rudolph: Debriefing with Good Judgment. In: Levine/DeMaria (Hrsg.): The Comprehensive Textbook of Healthcare Simulation. 2014, S. 85–93.

Auf das letzte Fallbeispiel aufbauend könnte die Nachbesprechung mit dem DGJ **70**
in Kombination mit der Advocacy-Inquiry Technik folgendermaßen ablaufen (siehe Tab. 6)

Tab. 6: Beispiel Gesprächsverlauf zur Ermittlung der Frames der Lernenden

Antwort/Reaktion Lernender	Antwort/Reaktion Debriefer
„Ich hatte den Sättigungsmonitor vorhin abfallen hören und wusste, dass es nicht von alleine besser werden würde. Der tatsächliche Wert war mir egal, deshalb dachte ich mir, dass ich unbedingt ein Beatmungsgerät brauche."	*„Okay, das klingt vernünftig. Ich habe aber gesehen, wie Sie überall im Raum nach Geräten gesucht haben, und das schien Sie daran zu hindern, alternative Ansätze für die Sauerstoffversorgung des Patienten auszuprobieren [Fürsprache]. Können Sie mir helfen, zu verstehen, was Sie damals in Betracht gezogen haben? [Anfrage]"*
„Nun, da die Atmung vor dem Kreislauf kommt, brauchte ich das manuelle Wiederbelebungsgerät, bevor ich irgendetwas anderes tun konnte", beginnt der Debriefer, den Lernenden darauf hinzuweisen, dass er einem Patienten nur dann bei der Atmung helfen kann, wenn er ein Beutel-Masken-Gerät hat, und es ergibt sich ein wertvoller Diskussionspunkt, der speziell auf die Bedürfnisse des Lernenden abgestimmt ist.	*„Braucht man für die Sauerstoffversorgung eines Patienten immer ein Beutel-Masken-Gerät? Welche anderen Möglichkeiten gibt es? Wird die apnoische Oxygenierung kurzfristig ausreichen? Wird die Herzdruckmassage für eine ausreichende Beatmung sorgen? Welche Risiken und Vorteile haben Mund-zu-Mund-Beatmung, Mund-zu Maske, Mund-zu-Schlauch oder andere Rettungsmethoden? Wenn man sich für eine manuelle Belüftung entscheidet, wie schafft man es dann, das Personal so zu organisieren, dass die richtige Ausrüstung schnell in den Raum kommt?"*

Quelle: Eigene Darstellung nach Rudolph u. a.: There's No Such Thing as „Nonjudgemental" Debriefing A Theory and Method for Debriefing with Good Judgment. In: Simulation in healthcare journal of the Society for Simulation in Healthcare 1(1)/2006, S. 49–55.

3.3.3 Fazit

71 Insgesamt bietet das Debriefing with good Judgement einen Lösungsansatz für das Dilemma, eine kritische Botschaft offen zu äußern, das Vertrauen bzw. die Beziehung aufrechtzuhalten, Fachwissen weiterzugeben und dabei negative Emotionen und Abwehrhaltungen zu vermeiden.[103] Darüber hinaus kann eine Nachbesprechung mit diesem Ansatz Denkprozesse für ein bestimmtes Verhalten aufdecken und kann ebenso die Leistung perspektivisch erhalten oder verbessern. Ungeachtet der Vorteile liegen zwei Einschränkungen bei diesem Debriefing Modell vor. Zum einen kann es zu einer hemmenden Wirkung bei der Offenlegung von Ansichten der Lernenden angesichts von kulturell bedingten Auffassungen bezüglich Respekts vor Autoritäten geben. Zum anderen geht der Ansatz davon aus, dass Lernende mit gutem Willen handeln und versuchen, ihr Bestes zu geben. In gegenteiligen Fällen ist eine andere Technik besser geeignet.[104]

3.4 Debriefing for Meaningful Learning©

72 Debriefing for Meaningful Learning© (DML) ist ein evidenzbasiertes Debriefingmodell, welches für verschiedene Ausbildungslevel in der (hochschulischen) Ausbildung von Pflegefachpersonen entwickelt wurde. Das DML-Modell wurde aus lern- und bildungstheoretischer Perspektive v. a. durch den Konstruktivismus, den Reflective Cycle von Gibbs[105], das 5E-Modell von Bybee[106] und Schöns Konzept des reflektierenden Praktikers[107] beeinflusst. Ziel dieser Debriefingmethode ist es, die Lernenden durch Analyse und Evaluation der Simulationserfahrung, in Verbindung mit Reflexion und Antizipation, über das kritische Denken hinaus zu komplexeren Denkfähigkeiten, wie dem Clinical Reasoning, zu führen, indem sie bewusstes und reflektierendes Denken üben[108]. Das 5E-Modell von Bybee[109], das den lerntheoretischen Rahmen des DML-Modells bildet,

103 Maestre/Rudolph: Theories and styles of debriefing: the good judgment method as a tool for formative assessment in healthcare. In: Revista española de cardiología 68(4)/2015, S. 285.

104 Maestre/Rudolph: Theories and styles of debriefing: the good judgment method as a tool for formative assessment in healthcare. In: Revista española de cardiología 68(4)/2015, S. 285.

105 Gibbs: Learning by Doing. 2013, S. 3 ff. Online: https://thoughtsmostlyaboutlearning.files.wordpress.com/2015/12/learning-by-doing-graham-gibbs.pdf [abgerufen am 14.10.2022].

106 Bybee: The BSCS 5E Instructional Model: Creating Teachable Moments. 2015, S. 29 ff.

107 Schön: The Reflective Practitioner: How Professionals Think In Action. 2013, S. 3 ff.

108 Dreifuerst: Debriefing for Meaningful Learning: Fostering Development of Clinical Reasoning through Simulation 2010, S. 8 ff. Online: https://core.ac.uk/download/pdf/46956607.pdf [abgerufen am 22.09.2022]; Dreifuerst: Using Debriefing for Meaningful Learning to Foster Development of Clinical Reasoning in Simulation. In: Journal of Nursing Education 6/2012, S. 327.

109 Bybee: The BSCS 5E Instructional Model: Creating Teachable Moments. 2015, S. 29 ff.

ergänzte Dreifuerst[110] zur Förderung des antizipatorischen Denkens um das sechste Element „extend“ (erweitern) zu: engage (ermutigen), explore (explorieren), explain (erklären), elaborate (erarbeiten), evaluate (evaluieren) und extend (erweitern). Zur Anleitung und Unterstützung des reflektierenden Denkens in Kombination mit vorausschauendem Denken, erweiterte Dreifuerst[111] zusätzlich das Konzept des reflektierenden Praktikers von Schön[112] um die Komponente des „reflection-beyond-action“ (Reflektieren über die Handlung hinaus). Das Konzept des reflektierenden Praktikers umfasst nach Schön[113] die „Reflexion während des Handelns“ (reflection-in-action) als handlungsbegleitendes Nachdenken im Moment des Handelns und die „Reflexion über das Handeln“ (reflection-on-action) als retrospektives Nachdenken über die Handlung nach Abschluss oder Unterbrechen der Handlung. Dreifuersts[114] „reflection-beyond-action“ beinhaltet zusätzlich zum „Reflektieren über die Handlung“ die Antizipation: Die Lernenden übertragen hierdurch ihr vorhandenes oder in der Lernsituation erworbenes Wissen auf neue Situationen, indem sie durch Reflexion und Antizipation eine Beziehung zwischen Bekanntem und Unbekanntem (z. B. zukünftige Situationen) herstellen. Dieses antizipatorische Denken und Handeln charakterisiert in Verbindung mit Assimilation und Akkommodation der erlebten Erfahrungen der Lernenden die von Benner[115] beschriebene pflegerische Expert*innenpraxis und grenzt dies von dem Handeln von Pflegeanfänger*innen ab[116].

Grundgedanke des DML ist es, dass Beziehungen zwischen dem Denken und dem **73**
Handeln sowie den dem Handeln zugrunde liegenden Annahmen hergestellt werden. Um das Denken und die Entscheidungsfindung, auf der die durchgeführten Handlungen beruhen, aufzudecken sowie selbstverständliche Annahmen der Studierenden in Frage zu stellen, verwendet die Lehrperson während des gesamten Debriefings sokratische Fragen. Die Lehrenden, welche das Debriefing leiten, müssen bei dieser Methode daher in DML geschult und darüber hinaus klinische Fach- oder Lehrpersonen mit Kenntnissen über die Patient*innenpopulation sein[117].

110 Dreifuerst: Debriefing for Meaningful Learning: Fostering Development of Clinical Reasoning through Simulation. 2010, S. 22 ff. Online: https://core.ac.uk/download/pdf/46956607.pdf [abgerufen am 22.09.2022].

111 Dreifuerst: Debriefing for Meaningful Learning: Fostering Development of Clinical Reasoning through Simulation. 2010, S. 20 f. Online: https://core.ac.uk/download/pdf/46956607.pdf [abgerufen am 22.09.2022].

112 Schön: The Reflective Practitioner: How Professionals Think In Action. 2013, S. 3 ff.

113 Schön: The Reflective Practitioner: How Professionals Think In Action. 2013, S. 3 ff.

114 Dreifuerst: Getting Started With Debriefing for Meaningful Learning. In: Clinical Simulation in Nursing 5/2015, S. 269 f.

115 Benner: Stufen zur Pflegekompetenz. 2017, S. 63 ff.

116 Dreifuerst: Debriefing for Meaningful Learning: Fostering Development of Clinical Reasoning through Simulation. 2010, S. 28 f. Online: https://core.ac.uk/download/pdf/46956607.pdf [abgerufen am 22.09.2022].

117 Dreifuerst: Getting Started With Debriefing for Meaningful Learning. In: Clinical Simulation in Nursing 5/2015, S. 270; Dreifuerst u. a.: Debriefing: An essential Component for

3.4.1 Die sechs Phasen des DML

74 Die Durchführung des DML erfolgt entlang der auf dem 5E-Modell von Bybee[118] beruhenden sechs Phasen engage, explore, explain, elaborate, evaluate und extend. Zur Förderung des Lernprozesses der Studierenden sollte das Debriefing bei Anwendung der DML-Methode möglichst in einem separaten Raum außerhalb der Simulationsumgebung in angenehmer und persönlicher Atmosphäre stattfinden. Die Lehrenden moderieren die geleitete Reflexion anhand der sechs Phasen innerhalb eines iterativen, aber konsistenten Prozesses, wobei sich die Phasen während des Debriefings oft überschneiden. Alle an der Simulation beteiligten Lernenden werden dabei unabhängig von ihrer Rolle (auch als Beobachtende) aktiv in die Diskussion einbezogen. Mit Hilfe von speziellen Arbeitsblättern und dem Festhalten von auf die Diskussion bezogenen Notizen auf einem Whiteboard o. Ä. – unter Verwendung der Methode des Concept Mappings – führt die Lehrperson die Lernenden durch die Reflexion der Simulationserfahrung; dies ermöglicht visuelle Lernmöglichkeiten, Doppelschleifendenken und eine spätere Überprüfung und Erinnerung des Reflexionsvorgangs[119]. Im Folgenden werden die sechs Phasen des DML kurz erläutert. Eine detaillierte Darstellung der sechs Phasen des DML sowie ein pflegespezifisches Praxisbeispiel sind in dem Artikel von Dreifuerst[120] zu finden.

Engage (Ermutigen)

75 Zu Beginn der ersten Phase verwenden die Lernenden individuell und in Ruhe ein Arbeitsblatt, um ihre Gedanken, Gefühle und Reflexionen zur Simulationserfahrung festzuhalten. Sie notieren z. B. erste Assoziationen zur pflegerischen Situation, was gut gelaufen ist, was sie zukünftig verändern würden und beschreiben die Geschichte der Patient*innen, Klient*innen etc. Das individuelle Festhalten der Simulationssituation und die Reflexionen über das Handeln (reflection-on-action) sollen den Übergang zu einer aktiven Diskussion und Reflexion erleichtern und dienen gleichzeitig dem „Parken" von mit der Simulation verbundenen Gefühlen auf dem Arbeitsblatt. Emotionen können für einen Lernprozess sowohl förderlich als auch hinderlich sein. Durch das Aufschreiben/Parken und Bewusstwerden der Emotionen soll der negative Einfluss selbiger auf die Lernerfahrung minimiert werden. In der folgenden Diskussion bilden die Simulationssituation bzw. das Fallbeispiel und die damit verbundenen klinischen und pflegerischen Schwerpunkte den Rahmen, innerhalb dessen die Handlungen und Gedanken der

Learning in Simulation Pedagogy. In: Jeffries (Hrsg.): Simulation in Nursing Education: From Conceptualization to Evaluation. 2021, S. 54 f.

118 Bybee: The BSCS 5E Instructional Model: Creating Teachable Moments. 2015, S. 29 ff.

119 Dreifuerst: Getting Started With Debriefing for Meaningful Learning. In: Clinical Simulation in Nursing 5/2015, S. 270; Dreifuerst u. a.: Debriefing: An essential Component for Learning in Simulation Pedagogy. In: Jeffries (Hrsg.): Simulation in Nursing Education: From Conceptualization to Evaluation. 2021, S. 54 f.

120 Dreifuerst: Getting Started With Debriefing for Meaningful Learning. In: Clinical Simulation in Nursing 5/2015, S. 270 f.

Studierenden im klinischen Kontext urteilsfrei diskutiert werden, um das Denken hinter ihren Handlungen freizulegen[121].

Explore (Explorieren)

In der Explorationsphase analysieren und reflektieren die Lernenden aus der individuellen Perspektive ihrer eingenommenen Rolle innerhalb der Diskussion das Fallbeispiel und die zentralen klinischen und pflegerischen Aspekte und Herausforderungen und halten diese schriftlich fest. Um die Denkprozesse hinter den Handlungen der Studierenden innerhalb der klinischen Erfahrung aufzudecken, leitet die Lehrperson die Lernenden durch sokratische Befragung durch die Prozesse des Denkens in der Handlung (thinking-in-action) und des Denkens über die Handlung (thinking-on-action). Die Lehrpersonen stellen dabei selbstverständliche Annahmen der Studierenden in Frage, unabhängig davon, ob diese falsch oder richtig sind. Hierdurch können ggf. auftretende Widersprüche zwischen den Handlungen und Entscheidungen sowie dahinterstehenden Argumentationen sichtbar gemacht und als Grundlage für die Diskussion genutzt werden. Durch das Offenlegen der hinter den Handlungen und Entscheidungen liegenden Denkprozesse und Argumentationen können Unstimmigkeiten zwischen Handlungen und Begründungen identifiziert und künftige pflegerische Fehler korrigiert bzw. vermieden werden, bevor sie in der Praxis auftreten. Dieser Prozess dient somit auch als Vorbereitung auf die Phase des Erweiterns (Extend) in der DML-Methode. Die Explorationsphase ermöglicht den Lehrenden darüber hinaus, die Fähigkeiten der Studierenden in Bezug auf Hypothesenbildung, Generalisierung, Synthese, Schlussfolgerung und Anwendung von kontextbezogenen Pflegekenntnissen zu erfassen[122]. 76

Explain (Erklären)

Die Erklärungsphase ist ein interaktiver Prozess zwischen den Studierenden und der Lehrperson, bei dem die zuvor aufgedeckten Denkprozesse, die der Versorgung der Patient*innen zugrunde liegen (wie Bewertungen, Annahmen, Interpretationen, Entscheidungen, Handlungen und Ergebnisse), aufgegriffen und erörtert werden. Dabei kommen Methoden wie Deduktion, Induktion und Analyse zum Einsatz, um Fehler in den Denkprozessen zu identifizieren und zu korrigieren sowie die Auswirkung dieser Korrekturen auf die Gesamtversorgung der Patient*innen, Klient*innen etc. zu verdeutlichen. Auch in dieser Phase leitet die Lehrperson die Diskussion mittels sokratischer Befragung, die nicht bedrohlich wirkt und das Lernen erleichtert; „Was wäre, wenn …"- und „Erzähl mir mehr…"-Fragen sind hier üblich[123]. 77

121 Dreifuerst: Getting Started With Debriefing for Meaningful Learning. In: Clinical Simulation in Nursing 5/2015, S. 270 f.
122 Dreifuerst: Getting Started With Debriefing for Meaningful Learning. In: Clinical Simulation in Nursing 5/2015, S. 272 f.
123 Dreifuerst: Getting Started With Debriefing for Meaningful Learning. In: Clinical Simulation in Nursing 5/2015, S. 273.

Elaborate (Erarbeiten)

78 In der Erarbeitungsphase werden das vorhandene pflegespezifische Wissen sowie Stärken, Fähigkeiten und Einstellungen der Lernenden, die in der Simulationserfahrung sichtbar wurden, hervorgehoben und fehlende fachliche Bereiche erörtert. Das Erarbeiten bestimmter Ideen, Konzepte, Kenntnisse, Verhaltensweisen und Komponenten der klinischen Erfahrung kann das analytische und inferentielle Denken der Studierenden erweitern[124].

Evaluate (Evaluieren)

79 Im Rahmen der Evaluation beurteilen Lernende und Lehrperson gemeinsam die Simulationserfahrung. Auch diese Phase ist iterativ und findet oft gleichzeitig mit den anderen Phasen statt. Die Lehrkraft leitet auch hier den Denkprozess der Studierenden mittels sokratischer Befragung und führt sie damit in den Prozess der Reflexion über das Handeln in der Simulation (reflection-on-action) ein, indem die Studierenden die klinische Situation sowie ihre Bewertungen, Interpretationen, Entscheidungen, Handlungen und Outcomes reflektieren. Durch die Identifikation von Fehleinschätzungen kann das Lernen aus Erfahrung gefördert werden. Die Evaluationsphase endet mit einer zusammenfassenden Überprüfung dessen, was gut gelaufen ist, was nicht gelaufen ist und wie die Durchführung während der Simulation optional hätte verlaufen können. Diese Erkenntnisse werden in die im DML-Prozess entwickelte Concept Map mit einbezogen und grafisch hervorgehoben. Hierdurch sollen die korrigierten Entscheidungen, Handlungen und Reaktionen im Gedächtnis verankert werden, um in der nächsten klinischen Situation bei Bedarf abrufbar zu sein[125].

Extend (Erweitern)

80 In der Phase des Erweiterns soll das zuvor Gelernte durch geführte Antizipation und aktive Assimilation oder Akkommodation auf eine zukünftige pflegerische Situation übertragen/erweitert werden. Hierfür fordert die Lehrkraft die Lernenden auf, über das Handeln hinaus zu denken (reflection-beyond-action). Die Fähigkeit, das „Was wäre, wenn …" zu antizipieren, unterscheidet Pflegeanfänger*innen von Pflegeexpert*innen und beinhaltet komplexere Denkprozesse sowie clinical reasoning, welche auf Metakognition basieren[126].

124 Dreifuerst: Getting Started With Debriefing for Meaningful Learning. In: Clinical Simulation in Nursing 5/2015, S. 273 f.

125 Dreifuerst: Getting Started With Debriefing for Meaningful Learning. In: Clinical Simulation in Nursing 5/2015, S. 274.

126 Dreifuerst: Getting Started With Debriefing for Meaningful Learning. In: Clinical Simulation in Nursing 5/2015, S. 274 f.

3.4.2 Die Sokratische Befragung im Rahmen der DML-Methode

Die sokratische Befragung ist ein Lehr- und Lernansatz, bei dem die Lehrperson die Fragen der Lernenden nicht direkt beantwortet, sondern die Lernenden durch spezifische Fragestellungen dazu ermutigt und befähigt, die Antwort auf gestellte Fragen selbst herauszufinden und an hierfür notwendige Informationen zu gelangen. Die Fragen sollen die Lernenden innerhalb des Debriefing-Prozesses dabei unterstützen, ihr Denken und Wissen hinter ihren Annahmen und Handlungen aufzudecken, Verbindungen zwischen bestehenden Konzepten herzustellen, selbstverständliche Annahmen und eigene Denkmuster zu hinterfragen, Fakten und wissenschaftliche Erkenntnisse zu beurteilen und das eigene Denken durch diverse Erkundungsfragen zu reflektieren[127]. Das primäre Ziel der sokratischen Befragung besteht also nicht darin, neues Wissen zu vermitteln, sondern vielmehr darin, die Lernenden dabei zu unterstützen, ihre Fähigkeit zum kritischen Denken zu entwickeln, ihre eigenen Annahmen und Überzeugungen zu hinterfragen und ein tieferes Verständnis von komplexen Themen zu erlangen[128]. 81

Voraussetzung für die effektive Anwendung der sokratischen Befragung ist ein sicheres Lernumfeld, das auf gegenseitigem Respekt zwischen Lehrperson und Lernenden beruht und in welchem eine nicht wertende und unterstützende Haltung vermittelt wird.[129] Durch die sokratische Befragung wird die Selbstreflexion der Lernenden und das kritische und moralische Denken gefördert sowie ihre Problemlösungskompetenz verbessert.[130] 82

In Tab. 7 sind die verschiedenen Fragearten der sokratischen Befragung und entsprechende Beispielfragen aufgeführt. Da es für die Lernenden einschüchternd sein kann, eine Reihe von direkten Fragen gestellt zu bekommen, kann die Lehrperson einige Fragen auch indirekt in Form einer Aufforderung stellen, die mit „Bitte teilen Sie … mit uns“ oder „Erzählen Sie mir mehr“ beginnt.[131] Die sokratische Befragung ist eine komplexe Methode, die die Lehrperson vor verschiedene Herausforderungen stellt und zur effektiven Anwendung einer entspre- 83

127 Hagler/Morris: SECTION II: TEACHING IN NURSING. Learning Environment and Teaching Methods. In: Oermann/De Gagne/Phillips (Hrsg.): Teaching in Nursing and Role of the Educator: The Complete Guide to Best Practice in Teaching, Evaluation, and Curriculum Development. 3. Aufl. 2022, S. 85; Makhene: The use of the Socratic inquiry to facilitate critical thinking in nursing education. In: Health SA Gesondheid 24/2019, S. 4.

128 Dinkins/Cangelosi: Putting Socrates back in Socratic method: Theory-based debriefing in the nursing classroom. In: Nursing Philosophy 2/2019, S. 1 ff.

129 Makhene: The use of the Socratic inquiry to facilitate critical thinking in nursing education. In: Health SA Gesondheid 24/2019, S. 4.

130 Hagler/Morris: SECTION II: TEACHING IN NURSING. Learning Environment and Teaching Methods. In: Oermann/De Gagne/Phillips (Hrsg.): Teaching in Nursing and Role of the Educator: The Complete Guide to Best Practice in Teaching, Evaluation, and Curriculum Development. 3. Auf. 2022, S. 85.

131 Hagler/Morris: SECTION II: TEACHING IN NURSING. Learning Environment and Teaching Methods. In: Oermann/De Gagne/Phillips (Hrsg.): Teaching in Nursing and Role of the Educator: The Complete Guide to Best Practice in Teaching, Evaluation, and Curriculum Development. 3. Aufl. 2022, S. 85.

chenden Schulung bedarf.[132] Einen tieferen Einblick in die Methode der sokratischen Befragung im Kontext der (hochschulischen) Pflegebildung bieten die Artikel von Makhene[133] sowie Dinkins/Cangelosi[134].

Tab. 7: Art der Frage und Beispielfragen der sokratischen Befragung

Art der Frage	Zweck	Beispielfragen
vergleichend	Helfen den Lernenden Vergleiche zwischen Konzepten zu ziehen	• Inwiefern ist das Konzept „x“ dem Konzept „y“ ähnlich? • Inwiefern unterscheidet sich das Konzept „x“ vom Konzept „y“? • Welche Gemeinsamkeiten bestehen zwischen dem Konzept „x“ und dem Konzept „y“? • Welche Unterschiede bestehen zwischen dem Konzept „x“ und dem Konzept „y“?
klärend	Helfen den Lernenden, ihre Ansichten und Überzeugungen zu hinterfragen und zu reflektieren	• Was glauben Sie über „x“? • Warum glauben Sie das? • Welche Information haben Sie, die Ihre Überzeugungen unterstützen? • Welche Information haben Sie, die Ihren Überzeugungen widersprechen?
verbindend	Helfen den Lernenden, Verbindungen oder Beziehungen zwischen Konzepten zu diskutieren und zu entdecken	• Wie sind diese beiden Konzepte miteinander verbunden? • Wie hängt Konzept „x“ mit Konzept „y“ zusammen?
schlussfolgernd	Helfen den Lernenden, zu Schlussfolgerungen oder Bewertungen und Entscheidungen zu gelangen	• Wie sind Sie zu dieser Schlussfolgerung gekommen? • Welche Evidenz haben Sie verwendet, um zu dieser Schlussfolgerung zu gelangen? • Welche Evidenz unterstützt Ihre Schlussfolgerung? • Welche Evidenz spricht gegen Ihre Schlussfolgerung?
definierend	Helfen den Lernenden, Konzepte oder Grundkenntnisse zu definieren	• Teilen Sie mir mit, was Sie unter dem Konzept/Begriff „x“ verstehen. • Was denken Sie, warum die Situation/das Problem „x“ auftritt?

132 Dinkins/Cangelosi: Putting Socrates back in Socratic method: Theory-based debriefing in the nursing classroom. In: Nursing Philosophy 2/2019, S. 1.

133 Makhene: The use of the Socratic inquiry to facilitate critical thinking in nursing education. In: Health SA Gesondheid 24/2019, S. 1 ff.

134 Dinkins/Cangelosi: Putting Socrates back in Socratic method: Theory-based debriefing in the nursing classroom. In: Nursing Philosophy 2/2019, S. 1 ff.

erforschend	Helfen den Lernenden, ein tieferes Verständnis zu entwickeln	• Erzählen Sie mir mehr über … • Welche weiteren Informationen, die Sie uns noch nicht mitgeteilt haben, besitzen Sie über …? • Gibt es zusätzliche Informationen, die Sie gerne sammeln würden, um dieses Konzept besser zu verstehen?
antizipierend	Helfen den Lernenden, das Gelernte auf alternative zukünftige Situationen oder Kontexte zu übertragen	• Was wäre, wenn …? • Inwiefern können Sie dieses Wissen/diese Erfahrung auf andere zukünftige Situationen übertragen? • Welche Herausforderungen könnten in alternativen zukünftigen Situationen auftreten und wie könnten Sie sich auf diese vorbereiten?

Quelle: Eigene Darstellung in Anlehnung an Hagler/Morris: SECTION II: TEACHING IN NURSING. Learning Environment and Teaching Methods. In: Oermann/De Gagne/Phillips (Hrsg.): Teaching in Nursing and Role of the Educator: The Complete Guide to Best Practice in Teaching, Evaluation, and Curriculum Development. 3. Aufl. 2022, S. 85 f.

3.4.3 Evaluation der DML-Methode

84

DML basiert auf etablierten konstruktivistischen und problemorientierten Lerntheorien. Die Lehrpersonen leiten die Reflexion der Lernenden innerhalb dieser Methode im Rahmen der genannten sechs Phasen u. a. unter zu Hilfenahme der Methoden des Concept Maps und der sokratischen Befragung.[135] Die Anwendung der DML-Methode im Debriefing korrelierte in Studien mit einer signifikant höheren Bewertung des clinical reasonings der Lernenden[136] sowie mit signifikant höheren Werten bei dem Wissenserwerb, der Wissensspeicherung und der Wissensanwendung der Studierenden im Bereich der Pflege.[137] Damit beinhaltet DML einen Großteil der in Kapitel 3 dieses Buches genannten Bestandteile eines wirkungsvollen Debriefings und erfüllt auch die in den Standards of Best Practice™ von der INACSL formulierten Empfehlungen einer strukturierten, theorie- und evidenzbasierten Debriefingmethode.[138] DML bietet u. a. durch die sokratische Befragung zudem Raum für Individualität und ermöglicht einen Rahmen für eine systematische Reflexion. Durch die Verwendung von Prinzipien des aktiven Lernens sowie der

135 Dreifuerst: Getting Started With Debriefing for Meaningful Learning. In: Clinical Simulation in Nursing 5/2015, S. 268 ff.

136 Dreifuerst: Using Debriefing for Meaningful Learning to Foster Development of Clinical Reasoning in Simulation. In: Journal of Nursing Education 6/2012, S. 326 ff.

137 Loomis: The Impact of Debriefing for Meaningful Learning on Knowledge Development, Knowledge Retention, and Knowledge Application Among Baccalaureate Nursing Students. 2018, S. 100 ff. Online: https://digscholarship.unco.edu/dissertations/518/ [abgerufen am 14.10.2022].

138 Decker u. a.: Healthcare Simulation Standards of Best Practice™. The Debriefing Process. In: Clinical Simulation in Nursing 58/2021, S. 28 ff.

Methoden des Concept Maps und der sokratischen Befragung ist DML in der Anwendung sehr komplex und bedarf nach Dreifuerst[139] einer umfassenden Schulung und eines entsprechenden Trainings[140].

3.5 Der INACSL Standard Evaluation

85 Neben den dargestellten Phasen der Simulation nimmt auch die Evaluation über alle Phasen der simulationsbasierten Lernerfahrung eine tragende Rolle ein, um den Zielen der simulationsbasierten Lehr-Lernerfahrung nahe zu kommen. Diese sind die Entwicklung von Fähigkeiten, Einstellungen und Verhaltensweisen der Lernenden, welche in den kognitiven und psychomotorischen sowie affektiven Bereichen sichtbar werden. Unterstützt werden diese Anforderungen durch folgende Evaluationsmöglichkeiten[141]:

- **Formative Evaluation:** verfolgt die Ziele, die Entwicklung zu unterstützen und dabei Fortschritte eng zu begleiten, das Lernen zu erleichtern, Wissens-, Kompetenz-, Einstellungslücken zu ermitteln, z. B. während der Erprobungsphase – im Skills Training
- **Summative Evaluation:** bewertet die Ergebnisse einer Leistung zu einem bestimmten Zeitpunkt mit dem Ziel, Kompetenzen in einer bestimmten Fertigkeit zu überprüfen, z. B. am Ende eines Kurses
- **High-stakes Evaluation:** bewertet mit hohen Auswirkungen und wird durchgeführt, nachdem die Lernenden die Möglichkeit hatten, zu erproben und zu üben (inkl. formativer und summativer Evaluationen), z. B. Abschlussprüfung

86 Der INACSL Standard of Best Practice – Evaluation of Learning and Performance fasst Anforderungen an die Evaluation von simulationsbasierten Lehr-Lernerfahrungen wie folgt zusammen. So sollen Simulationslehrende[142]:

- eine oder mehrere Evaluationsmethoden (formativ, summativ, high-stakes) für jede simulationsbasierte Lernerfahrung in der Planung berücksichtigen,
- die gewählte Evaluationsmethode im Zeitplan für jede simulationsbasierte Lernerfahrung verankern,
- valide und reliable Evaluationstools verwenden,

139 Dreifuerst: Getting Started With Debriefing for Meaningful Learning. In: Clinical Simulation in Nursing 5/2015, S. 268 ff.
140 Dreifuerst: Getting Started With Debriefing for Meaningful Learning. In: Clinical Simulation in Nursing 5/2015, S. 268 ff.
141 McMahon, u. a.: Healthcare Simulation Standards of Best Practice. Evaluation of Learning and Performance. In: Clinical Simulation in Nursing 58/2021, S. 54–56.
142 McMahon, u. a.: Healthcare Simulation Standards of Best Practice. Evaluation of Learning and Performance. In: Clinical Simulation in Nursing 58/2021, S. 54–56.

- in den Grundsätzen der simulationsbasierten Lehre sowie Evaluationstechniken geschult sein,
- die Evaluation durchführen, auswerten und an die Lernenden zurückmelden.

Valide und reliable Evaluationstools und Möglichkeiten zur Kompetenz- bzw. 87
Performanzmessung werden in Kapitel 4 aufgeführt.

3.6 Literaturverzeichnis

Alanier, G.: Developing High-Fidelity Health Care Simulation Scenarios: A Guide for Educators and Professionals. In: Simulation & Gaming 42(1), S. 9–26.

Benner, P.: Stufen zur Pflegekompetenz. 3. Aufl. Bern 2017.

Bybee, R. W.: The BSCS 5E instructional model: creating teachable moments. Arlington, Virginia 2015.

Daniels, A. L.: Clinical Simulation in Pre-Licensure Nursing Students: Improving Learning Outcomes in Psychologically Safe Learning Environments. 2018. Online: https://archive.hshsl.umaryland.edu/handle/10713/8004 [abgerufen am 31.03.2023].

Daniels, A. L. u. a.: Psychological Safety in Simulation-Based Prelicensure. Nursing Eduction: A Narrative Review In: Nurse Educator 46(5)/2021, S. 99–102.

Danielson, C.: Enhancing Professional Practice: A Framework for Teaching. 2. Aufl. Alexandria, VA: Association for Supervision & Curriculum Development 2007.

Decker, S. u. a./INACSL Standards Committee: Healthcare Simulation Standards of Best Practice™: The Debriefing Process. In: Clinical Simulation in Nursing 58/2021, S. 27–32.

Dinkins, C. S./Cangelosi, C. R.: Putting Socrates back in Socratic method: Theory-based debriefing in the nursing classroom. In: Nursing Philosophy 2/2019, S. 1–7.

Dreifuerst, K. T.: Debriefing for Meaningful Learning: Fostering Development of Clinical Reasoning through Simulation. 2010. Online: https://core.ac.uk/download/pdf/46956607.pdf [abgerufen am 22.09.2022].

Dreifuerst, K. T.: Using Debriefing for Meaningful Learning to Foster Development of Clinical Reasoning in Simulation. In: Journal of Nursing Education 6/2012, S. 326–333.

Dreifuerst, K. T.: Getting Started With Debriefing for Meaningful Learning. In: Clinical Simulation in Nursing 5/2015, S. 268–275.

Dreifuerst, K. T. u. a.: Debriefing: An essential Component for Learning in Simulation Pedagogy. In: Jeffries, P. (Hrsg.): Simulation in Nursing Education: From Conceptualization to Evaluation. 3. Aufl. Philadelphia 2021, S. 45–68.

Fey, M. K./Jenkins, L. S.: Debriefing Practices in Nursing Education Programs: Results from a National Study. Nursing Education Perspectives 36(6) 2015, S. 361–366.

Forbrig, T. A. u. a.: Stand der Umsetzung des simulationsbasierten Lehrens in Deutschland: Eine Querschnittsstudie. Pflege (online first).

Frandsen, A./Lehn-Christiansen, S.: Into the black-box of learning in simulation debriefing: A qualitative research study. Nurse Education Today. Feb 19 2020;88:104373.

Gibbs, G.: Learning by Doing. 2013. Online: https://thoughtsmostlyaboutlearning.files.wordpress.com/2015/12/learning-by-doing-graham-gibbs.pdf [abgerufen am 14.10.2022].

Hagler, D./Morris, B.: SECTION II: TEACHING IN NURSING. Learning Environment and Teaching Methods. In: Oermann, M. H. u. a. (Hrsg.): Teaching in Nursing and Role of the Educator: The Complete Guide to Best Practice in Teaching, Evaluation, and Curriculum Development. 3. Aufl. New York 2022, S. 63–92.

Hiliier, M. u. a.: Utilizing high-fidelity simulation to improve newly licensed pediatric intensive care unit nurses' experiences with end-of-life care. In: Journal for Specialists in Pediatric Nursing 27(8)/2021, S. 1–12.

Høegh-Larsen, A. M. u. a.: PEARLS Debriefing Compared to Standard Debriefing Effects on Nursing Students; Professional Competence and Clinical Judgment: A Quasi-Experimental Study. In: Clin Simul Nurs 74/2023, S. 38–48.

INACSL Standards Committee.: Healthcare Simulation Standards of Best Practice Simulation[SM]. Facilitation. In: Clinical Simulation in Nursing 12(S)/2021, S. S16–S20.

Jaye, P. u. a.: „The Diamond": a structure for simulation debrief. In: The clinical teacher 12(3)/2015, S. 171–175.

Lee, J.-Y./Lee, S.H./Kim, J.-H: A review of the curriculum development process of simulation-based educational intervention studies in Korea. In: Nursing Education Today 64/2018, S. 42–48.

Loomis, A. L.: The Impact of Debriefing for Meaningful Learning on Knowledge Development, Knowledge Retention, and Knowledge Application Among Baccalaureate Nursing Students. 2018. Online: https://digscholarship.unco.edu/dissertations/518/ [abgerufen am 14.10.2022].

Maestre, J./Rudolph, J.: Theories and styles of debriefing: the good judgment method as a tool for formative assessment in healthcare. In: Revista española de cardiología 68(4)/2015, S. 282–285.

Makhene, A.: The use of the Socratic inquiry to facilitate critical thinking in nursing education. In: Health SA Gesundheit 24/2019, S. 1–6.

McDermott, D. S. u. a.: Healthcare Simulation Standards of Best Practice[TM] Prebriefing: Preparation and Briefing. In: Clinical Simulation In Nursing 58/2021, S. 9–13.

McMahon, E. u. a./INACSL Standards Committee: Healthcare Simulation Standards of Best Practice: Evaluation of Learning and Performance. In: Clinical Simulation in Nursing 58/2021, S. 54–56.

Moran, V. u. a.: Simulation: Best Practices in Nursing Education. 1. Aufl. Berlin 2018.

Morse, C. J u. a.: The Changing Landscape of Simulation-based Education. A review of the use of simulation in nursing education, professional development, and beyond. AJN. 119(8)/2019, S. 42–48.

Murphy, M./Brown, A.: Debriefing and the Debrief. In: MacLennan, K./Robinson, C. (Hrsg.): Obstetric Decision-Making and Simulation. 1. Aufl. Cambridge 2019, S. 22–28.

National League for Nursing: SIRC Tools & Tipps. Online: https://www.nln.org/education/education/sirc/sirc/sirc-resources/sirc-tools-and-tips [abgerufen am 28.03.2023].

Oriot, D./Alinier, G.: Pocket Book for Simulation Debriefing in Healthcare. 1. Aufl. 2018.

Pendleton, D. u. a.: The consultation: an approach to learning and teaching. Oxford: Oxford University Press 1984.

Rudolph, J. u. a.: There's No Such Thing as „Nonjudgemental" Debriefing A Theory and Method for Debriefing with Good Judgment. In: Simulation in healthcare journal of the Society for Simulation in Healthcare 1(1)/2006, S. 49–55.

Rudolph, J. u. a.: Debriefing with good judgment: combining rigorous feedback with genuine inquiry. In: Anesthesiology clinics 25(2)/2007, S. 361–376.

Schön, D. A.: The Reflective Practitioner: How Professionals Think In Action. Farnham 2013.

Steinwachs, B.: How to Facilitate a Debriefing. In: Simulation & Gaming 23(2)/1992, S. 186–195.

Szyld, D./Rudolph, J.: Debriefing with Good Judgment. In: Levine, A. u. a. (Hrsg.): The Comprehensive Textbook of Healthcare Simulation. 2. korr. Aufl. New York 2014, S. 85–94.

Tutticci, N. u. a.: Collaborative facilitation of debrief after high-fidelity simulation and its implications for reflective thinking: student experiences In: Studies in Higher Education. Routledge 43 (9)/2018, S. 1654–1667.

Waznonis, A. R.: Faculty Descriptions of Simulation Debriefing in Traditional Baccalaureate Nursing Programs. In: Nurse Education Perspectives 37 (5)/2016, S. 262–268.

Zhang, H. u. a.: The impact of a three-phase video-assisted debriefing on nursing students' debriefing experiences, perceived stress and facilitators' practices: A mixed methods study. In: Nurse Education Today 90/2020, S. 1–8.

Zigmont, J. J.: The 3D model of debriefing: Defusing, discovering, and deepening. In: Seminars in Perinatology 35(2)/2011, S. 52–58.

4 Kompetenzbildung und -messung zur komplexen- und hochkomplexen Versorgung

Jasmin Runge

4.1 Aufgabenbereich der hochschulisch ausgebildeten Fachkräfte

Die Pflege steht bereits jetzt vor großen Herausforderungen. Mit dem demographischen Wandel geht ein steigender gesundheitlicher Versorgungsbedarf einher und die fortschreitenden wissenschaftlichen und technologischen Entwicklungen[143] bedingen einen wachsenden Aufgabenbereich[144]. Die Akademisierung der Pflege bietet die Chance diesen Herausforderungen zu begegnen und die Versorgung unterschiedlichster Pflegesituationen sicherzustellen[145]. Entscheidend ist es einen Qualifikationsmix bezogen auf Pflegende, die eine Ausbildung durchlaufen haben und solche, die eine Hochschule besuchten, im Praxisalltag zu erreichen[146]. 88

Die dafür notwendigen erweiterten Tätigkeitsprofile der hochschulisch ausgebildeten Fachkräfte werden erstmals im Gesetz über die Pflegeberufe, welches seit dem 1.1.2020 die Pflegeausbildung steuert, ausformuliert. In diesem Sinne befähigt die hochschulische Ausbildung einerseits zur direkten Pflege an den Patient*innen unter der Berücksichtigung der fachschulischen Ausbildungsziele[147]. Anderseits umfasst das erweiterte Ausbildungsziel explizit die pflegewissenschaftliche Arbeit und forschenden Tätigkeiten. Weiterhin werden die Steuerung und Gestaltung hochkomplexer Pflegeprozesse aufgeführt, sowie reflektierende Fähigkeiten neben der Entwicklung neuer Ansätze zur Verbesserung der Versorgungsqualität beschrieben[148]. 89

In diesem Sinne gewinnt die Kompetenzentwicklung von Gesundheitsfachkräften an Bedeutung. Der Umgang mit komplexen und hochkomplexen Situationen im praktischen Alltag, denen sich keine festen Arbeitsabläufe zuordnen lassen, benötigt gezielte und selbstorganisierte Handlungen[149]. Die vermittelten Inhalte 90

143 Weiß u. a.: Pflegeberufereformgesetz (PflBRefG). Praxiskommentar. 2018, S. 90.
144 Kaufhold u. a.: Einleitung. In: Kaufhold u. a. (Hrsg.): Akademisierung und Professionalisierung in den Gesundheitsberufen. Einblicke in die Diskussion. 2014, S. 7.
145 Reiber/Linde: Pflegeausbildung im tertiären Bildungssystem – Bestandaufnahme und Einschätzung auf Basis einer Curriculumanalyse. In: Kaufhold u. a. (Hrsg.): Akademisierung und Professionalisierung in den Gesundheitsberufen. Einblicke in die Diskussion. 2014, S. 35 f.
146 Reiber/Linde: Pflegeausbildung im tertiären Bildungssystem – Bestandaufnahme und Einschätzung auf Basis einer Curriculumanalyse. In: Kaufhold u. a. (Hrsg.): Akademisierung und Professionalisierung in den Gesundheitsberufen. Einblicke in die Diskussion. 2014, S. 35 f.
147 § 37, Abs. 1 PflBG.
148 § 37, Abs. 3 PflBG.
149 Erpenbeck/Rosenstiel: Handbuch Kompetenzmessung. 2007, S. XXI.

der Pflegeausbildung sollen bestmöglich verinnerlicht werden und zu beruflichen Erfolgen im Sinne einer guten Versorgungsqualität führen[150]. Dafür ist eine kontinuierliche Überprüfung der Bildungsangebote notwendig. Eine entscheidende Rolle nimmt dabei die Kompetenzmessung ein[151].

91 Das Anliegen dieses Beitrages ist es zunächst den Kompetenzbegriff zu thematisieren und einen Überblick über Kompetenzmodelle zu geben. Anschließend werden unterschiedliche Instrumente für die Messung der Kompetenz in der Simulationslehre vorgestellt und Forschungsbedarfe abgeleitet.

4.2 Kompetenzbegriff und -modelle

92 Bislang gibt es keine einheitliche Definition für den Begriff der Kompetenz[152] und abhängig von der professionellen Perspektive können unterschiedliche Kompetenzfaktoren eine Rolle spielen[153]. Zumeist wird in den wissenschaftlichen Veröffentlichungen auf die Ausführungen von Erpenbeck und Rosenstiel verwiesen, die Kompetenz als gezielte Fähigkeit verstehen in unübersichtlichen Situationen überlegt und sinnvoll zu handeln[154]. Demnach sind Kompetenzen durch beobachtetes Verhalten charakterisierbar und grenzen sich somit vom Begriff der Qualifikation ab[155]. Für Erpenbeck und Rosenstiel nimmt das „selbstorganisierte Handeln“[156] eine Schlüsselrolle im Rahmen der Kompetenzermittlung ein. Im Gegensatz dazu werden Qualifikationen erst als Ergebnisse einer Prüfungssituation deutlich und bilden den augenblicklichen Wissenstand und die Fertigkeiten einer Person ab, ohne dabei das selbstorganisierte Handeln im praktischen Alltag zu berühren[157]. Laut Erpenbeck und Rosenstiel sind Qualifikationen, Wissen und Fertigkeiten keine Kompetenzen, wobei es ohne die Kompetenz keine Qualifikation, Wissen oder Fertigkeit gibt. Der Begriff der Kompetenz umfasst die Generierung von neuem Wissen. Weniger das Ergebnis einer Lösung steht im Vordergrund, entscheidend ist das Finden eines geeigneten Lösungsweges[158]. Da dieser

150 Darmann-Finck/Reuschenbach: Entwicklungsstand der Kompetenzmessung im Berufsfeld Pflege. In: Zeitschrift für Evidenz, Fortbildung und Qualität im Gesundheitswesen 107/2013, S. 23.

151 Darmann-Finck/Reuschenbach: Entwicklungsstand der Kompetenzmessung im Berufsfeld Pflege. In: Zeitschrift für Evidenz, Fortbildung und Qualität im Gesundheitswesen 107/2013, S. 23 f.

152 Darmann-Finck/Reuschenbach: Entwicklungsstand der Kompetenzmessung im Berufsfeld Pflege. In: Zeitschrift für Evidenz, Fortbildung und Qualität im Gesundheitswesen 107/2013, S. 24; Reichardt u. a.: Psychometrische Erfassung von Kompetenzen am Beispiel von Studierenden und Auszubildenden der Pflege. In: Pflege 5/2016, S. 257 f.

153 Reichardt u. a.: Psychometrische Erfassung von Kompetenzen am Beispiel von Studierenden und Auszubildenden der Pflege. In: Pflege 5/2016, S. 258.

154 Erpenbeck/Rosenstiel: Handbuch Kompetenzmessung. 2007, S. XI.

155 Erpenbeck/Rosenstiel: Handbuch Kompetenzmessung. 2007, S. XVII f.

156 Erpenbeck/Rosenstiel: Handbuch Kompetenzmessung. 2007, S. XIX.

157 Erpenbeck/Rosenstiel: Handbuch Kompetenzmessung. 2007, S. XIX.

158 Erpenbeck/Rosenstiel: Handbuch Kompetenzmessung. 2007, S. XIX.

innere Prozess nicht abbildbar ist, bedarf es eines spezifischen theoretischen Konstruktes, um der Kompetenz eine Bedeutung zu geben. Dabei sind Kompetenzmodelle die Verbindung zwischen beobachteten Handlungen und der theoretischen Einordnung[159].

In diesem Zusammenhang beschreiben Erpenbeck und Rosenstiel Kompetenzklassen als übersichtsartiges Klassifikationsschema[160]. Denen zugehörig sind die personale Kompetenz, die aktivitäts- und umsetzungsorientierte Kompetenz, die fachlich-methodische Kompetenz und die sozial-kommunikative Kompetenz. **93**

Mit der Entwicklung von pflegerischen Kompetenzen befasst sich Olbrich. Ausgehend einer Analyse von pflegerischen Tätigkeiten leitet Olbrich vier Dimensionen des pflegerischen Handelns ab[161], die jeweils unterschiedliche Kompetenzen beinhalten[162]. Die Ebenen bauen aufeinander auf und die Basis bildet das Fachwissen von Pflegenden und die Anwendung dessen als regelgeleitetes Handeln[163]. Fachkenntnisse ermöglichen die Einschätzung und Beurteilung von Pflegesituationen, Reflektionsfähigkeit und aktiv-ethisches Handeln bilden die Spitze der vierdimensionalen Pyramide[164]. **94**

Benner leitet nach Dreyfus ein weiteres Modell des pflegerischen Kompetenzerwerbs ab[165]. Demnach durchläuft eine Pflegekraft fünf verschiedene Leitungsstufen von Anfänger*in bis zur/zum Pflegeexpert*in[166]. **95**

Die dargestellte Breite an Kompetenzauffassungen und -modellen beeinflusst die Kompetenzmessung, insbesondere dessen Instrumente[167]. Aufgrund dessen erfolgt im nachfolgenden Kapitel eine kurze Einordnung der Kompetenzmessverfahren, welche keinen Anspruch auf Vollständigkeit verfolgt. **96**

4.3 Kompetenzmessung

Für die Qualitätssicherung, die Forschung und den Vergleich von Bildungsangeboten ist die Messung von Kompetenzen essenziell[168]. Dabei bewegen sich die Messinstrumente mehrheitlich zwischen zwei Polen, dem Erkennen von Kom- **97**

159 Erpenbeck/Rosenstiel: Handbuch Kompetenzmessung. 2007, S. XX.
160 Erpenbeck/Rosenstiel: Handbuch Kompetenzmessung. 2007, S. XXIII f.
161 Olbrich: Pflegekompetenz. 2018, S. 63.
162 Olbrich: Pflegekompetenz. 2018, S. 70.
163 Olbrich: Pflegekompetenz. 2018, S. 68 f.
164 Olbrich: Pflegekompetenz. 2018, S. 69.
165 Benner: Stufen zur Pflegekompetenz. 2017. S. 57.
166 Benner: Stufen zur Pflegekompetenz. 2017. S. 63 ff.
167 Darmann-Finck/Reuschenbach: Entwicklungsstand der Kompetenzmessung im Berufsfeld Pflege. In: Zeitschrift für Evidenz, Fortbildung und Qualität im Gesundheitswesen 107/ 2013, S. 24.
168 Darmann-Finck/Reuschenbach: Entwicklungsstand der Kompetenzmessung im Berufsfeld Pflege. In: Zeitschrift für Evidenz, Fortbildung und Qualität im Gesundheitswesen 107/ 2013, S. 28.

petenzen und dem Verstehen der Kompetenzen[169]. Eine Differenzierung von objektiven und subjektiven Messverfahren, in dessen Mittelpunkt meist ein Ranking steht. Dabei können subjektive Bewertungen gleichwohl quantifiziert und objektive Beurteilungen qualitativ gemessen werden[170].

98 Darmann-Finck und Reuschenbach bieten einen Überblick über die verschiedenen Dimensionen pflegerischer Kompetenzmessverfahren. Hierbei wird zunächst zwischen dem Ausgangspunkt der Instrumente unterschieden. Die Einteilung erfolgt in deduktive und anforderungsnahe Konstrukte[171]. Instrumente deren Ursprung innerhalb eines theoretischen Modelles zu finden sind, stehen Messverfahren gegenüber, die nach einer Anforderungsanalyse der zu verrichtenden Aufgaben und entsprechenden Handlungen entstehen. Letzteres bedingt die Gleichsetzung von gezeigtem Verhalten, beispielsweise in Simulationssituationen, mit der persönlichen Kompetenz der begutachteten Person[172]. Den gleichen Grundgedanken verfolgen Verhaltensinstrumente, welche die pflegerischen Handlungen in Anforderungssituationen bewerten[173]. Die Auseinandersetzung mit Anforderungen kann im realen pflegerischen Alltag oder in Skills Labs mit Hilfe von Simulationsmannequins erfolgen. Dabei bieten Simulationen den Vorteil einer Standardisierung der Bewertungssituation[174].

99 Der Beurteilung von Verhalten stehen Einschätzungsinstrumente gegenüber. Hierbei werden Selbst- und Fremdeinschätzungsskalen verwendet, die aufgrund von sozialer Erwünschtheit und der retroperspektivischen Bewertung Verzerrungen unterliegen[175]. Zudem besteht zwischen der Imagination von Situationen und realen Umständen eine Weite, die als weitere Dimension von Darmann-Finck und Reuschenbach aufgeführt wird. Dabei muss sichergestellt werden, dass die zu messende Kompetenz anhand des Instrumentes unabhängig des Rahmens von Vorstellungen, Simulationen oder realer Praxisalltag, tatsächlich abgebildet wird[176].

169 Erpenbeck/Rosenstiel: Handbuch Kompetenzmessung. 2007, S. XXVII.
170 Erpenbeck/Rosenstiel: Handbuch Kompetenzmessung. 2007, S. XXVII.
171 Darmann-Finck/Reuschenbach: Entwicklungsstand der Kompetenzmessung im Berufsfeld Pflege. In: Zeitschrift für Evidenz, Fortbildung und Qualität im Gesundheitswesen 107/2013, S. 24 f.
172 Darmann-Finck/Reuschenbach: Entwicklungsstand der Kompetenzmessung im Berufsfeld Pflege. In: Zeitschrift für Evidenz, Fortbildung und Qualität im Gesundheitswesen 107/2013, S. 25.
173 Darmann-Finck/Reuschenbach: Entwicklungsstand der Kompetenzmessung im Berufsfeld Pflege. In: Zeitschrift für Evidenz, Fortbildung und Qualität im Gesundheitswesen 107/2013, S. 25.
174 Darmann-Finck/Reuschenbach: Entwicklungsstand der Kompetenzmessung im Berufsfeld Pflege. In: Zeitschrift für Evidenz, Fortbildung und Qualität im Gesundheitswesen 107/2013, S. 25 f.
175 Darmann-Finck/Reuschenbach: Entwicklungsstand der Kompetenzmessung im Berufsfeld Pflege. In: Zeitschrift für Evidenz, Fortbildung und Qualität im Gesundheitswesen 107/2013, S. 26.
176 Darmann-Finck/Reuschenbach: Entwicklungsstand der Kompetenzmessung im Berufsfeld Pflege. In: Zeitschrift für Evidenz, Fortbildung und Qualität im Gesundheitswesen 107/2013, S. 26.

4.4 Identifizierung von Instrumenten zur Kompetenzerfassung

Derzeit fehlen in Deutschland entsprechende Kompetenzmessinstrumente in der 100
pflegerischen Simulationslehre. Daher wurde eine Literaturrecherche durchgeführt mit dem Ziel Instrumente zur Kompetenzerfassung in Simulationssituationen zu identifizieren und ihre Übertragbarkeit zu überprüfen. Folgende Forschungsfrage war leitend für die Literaturarbeit:

*Welche Instrumente zur Einschätzung der Kompetenzen von Pflegeschüler*innen in der Simulationslehre werden in der Literatur beschrieben?*

Anhand der Fragestellung wurden folgende Suchbegriffe und deren Synonyme 101
verwendet (siehe Tab. 8).

Tab. 8: Suchbegriffe der Literaturrecherche

Suchbegriffe deutsch	Suchbegriffe englisch
Instrument	instrument, scale
Kompetenz	competence, competency, competencies, skills
Pflegende	nurses, nursing staff, nurse
Simulation	simulation
Validität, Reliabilität	validity, reliability

Quelle: Eigene Darstellung.

Die Literaturrecherche wurde in den Datenbanken MEDLINE und CINHAL im 102
Zeitraum von Mai bis Juni 2022 durchgeführt. Die Suchbegriffe wurden in verschiedenen Kombinationen mit den Bool'schen Operatoren verbunden und die Ergebnisse auf die englische, sowie deutsche Sprache begrenzt. Auf eine Eingrenzung des Publikationszeitraums wurde zunächst verzichtet, um alle potenziellen, relevanten Veröffentlichungen zu identifizieren. Eingeschlossen wurden Studien, die Instrumente der Kompetenzmessung in der pflegerischen Simulationslehre thematisieren. Ausgeschlossen wurden Studien ohne Bezug zur Pflege, sowie die Zielgruppe der Lehrenden, ärztliches Personal und weitere gesundheitliche Berufsgruppen wie zum Beispiel Hebammen und Physiotherapeut*innen. Weiterhin wurden Untersuchungen mit Instrumenten, die spezielle verfahrenstechnische Fähigkeiten messen, ausgeschlossen.

103 Nach Berücksichtigung der Ein- und Ausschlusskriterien konnten fünf Studien aus den Datenbanken MEDLINE und CINHAL identifiziert werden.

4.5 Kompetenzmessinstrumente

104 Zur Beantwortung der Forschungsfrage werden die fünf eingeschlossenen Studien zuerst tabellarisch dargestellt (siehe Tab. 9) und anschließend die Ergebnisse zusammengefasst.

Tab. 9: Instrumente zur Einschätzung von Kompetenzen bei Teilnehmenden in der Simulationslehre

Studie	Skala	Faktoren/Items/Skalierung
Manz u. a. 2022	C-SEI	Vier Faktoren: Kommunikation, kritisches Denken, Beurteilung von Pflegesituationen und technische Fähigkeiten
Vilarinho u. a. 2020	C-CEI	Vier Faktoren: Kommunikation, klinisches Urteilsvermögen, Bewertung von Pflegesituationen und Patient*innensicherheit
Liaw u. a. 2018	CREST	Acht Skalen: Beurteilung der Patient*innensituation, Sammeln und Interpretieren von Informationen, Einschätzung des Pflegebedarfs, Festlegen geeigneter Ziele, Durchführung von Maßnahmen, Evaluation der Pflegeergebnisse, Reflektiertes Handeln
Hung u. a. 2016	SBLES	Fünf Faktoren: Pflegeprozess, Patient*innensicherheit, Fachwissen, Kommunikation und Reflexionsvermögen
Castro- Yuste u. a. 2018	SAT-SPS	Drei Faktoren: Pflegeprozess, Kommunikationsfähigkeit und Sichere Praxis

Quelle: Eigene Darstellung.

105 Insgesamt wurden anhand der Literaturrecherche fünf Instrumente zur Kompetenzmessung in der pflegerischen Simulationslehre (C-SEI, C-CEI, CREST, SBLES, SAT-SPS) gefunden.

106 Das Student Assessment Tool for Standardized Patient Simulations (SAT-SPS) misst die Kompetenz von Pflegeschüler*innen in Simulationsstationen mit standardisierten Patient*innen[177]. Das Instrument besteht aus drei Faktoren: dem Pflegeprozess, der Kommunikationsfähigkeit und der Sicheren Praxis[178]. Der Faktor Pflegprozess spiegelt die Anwendung von Wissen, den Transfer der Theorie in die Praxis und den Umgang mit Konzepten bei der Patient*innen-

177 Castro-Yuste u. a.: A Student Assessment Tool for Standardized Patient Simulations (SAT-SPS): Psychometric analysis. In: Nurse Education Today 64/2018, S. 80.

178 Castro-Yuste u. a.: A Student Assessment Tool for Standardized Patient Simulations (SAT-SPS): Psychometric analysis. In: Nurse Education Today 64/2018, S. 83.

versorgung wider. Die Kommunikationsfähigkeit umfasst verbale und nonverbale Signale, die Fähigkeit des aktiven Zuhörens und empathisches Auftreten. Die Patient*innensicherheit und der Einsatz von Ressourcen werden dem Faktor Sichere Praxis zugeordnet[179].

Die Einschätzung der Pflegeschüler*innen erfolgt mittels einer Punktevergabe. **107** Jedem Faktor sind Items zugeordnet, die einer bestimmten Verhaltensweise oder einem Merkmal entsprechen. Für die „richtige" Ausführung gibt es zwei Punkte, ein „akzeptables" Ergebnis entspricht einen Punkt und für die Kategorie „falsch beziehungsweise nicht erfüllt" gibt es null Punkte[180].

Das Creighton Simulation Evaluation Instrument (C-SEI) wurde entwickelt um **108** die Kompetenzen Kommunikation, kritisches Denken, Beurteilung von Pflegesituationen und technische Fähigkeiten bei Pflegeschüler*innen in einer simulierten Umgebung zu bewerten[181]. Dafür wurden 22 Verhaltensweisen den vier Kompetenzbereichen zugeordnet, die als kompetent, nicht kompetent oder nicht beurteilbar eingeschätzt werden. Abgeleitet vom C-SEI entstand das Creighton Competency Evaluation Instrument (C-CEI), welches die Patient*innensicherheit verstärkt in den Fokus rückt[182]. Das Instrument wurde bereits in mehrere Sprachen übersetzt, bislang fehlt eine deutsche Version.

Sowohl der C-SEI als auch der C-CEI werden als valide und verlässliche Instru- **109** mente zur Bewertung der Kompetenz von Pflegeschüler*innen in der Simulationslehre beschrieben[183].

Die Simulation-Based Learning Evaluation Scale (SBLES) ist ein Selbsteinschät- **110** zungsinstrument, welches fünf Faktoren berücksichtigt. Zu diesen zählen der Pflegeprozess, die Patient*innensicherheit, das Fachwissen, die Kommunikation und das Reflexionsvermögen[184]. Insgesamt 37 Items sind den Faktoren zugeordnet, deren Zustimmung die Pflegeschüler*innen auf einer fünfstufigen Ratingskala bewerten[185].

179 Castro-Yuste u. a.: A Student Assessment Tool for Standardized Patient Simulations (SAT-SPS): Psychometric analysis. In: Nurse Education Today 64/2018, S. 83.
180 Castro-Yuste u. a.: A Student Assessment Tool for Standardized Patient Simulations (SAT-SPS): Psychometric analysis. In: Nurse Education Today 64/2018, S. 80.
181 Manz u. a.: An Integrative Review of The Creighton Simulation Evaluation Instrument (C-SEI) and Creighton Competency Evaluation Instrument (C-CEI). In: Clinical Simulation in Nursing 66/2022, S. 67.
182 Manz u. a.: An Integrative Review of The Creighton Simulation Evaluation Instrument (C-SEI) and Creighton Competency Evaluation Instrument (C-CEI). In: Clinical Simulation in Nursing 66/2022, S. 73.
183 Manz u. a.: An Integrative Review of The Creighton Simulation Evaluation Instrument (C-SEI) and Creighton Competency Evaluation Instrument (C-CEI). In: Clinical Simulation in Nursing 66/2022, S. 73 f.
184 Hung u. a.: Development and validation of the simulation-based learning evaluation scale. In: Nurse Education Today 40/2016, S. 75.
185 Hung u. a.: Development and validation of the simulation-based learning evaluation scale. In: Nurse Education Today 40/2016, S. 74, 77.

111 Die Kompetenz des Erkennens klinischer Verschlechterung von Patient*innen und die adäquate Reaktion darauf, kann mit Hilfe des Clinical Reasoning Evaluation Simulation Tool (CREST) gemessen werden[186]. Abgeleitet aus dem Modell des klinischen Denkens wurden acht Skalen synthetisiert: die Beurteilung der Patient*innensituation, das Sammeln und Interpretieren von Informationen, die Einschätzung des Pflegebedarfs, das Festlegen geeigneter Ziele und die Durchführung von Maßnahmen, sowie die Evaluation der Pflegeergebnisse und das reflektierte Handeln[187]. Die Bewertung erfolgt durch die Lehrenden mittels einer fünf-stufigen Likert Skala.

4.6 Fazit

112 Vor dem Hintergrund des steigenden Versorgungsbedarfs der Bevölkerung und dem wachsenden Aufgabenbereich der Pflege, gewinnt die Kompetenzentwicklung von Gesundheitsfachkräften an Bedeutung. Gezieltes und selbstorganisiertes Handeln wird im Umgang mit komplexen und hochkomplexen Situationen im praktischen Alltag immer wichtiger. Dafür ist es entscheidend, dass die Inhalte der Pflegeausbildung bestmöglich vermittelt und verinnerlicht werden. In diesem Sinne ist eine gezielte Überprüfung der Bildungsangebote notwendig, wobei die Kompetenzmessung eine entscheidende Rolle einnimmt.

113 Gleichzeitig fehlt es an einer einheitlichen Definition für den Begriff der Kompetenz. Zudem gibt es bislang keine validen und reliablen Instrumente für die Kompetenzmessung von Pflegeschüler*innen in der Simulationslehre in der deutschen Sprache. Es zeichnet sich eine Forschungslücke ab, die es perspektivisch zu schließen gilt.

114 Mit Blick auf andere Forschungsländer wurde eine Literaturrecherche durchgeführt und fünf Kompetenzmessinstrumente für Pflegeschüler*innen in der Simulationslehre identifiziert. Alle Instrumente wurden als valide und reliable beschrieben, keines wurde bislang in das Deutsche übersetzt. Vier Messverfahren beurteilen das Verhalten der Pflegeschüler*innen (C-SEI, C-CEI, CREST, SAT-SPS), ein Instrument verwendet eine Selbsteinschätzungsskala (SBLES). Hinter den jeweiligen Bewertungsmethoden stehen verschiedene Konstrukte und Auffassungen von pflegerischer Kompetenz, sodass unterschiedliche Faktoren und Items für die Beurteilung eine Rolle spielen. Dadurch ist die Vergleichbarkeit der Instrumente eingeschränkt. Zudem sind die Messverfahren nur bedingt übertragbar auf die deutsche Pflegeausbildung. Neben der fehlenden Übersetzung können

186 Liaw u. a.: Development and psychometric testing of a Clinical Reasoning Evaluation Simulation Tool (CREST) for assessing nursing students' abilities to recognize and respond to clinical deterioration. In: Nurse Education Today 62/2018, S. 75.

187 Liaw u. a.: Development and psychometric testing of a Clinical Reasoning Evaluation Simulation Tool (CREST) for assessing nursing students' abilities to recognize and respond to clinical deterioration. In: Nurse Education Today 62/2018, S. 79.

gesetzliche und kulturelle Unterschiede innerhalb der Forschungsländer die Wahrnehmung und Erfassung von pflegerischen Kompetenzen beeinflussen. Dennoch werden erste Anhaltspunkte für die Entwicklung eines deutschsprachigen Instruments geboten.

Der vorliegende Beitrag weist einige Limitationen auf. Es ist möglich, dass nicht 115
jedes relevante Instrument der Kompetenzerfassung innerhalb der Simulationslehre identifiziert werden konnte. Zum einen wurden nur deutsch und englisch sprachige Publikationen berücksichtigt. Zudem gibt es wie dargestellt keine einheitliche Definition für den Begriff der Kompetenz, sodass nicht gewährleistet werden kann, dass alle relevanten Synonyme in der Suchstrategie aufgenommen wurden.

4.7 Literaturverzeichnis

Benner, P.: Stufen zur Pflegekompetenz. From Novice to Expert. 3., unver. Aufl. Bern 2017.

Castro-Yuste, C. u. a.: A Student Assessment Tool for Standardized Patient Simulations (SAT-SPS): Psychometric analysis. In: Nurse Education Today 64/2018, S. 79–84.

Darmann-Finck, I./Reuschenbach, B.: Entwicklungsstand der Kompetenzmessung im Berufsfeld Pflege. In: Zeitschrift für Evidenz, Fortbildung und Qualität im Gesundheitswesen 107/2013, S. 23–29.

Erpenbeck, J./Rosenstiel, v. L.: Handbuch Kompetenzmessung. Erkennen, verstehen und bewerten von Kompetenzen in der betrieblichen pädagogischen und psychologischen Praxis. 2., überarb. und erw. Aufl. Stuttgart 2007.

Gesetz über die Pflegeberufe – Pflegeberufegesetz (PflBG) vom 17. Juli 2017 (BGBl. I S. 2581), das zuletzt durch Artikel 9a des Gesetzes vom 11. Juli 2021 (BGBl. I S. 2754) geändert worden ist. Online: https://www.gesetze-im-internet.de/pflbg/PflBG.pdf [abgerufen am 31.03.2023].

Hung, C. u. a.: Development and validation of the simulation-based learning evaluation scale. In: Nurse Education Today 40/2016, S. 72–77.

Kaufhold, M. u. a.: Einleitung. In: Kaufhold, M. u. a. (Hrsg.): Akademisierung und Professionalisierung in den Gesundheitsberufen. Einblicke in die Diskussion. Berlin 2014, S. 7–11.

Liaw, S. Y. u. a.: Development and psychometric testing of a Clinical Reasoning Evaluation Simulation Tool (CREST) for assessing nursing students' abilities to recognize and respond to clinical deterioration. In: Nurse Education Today 62/2018, S. 74–79.

Manz, J. A. u. a.: An Integrative Review of The Creighton Simulation Evaluation Instrument (C-SEI) and Creighton Competency Evaluation Instrument (C-CEI). In: Clinical Simulation in Nursing 66/2022, S. 66–75.

Olbrich, C.: Pflegekompetenz. 3, überarb. und erg. Aufl. Berlin 2018.

Reichardt, C. u. a.: Psychometrische Erfassung von Kompetenzen am Beispiel von Studierenden und Auszubildenden der Pflege. In: Pflege 5/2016, S. 257–265.

Reiber, K./Linde, A.C.: Pflegeausbildung im tertiären Bildungssystem – Bestandaufnahme und Einschätzung auf Basis einer Curriculumanalyse. In: Kaufhold, M. u. a. (Hrsg.): Akademisierung und Professionalisierung in den Gesundheitsberufen. Einblicke in die Diskussion. Berlin 2014, S. 35–61.

Vilarinho, J. O. V. u. a.: Psychometric validation of the Creighton Competency Evaluation Instrument in simulation. In: Acta Paul Enferm. 33/2020, S. 1–8.

Weiß, T. u. a.: Pflegeberufereformgesetz (PflBRefG). Praxiskommentar. Wiesbaden 2018.

5 Kompetenzanforderungen an Simulationslehrende

Theresa A. Forbrig, Svenja Urban, Prof. Dr. Johannes Gräske

Eine Simulation ist laut Topping u. a.[188] erst dann erfolgreich, wenn ein durchdachtes Konzept vorliegt, Lehrende über technische und pädagogische Fähigkeiten verfügt und die Situation von authentischem Verhalten geprägt ist. Daher benötigen Lehrende, welche die Lernenden durch alle Phasen einer komplexen Simulation leiten, eine Vielzahl an Kompetenzen. Komplexe Simulationen von Pflegesituationen werden entsprechend den INACSL Standards of Best Practise in folgende Phasen unterteilt – Prebriefing (Preparation und Briefing), Durchführung, Debriefing und Evaluation. **116**

Den jeweiligen Phasen wird eine spezielle Bedeutung zugesprochen, wobei insbesondere die Phase des Debriefings hervorgehoben wird[189]. In den Standards of Best Practice der INACSL wird aber deutlich, dass eine Phase nicht ohne die andere bestehen kann und somit jede Phase unabdingbar für eine gelungene Lernerfahrung ist.[190] **117**

Simulationslehrende sind im Glossar der INACSL wie folgt definiert: **118**

„Eine geschulte Person, die Anleitung, Unterstützung und Struktur in einigen oder allen Phasen des simulationsbasierten Lernens bereitstellt, einschließlich Prebriefing, Simulation und/oder Debriefing.“[191]

Hinsichtlich der Kompetenzen von Simulationslehrenden werden in den INACSL Standards Anforderungen formuliert. So sollen entsprechend des Standards Facilitation die Moderator*innen über eine simulationspädagogische Ausbildung sowie Fähigkeiten und Fertigkeiten verfügen, die eine unterstützende Anleitung von Teilnehmenden ermöglichen. Dies erfordert gleichsam eine kontinuierliche Weiterbildung und die Bewertung der eigenen Moderationsfähigkeiten.[192] **119**

Um den Standard Facilitation der INACSL erfüllen zu können, werden u. a. folgende Kriterien formuliert: **120**

1. Eine wirksame Moderation erfordert Simulationslehrende, die über spezifische Fähigkeiten und Kenntnisse in der Simulationspädagogik verfügen.
2. Der Ansatz der Moderation entspricht dem Lernstand der Teilnehmenden.

---

188 Topping u. a.: Towards identifying nurse educator competencies required for simulation-based learning: A systemised rapid review and synthesis. In: Nurse Education Today 35 (11)/2015, S. 1108–1113.

189 Policard: Facilitation et simulation clinique: modalités de l'activité de guidage dans la situation simulée chez les formateurs en soins infirmiers. In: Activites 15-2 2018, S. 1–33.

190 INACSL Standards Committee/Persico u. a.: Healthcare Simulation Standards of Best Practice™ Facilitation. In: Clinical Simulation in Nursing 58/2021, S. 22–26.

191 INACSL Standards Committee: INACSL standards of best practice: Simulation℠ Simulation glossary. In: Clinical Simulation in Nursing 12(S) 2016, S. 39–47.

192 INACSL Standards Committee/Persico u. a.: Healthcare Simulation Standards of Best Practice™ Facilitation. In: Clinical Simulation in Nursing 58/2021, S. 22–26.

3. Die simulationsbasierte Erfahrung beinhaltet vorbereitende Aktivitäten und ein Briefing.
4. Lehrmethoden während einer simulationsbasierten Erfahrung beinhalten die Vermittlung von Hinweisen (vorgegeben und/oder ungeplant), die den Lernenden helfen sollen, die erwarteten Ergebnisse zu erreichen.
5. Die Aktivität des Lehrenden nach und außerhalb der simulationsbasierten Erfahrung zielt darauf ab, die Teilnehmenden beim Erreichen der erwarteten Ergebnisse zu unterstützen.

121 In dem vorliegenden Beitrag wird die aktuelle Forschungslage hinsichtlich der notwendigen Kompetenzen von Simulationslehrenden untersucht. Dabei werden folgende Fragestellungen untersucht:

- Wie erfolgt Kompetenzentwicklung bei Simulationslehrenden in der Pflege?
- Welche Kompetenzen sollten Simulationslehrende in der Pflegebildung innehaben?

5.1 Methodik

122 In der vorliegenden Studie wurde eine systematische Literaturrecherche (Stand November 2021) durchgeführt. Diese erfolgte auf den Empfehlungen von Garritty u. a.[193] für Rapid Reviews. Das Reviewverfahren wurde unterteilt in Beschaffung, Auswahl und Prüfung sowie Analyse der Literatur. In den Datenbanken *PsycINFO®, CINAHL®, Psychology & Behavioral Sciences Collection, SocINDEX, Education Research Complete, PSYNDEX und MEDLINE* wurden die Suchbegriffe kombiniert: Facilitators OR Raters or Facilitation AND Simulation OR Skills-Lab AND Competence or pedagogy or evaluation AND nurs* education.

123 Es wurden insgesamt 249 Treffer identifiziert, wovon 155 Treffer nach Entfernung doppelter Quellen gesichtet wurden. Die Titel und Abstracts der Treffer wurden von zwei Autorinnen gelesen und unabhängig voneinander hinsichtlich Einschlusses bzw. Ausschluss zugeordnet. Die Listen wurden abgeglichen und im Zweifelsfall wurde der Artikel mit in die Volltextanalyse aufgenommen. Es sind schließlich 47 Artikel in die Volltextanalyse einbezogen worden.

124 Die Artikel wurden in den Review-Prozess aufgenommen, wenn sie folgende Einschlusskriterien erfüllten:

1. Anforderungen an Simulationslehrende in Bezug zur Pflegebildung
2. Kompetenzen von Simulationslehrenden in Bezug auf die Pflegebildung
3. Qualifikations- und Ausbildungsmodelle für Simulationslehrende in Bezug zur Pflegebildung.

193 Garritty u. a.: Cochrane Rapid Reviews Methods Group offers evidence-informed guidance to conduct rapid reviews. In: Journal of Clinical Epidemiology 130/2021, S. 13–22.

5.2 Beschreibung der eingeschlossenen Studien

Insgesamt wurden 22 Studien nach der Volltextanalyse in die Ergebniszusammenstellung eingeschlossen. In diesen Studien werden eine Vielzahl an Kompetenzanforderungen an Simulationslehrende sowie Qualifikationserfordernisse an ebenjene Berufsgruppe gestellt. 125

Tab. 10 gibt einen Überblick über die eingeschlossenen Studien, unterteilt in Autorenschaft, der Ziel- und Fragestellung der Studie, Stichprobe und das zugrundeliegende Forschungsdesign. 126

Tab. 10: Eingeschlossene Studien

Autor		Ziel/Fragestellung	Stichprobe	Design, Assessment
1	**Lee et al. 2018**[194]	Bewertung des Prozesses der Lehrplanentwicklung von simulationsbasierten Bildungsmaßnahmen in der Pflege in Korea	Review: (n = 125 Studien) (2008–2016)	Review
2	**Daniels 2018**[195]	1. Vervollständigung einer Übersicht über die vorhandene Literatur zur psychologischen Sicherheit in der Pflegeausbildung und Bewertung der Übereinstimmung mit den vier Konstrukten von Edmondsons Modell des Lernens. 2. Untersuchung des Zusammenhangs zwischen den Eigenschaften des Simulationsleiters und der Dauer des formalen Debriefing-Trainings und dem Niveau des reflektierenden Denkens der Studierenden.	1. Review: (n = 10) (2010–2018) 2. n = 99 (90 % W) 3. n = 92	1. Review 2. quasi-experimentelles, nicht-äquivalentes Zwei-Gruppen-Querschnittsdesign; Verwendung des Reflective Thinking Questionnaire (RTQ)
3	**Daniels et al. 2021**[196]	Ziel dieser Übersichtsarbeit war es, aktuelle Belege für psychologische Sicherheit in der Pflegeausbildung in Verbindung mit einem der Konstrukte des Arbeitsteam-Lernmodells von Edmondson zu identifizieren.	Einbezogene Artikel (n = 13)	strukturierte, narrative Untersuchung, Review

194 Lee u. a.: A review of the curriculum development process of simulation-based educational intervention studies in Korea. In: Nursing Education Today 2018/05/01/ 2018, S. 64–42.

195 Daniels: Clinical Simulation in Pre-Licensure Nursing Students: Improving Learning Outcomes in Psychologically Safe Learning Environments. 2018.

196 Daniels u. a.: Psychological Safety in Simulation-Based Prelicensure. Nursing Eduction: A Narrative Review In: Nurse Educator 46(5)/2021, S. 99–102.

Tab. 10: *(Fortsetzung)*

4	**Tutticci et al. 2018**[197]	Ermittlung der Reflexionsfähigkeit von Pflegestudierenden (als Teil einer größeren Studie)	81 Studierende (86 % w; 53 % 18-25 J.); 55 Beobachtungen	Qualitativ: aus offener Frage eines quantitativen Fragebogens der Hauptstudie + Beobachtung
5	**Fey 2015**[198]	Beschreibung des Einsatzes theoriegestützter Debriefingpraktiken	n = 484	Quantitative Querschnittsstudie
6	**Johnston et al. 2021**[199]	Bewertung, ob die Verwendung des Clinical Reasoning Observer Worksheet (CROW) – das aktive Lernverhalten der Beobachter verbessern und die Wahrnehmung des klinischen Denkens steigern kann	n = 233 undergraduate Bachelor of Nursing students; simulation facilitators n = 7	Fragebogengestützte Vorstudie, RCT
7	**Koivisto et al. 2018**[200]	Entwicklung eines Bildungsmodells für Pflegepädagogen für die Vermittlung von SBL	Erfahrene Simulationspädagogen Testen und Evaluation des Prototyps 1.: n = 11; 2.: n = 15; 3.: n = 8	Mixed Methods Ansatz
8	**Forstrønen et al. 2020**[201]	Entwicklung und Bewertung eines Train-the-Trainer-Kurses.	141 Teilnehmende aus elf Kursen (von 2012–2017) (Gesundheitspädagogen und Kliniker)	deskriptives qualitatives Design

197 Tutticci u. a.: Collaborative facilitation of debrief after high-fidelity simulation and its implications for reflec-tive thinking: student experiences In: Studies in Higher Education. Routledge 43(9) 2018, S. 1654–1667.

198 Fey/Jenkins: Debriefing Practices in Nursing Education Programs: Results from a National Study. In: Nursing Education Perspectives 36(6) 2015, S. 361–366.

199 Johnston u. a.: Comparison of simulation observer tools on engagement and maximising learning: a pilot study. In: International journal of nursing education scholarship 18(1) 2021, S. 1–8.

200 Koivisto u. a.: Design-based research in designing the model for educating simulation facilitators. In: Nurse Education in Practice 29/2018, S. 206–211.

201 Forstrønen u. a.: Developing facilitator competence in scenario-based medical simulation: Presentation and evaluation of a train the trainer course in Bergen, Norway. In: Nurse Education in Practice 47/2020, S. 1–9.

9	**Leighton et al. 2018**[202]	Evaluation der psychometrischen Eigenschaften der Facilitator Competency Rubric (FCR) Wie gut differenziert der FCR zwischen Simulationsleitern unterschiedlicher Kompetenzstufen?	Rater/Facilitator (7/18 aus vier Institutionen; insgesamt 107 Beobachtungen)	Psychometrische Studie
10	**Kilroy 2021**[203]	Entwicklung eines Simulationsprogrammes auf Basis der INACSL Standards	20 Fakultätsmitglieder	Keine empirische Studie
11	**Menzel et al. 2014**[204]	Untersuchung inwieweit eine interaktive, virtuelle Armutssimulation, das Einfühlungsvermögen von Pflegestudierenden gegenüber Menschen, die in Armut leben, verbessern würde, im Vergleich zu einem Selbstlernmodul.	n = 51 Pflegestudierende	RCT – füllten vor und nach der Intervention die modifizierte *Attitudes towards Poverty Scale*
12	**Kardong-Edgren et al. 2017**[205]	Entwicklung eines standardisierten Trainingsverfahrens zur Ermittlung der Inter- und Intrarater-Reliabilität einer Gruppe von Bewertenden für High-Stakes-Testing.	n = elf Bewerter, zweimalige Bewertung von 28 Videos	Test-Retest-Design
13	**Policard 2018**[206]	Untersuchung der Führungsmodalitäten während der simulierten Übung	n = 16 in drei Instituten	qualitativ; Beobachtungen und Interviews
14	**Waznonis 2016**[207]	Beschreibung der Simulations-Debriefing-Praktiken von Lehrpersonen in Pflegestudiengängen	n = 23 Teilnehmende (n = 21 weiblich, im Durchschnitt 55 Jahre alt)	qualitative Interviewstudie (Teilstudie einer größeren Studie)

202 Leighton u. a.: Guidance for Comprehensive Health Care Simulation Program Evaluation. In: Clinical Simulation In Nursing 48/2020, S. 20–28.

203 Kilroy u. a.: Development of a Multisite Nursing Simulation Work Group Focusing on the International Nursing Association for Clinical Simulation and Learning Standards. In: Journal of Nursing Education 60(3) 2021, S. 165–168.

204 Menzel u. a.: Effectiveness of a poverty simulation in Second Life®: changing nursing student attitudes toward poor people. In: International Journal of Nursing Education Scholarship 11(1)/2014, S. 1–7.

205 Kardong-Edgren u. a.: Establishing Inter- and Intrarater Reliability for High-Stakes Testing Using Simulation. In: Nursing Education Perspectives 38 (2)/2017, S. 63–68.

206 Policard: Facilitation et simulation clinique: modalités de l'activité de guidage dans la situation simulée chez les formateurs en soins infirmiers. In: Activites 15-2 2018, S. 1–33.

207 Waznonis: Faculty Descriptions of Simulation Debriefing in Traditional Baccalaureate Nursing Programs. In: Nurse Education Perspectives 37(5)/2016, S. 262–268.

Tab. 10: *(Fortsetzung)*

15	**Waller et al. 2019**[208]	Evaluation des Programms Simulated Client Interprofessional Education (SCIPE): Erstausbildung Simulation	n = 5 Moderatoren (4=w/1=m) ohne Simulationsausbildung n = 12 Simulationspersonen (11=w, 1=m) n = 40 Studierende (22=w, 18=m)	qualitative Evaluationsstudie
16	**Frandsen 2020**[209]	Entwicklung von Lehrmethoden zur Stärkung der klinischen Kompetenzen von Studierenden	acht Debriefing-Sitzungen, n = 40 Studierende im ersten Studienjahr	Qualitative Beobachtungsstudie
17	**Duvall 2012**[210]	Vergleich der Motivation und der technologischen Bereitschaft von Pflegepersonen, die High Fidelity-Simulation an- und nicht anwenden.	Umfrage; n = 662, n = 576 Umfrage komplett abgeschlossen	Quantitative Studie mit deskriptivem, vergleichendem Design
18	**Mulvogue et al. 2019**[211]	Intervention zur Unterstützung von Simulationsleitern in der Pflege beim Erlernen selbstreflektierender Lernfähigkeiten. Forschungsfrage: Wie bewerten die Teilnehmenden das Erlernen der Prinzipien des offenen Dialogs, um ihre eigene selbstreflexive Praxis zu verbessern?	n = 12 Pflegende, die regelmäßig Simulationen für Pflegestudierende durchführen, n = 8 FB zurück geschickt	Evaluierungsstudie
19	**Morse et al. 2019**[212]	Der Artikel beschäftigt sich mit den Kernelementen der simulationsbasierten Lehre. Ein besonderer Fokus liegt im Prebriefing und Debriefing auf den Fähigkeiten des *Facilitators*, der Schaffung psychologischer Sicherheit und Kommunikationsfähigkeiten.		Vergleich zweier Einrichtungen für Simulation

208 Waller u. a. Interprofessional simulation in a student community clinic: insights from an educational framework and contact theory. In: Advances in Simulation 4/2019, S. 1–12.

209 Frandsen/Lehn-Christiansen: Into the black-box of learning in simulation debriefing: A qualitative research study. In: Nurse Education Today 88/2020, S. 1–6.

210 Duvall: Motivation and Technological Readiness in the Use of High-Fidelity Simulation: A Descriptive Comparative Study of Nurse Educators. The University of Alabama. Doctoral Thesis. 2012.

211 Mulvogue: Nurse simulation facilitator experiences learning open dialogue techniques to encourage self-reflection in debriefing. In: Nurse Education Today 79/2019, S. 142–146.

212 Morse u. a.: The Changing Landscape of Simulation-based Education. A review of the use of simulation in nursing education, professional development, and beyond. In: AJN 119 (8)/2019, S. 42–48.

20	**Holland et al. 2020**[213]	Bewertung der Wirksamkeit einer Schulungsmaßnahme.	n = 75 Interventionsgruppe = 38 Kontrollgruppe = 37	experimentelle randomisiert kontrollierte Studie
21	**Zhang et al. 2020**[214]	Vergleich von *Video-assisted debriefing* (VAD) und *verbal debriefing* (VD) als Debriefing-Methode und die Auswirkungen auf die Debriefing-Praktiken der *Facilitator*.	quantitativ: n = 145 Studierende, Interventionsgruppe n = 72 Kontrollgruppe n = 73 qualitativ: 8 Lehrende	Mehrstufige Mixed Methods, Randomisierung
22	**Topping et al. 2015**[215]	Ziel des Rapid Reviews war es, notwendige Kompetenzen von Simulationslehrenden zu ermitteln.	9 internationale Artikel	Rapid Review

Quelle: Eigene Darstellung.

In nachfolgender Tab. 11 wird zusammengefasst dargestellt, welches Design den Studien zugrunde liegt. 127

Tab. 11: Studiendesigns

Nummer	Studiendesign
1, 2, 3, 22	Review
4, 6, 11, 20	RCT
4, 7, 21	Mixed Methods
2, 5, 17	Quantitatives Studiendesign
8, 13, 14, 15, 16	Qualitatives Studiendesign
9	Psychometrische Studie
18	Evaluierungsstudie
12	Test-Retest-Design
10	Keine empirische Studie

Quelle: Eigene Darstellung.

213 Holland u. a.: The Effect of Evaluator Training on Inter- and Intrarater Reliability. In: Nursing Education Perspectives 41(4)/2020, S. 222–228.

214 Zhang u. a.: The impact of a three-phase video-assisted debriefing on nursing students' debriefing experiences, perceived stress and facilitators' practices: A mixed methods study. In: Nurse Education Today 90/2020, S. 1–8.

215 Topping u. a.: Towards identifying nurse educator competencies required for simulation-based learning: A systemised rapid review and synthesis. In: Nurse Educ Today 35(11)/ 2015, S. 1108–1113.

128 Die vorliegenden Ergebnisse werden unterteilt in allgemeine Kompetenz- und Qualifikationserfordernisse sowie in Kompetenzanforderungen im Hinblick auf das Prebriefing, die Durchführung von Simulationen sowie Debriefingkompetenzen.

5.3 Qualifikationserfordernisse und Kompetenznotwendigkeiten

129 Zunächst soll auf allgemeine Qualifikationserfordernisse sowie Kompetenzanforderungen an Simulationslehrende eingegangen werden, um daran anschließend die Kompetenzbereiche nach den Simulationsbestandteilen Prebriefing, Durchführung und Debriefing zu kategorisieren.

130 Die Studienlage zeigt die Notwendigkeit einer simulationspädagogischen Ausbildung sowie regelmäßige Team-Entwicklungsprogramme auf, die partizipative Bestandteile enthalten sollten.[216] Als Grundlage dafür werden die INACSL Standards of Best Practice empfohlen.[217] INACSL bietet jedoch auch ein eigenes Fortbildungsprogram an: The INACSL Simulation Education Program (ISEP). ISEP ist ein umfassendes Online-Programm, das die Konzepte der Simulation und Methoden des Unterrichtsdesigns mit interaktiven, aktivitätsbasierten Online-Projekten in die Praxis integriert. Jeder der zwölf Kurse des Programms enthält Diskussionsforen für Teilnehmende und Videositzungen mit Moderator*innen zu bestimmten Kursprojekten und Aufgaben. Bei einigen Kursen müssen die Teilnehmenden virtuell zusammenarbeiten, um Gruppenprojekte abzuschließen.

131 Neben der Grundqualifikation sind regelmäßige Schulungen für Lehrende besonders wichtig, um beispielsweise den Umgang mit Technik (Audio-Video-Technik, Manikins, High Fidelity-Simulatoren, VR usw.) zu fördern und Ängste abzubauen.[218] Ein weiterer Aspekt der über alle Phasen simulationsbasierten Lernens hinweg relevant ist, ist die Sensibilisierung der Lehrenden für ein psychologisch sicheres Lernumfeld.[219]

216 Lee u. a.: A review of the curriculum development process of simulation-based educational intervention studies in Korea. In: Nursing Education Today 2018/05/01/ 2018, S. 64–42.; Forstrønen u. a.: Developing facilitator competence in scenario-based medical simulation: Presentation and evaluation of a train the trainer course in Bergen, Norway. In: Nurse Education in Practice 47/2020, S. 1–9; Johnston u. a.: Comparison of simulation observer tools on engagement and maximising learning: a pilot study. In: International journal of nursing education scholarship 18(1)/2021, S. 1–8.

217 Kilroy u. a.: Development of a Multisite Nursing Simulation Work Group Focusing on the International Nursing Association for Clinical Simulation and Learning Standards. In: Journal of Nursing Education 60(3)/2021, S. 165–168.

218 Lee u. a.: A review of the curriculum development process of simulation-based educational intervention studies in Korea. In: Nursing Education Today 2018/05/01/ 2018, S. 64–42.

219 Daniels: Clinical Simulation in Pre-Licensure Nursing Students: Improving Learning Outcomes in Psychologically Safe Learning Environments. 2018.

Darüber hinaus sollten Simulationslehrende Bewältigungsstrategien im Umgang mit besonderen bzw. kritischen Unterrichtssituationen erlernen.[220] Außerdem sollten Lehrende reaktiv, kreativ sowie flexibel und einfühlend arbeiten und über Beobachtungsfähigkeiten verfügen[221]. Ferner sollte interprofessionelles Lernen ein Schwerpunkt in der Qualifizierung von Simulationspädagog*innen sein.[222] 132

5.4 Ausblick

Die INACSL Standards of Best Practice fordern eine theoriegestützte Simulationsausbildung, bestehend aus formaler Kursarbeit, Weiterbildung und gezielter Arbeit mit erfahrenen Mentor*innen. Eine qualitativ hochwertige Simulation umfasst ein durchdachtes Konzept, technische und pädagogische Fähigkeiten sowie authentisches Verhalten der Lehrenden in der Simulationssituation, um als glaubwürdig wahrgenommen zu werden. Daher benötigen Pädagog*innen, welche die Lernenden durch alle Phasen der komplexen Simulation leiten, eine Vielzahl an Kompetenzen, um allen Phasen gerecht zu werden. In dem vorliegenden Kapitel wurde ein Überblick über notwendige Kompetenzen und Qualifikationserfordernisse gegeben, orientiert an den Phasen der simulationsbasierten Lehr-Lernerfahrung. Weiterführende Kompetenzen werden hier nicht betrachtet, müssen für Entwicklungskonzepte von Fakultäten oder Teams aber einbezogen werden. Jene Konzepte zur Entwicklung der Kompetenzen der Simulationslehrenden sind zu entwickeln, um den Erwerb der genannten Fähigkeiten zu fördern. Der Nutzen ist dargelegt, aber vorhandene Schulungsprogramme sind national erst rudimentär gegeben. Forschungsvorhaben sollten untersuchen, in welchen Intervallen interne und/oder externe Schulungen notwendig sind und wie diese inhaltlich aufgebaut sein sollten. Daneben bedarf es fortlaufender Studien, die den Fortschritt der Qualifikationen der Simulationslehrenden ermitteln und Maßnahmen, um die Kompetenzentwicklung zu unterstützen. International gibt es Studien über Fakultätsentwicklungsprogramme, diese sollten auch im nationalen Raum verstärkt forciert werden. 133

220 Mulvogue: Nurse simulation facilitator experiences learning open dialogue techniques to encourage self-reflection in debriefing. In: Nurse Education Today 79/2019, S. 142–146; Policard: Facilitation et simulation clinique: modalités de l'activité de guidage dans la situation simulée chez les formateurs en soins infirmiers. In: Activites 2018, S. 1–33.

221 Policard: Facilitation et simulation clinique: modalités de l'activité de guidage dans la situation simulée chez les formateurs en soins infirmiers. In: Activites 2018, S. 1–33.

222 Waller u. a. Interprofessional simulation in a student community clinic: insights from an educational framework and contact theory. In: Advances in Simulation 4/2019, S. 1–12.

5.5 Literaturverzeichnis

Daniels, A. L.: Clinical Simulation in Pre-Licensure Nursing Students: Improving Learning Outcomes in Psychologically Safe Learning Environments. 2018.

Daniels, A. L./Morse, C./Breman, R.: Psychological Safety in Simulation-Based Prelicensure. Nursing Eduction: A Narrative Review. In: Nurse Educator 46(5)/2021, S. 99–102.

Duvall, J. J.: Motivation and Technological Readiness in the Use of High-Fidelity Simulation: A Descriptive Comparative Study of Nurse Educators. The University of Alabama. Doctoral Thesis. 2012.

Fey, M. K./Jenkins, L. S.: Debriefing Practices in Nursing Education Programs: Results from a National Study. In: Nursing Education Perspectives 36(6)/2015, S. 361–366.

Forstrønen, A. u. a.: Developing facilitator competence in scenario-based medical simulation: Presentation and evaluation of a train the trainer course in Bergen, Norway. In: Nurse Education in Practice 47/2020, S. 1–9.

Frandsen, A./Lehn-Christiansen, S.: Into the black-box of learning in simulation debriefing: A qualitative research study. In: Nurse Education Today 88/2020, S. 1–6.

Garritty, C. u. a.: Cochrane Rapid Reviews Methods Group offers evidence-informed guidance to conduct rapid reviews. In: Journal of Clinical Epidemiology 130/2021, S. 13–22.

Holland, E. u. a.: The Effect of Evaluator Training on Inter- and Intrarater Reliability in High-Stakes Assessment in Simulation. In: Nursing Education Perspectives 41(4)/2020, S. 222–228.

INACSL Standards Committee: INACSL standards of best practice: Simulation^{SM} Simulation glossary. In: Clinical Simulation in Nursing 12/2016, S. 39–47.

Johnston, S. u. a.: Comparison of simulation observer tools on engagement and maximising learning: a pilot study. In: International journal of nursing education scholarship 18(1)/2021, S. 1–8.

Kardong-Edgren, S. u. a.: Establishing Inter- and Intrarater Reliability for High-Stakes Testing Using Simulation. In: Nursing Education Perspectives 38(2)/2017, S. 63–68.

Kilroy, S. u. a.: Development of a Multisite Nursing Simulation Work Group Focusing on the International Nursing Association for Clinical Simulation and Learning Standards. In: Journal of Nursing Education 60(3)/2021, S. 165–168.

Koivisto, J. M.: Design-based research in designing the model for educating simulation facilitators. In. Nurse Education in Practice 29/2018, S. 206–211.

Lee, I.-Y./Lee, S.H./Kim, J.-H: A review of the curriculum development process of simulation-based educational intervention studies in Korea. In: Nursing Education Today (64)/2018, S. 42–48.

Leighton, K. u. a.: Guidance for Comprehensive Health Care Simulation Program Evaluation. In: Clinical Simulation In Nursing 48/2020, S. 20–28.

Menzel, N./Helen, L./Doolen, J.: Effectiveness of a poverty simulation in Second Life®: changing nursing student attitudes toward poor people. In: International Journal of Nursing Education Scholarship 11(1)/2014, S. 1–7.

Morse, C. J. u. a.: The Changing Landscape of Simulation-based Education. A review of the use of simulation in nursing education, professional development, and beyond. In: AJN 119(8)/2019, S. 42–48.

Mulvogue, J./Ryan, C./Cesare, P.: Nurse simulation facilitator experiences learning open dialogue techniques to encourage self-reflection in debriefing, In: Nurse Education Today 79/2019, S. 142–146.

Persico, L. u. a.: Healthcare Simulation Standards of Best Practice™ Facilitation. In: Clinical Simulation in Nursing 58/2021, S. 22–26.

Policard, F.: Facilitation et simulation clinique: modalités de l'activité de guidage dans la situation simulée chez les formateurs en soins infirmiers. In: Activites 15(2)/2018, S. 1–33.

Topping, A.: Towards identifying nurse educator competencies required for simulation-based learning: A systemised rapid review and synthesis. In: Nurse Educ Today 35(11)/2015, S. 1108–1113.

Tutticci, N.: Collaborative facilitation of debrief after high-fidelity simulation and its implications for reflective thinking: student experiences In: Studies in Higher Education. Routledge 43(9)/2018, S. 1654–1667.

Waller, S./Nestel, D.: Interprofessional simulation in a student community clinic: insights from an educational framework and contact theory. In: Advances in Simulation 4/2019, S. 1–12.

Waznonis, A. R.: Faculty Descriptions of Simulation Debriefing in Traditional Baccalaureate Nursing Programs. In: Nurse Education Perspectives 37(5)/2016, S. 262–268.

Zhang, H. u. a.: The impact of a three-phase video-assisted debriefing on nursing students' debriefing experiences, perceived stress and facilitators' practices: A mixed methods study. In: Nurse Education Today 90/2020, S. 1–8.

6 Interprofessionelles Peer-Assisted Learning – das Berliner Kooperations- und Entwicklungsprojekt interTUT

Florian Meiners, Miriam Mayer, Lisa Forstmann, Merle Kristina Kuckulenz, Felicitas Margraf, Kerim Dost Mayaoglu, Emma Luise Klara Wiedemann

Das Gesundheitssystem des 21. Jahrhunderts steht in den meisten Industrieländern vor großen Herausforderungen. Der demografische Wandel und der Fortschritt medizinischer Technologien in den letzten Jahrzehnten bewirken eine stetige Zunahme von chronischen Erkrankungen, Multimorbidität und Pflegebedürftigkeit. Daher müssen Patient*innen heutzutage im Geiste eines gelungenen Case und Care Managements über längere Zeit und in verschiedenen Settings multimodal sowie interprofessionell behandelt und betreut werden. Diese Erörterungen machen deutlich, dass Ansätze zur Förderung der interprofessionellen Zusammenarbeit keinesfalls akademische Überlegungen darstellen, sondern für die holistische und komplexe Behandlung und Betreuung von Patient*innen in der Gegenwart unerlässlich sind. 134

Die World Health Organization definiert in ihrem *Framework for Action on Interprofessional Education and Collaborative Practice* den Begriff Interprofessional Collaboration (IPC) als die Zusammenarbeit mehrerer Fachkräfte des Gesundheitswesens aus unterschiedlichen Professionen mit dem Ziel die bestmögliche Versorgungsqualität in der Behandlung und Betreuung von Patient*innen und ihres sozialen Umfelds zu ermöglichen. Interprofessional Education (IPE) sieht die World Health Organization als notwendige Voraussetzung und definiert diese als Zusammenkunft von Auszubildenen aus mindestens zwei unterschiedlichen Gesundheitsberufen mit dem Ziel voneinander und übereinander zu lernen.[223] Trotzdem lernen Studierende und fachschulische Auszubildende in den deutschsprachigen Ländern meistens immer noch ausschließlich mit Personen desselben Gesundheitsberufs. Projekte wie interTUT haben es sich zum Ziel gesetzt, diese Lücken in der Ausbildung der Gesundheitsberufe zu finden und auszufüllen. Hierbei kommt auch simulationsgestütztes Lehren und Lernen zum Einsatz. 135

Simulationsgestützte Lehrformate legen für Studierende und fachschulische Auszubildende das Fundament der praxisnahen Vorbereitung auf Tätigkeiten des Berufsalltags. Wohl keine klinische Tätigkeit ist heute ohne die Mitwirkung anderer Gesundheitsberufe denkbar. Gleichzeitig muss gelungene interprofessionelle Ausbildung stets im Kontext von praxisnahen Szenarien dargestellt werden, um Studierende sowie fachschulische Auszubildende zu befähigen, interprofessionelles Denken und Handeln in einer späteren Berufstätigkeit auch praktisch 136

223 World Health Organization: Health Professions Networks Nursing & Midwifery Human Resources for Health: Framework for Action on Interprofessional Education & Collaborative Practice. 2010. Online: https://apps.who.int/iris/bitstream/handle/10665/70185/WHO_HRH_HPN_10.3_eng.pdf?sequence=1 [abgerufen am 31.3.2023].

umzusetzen. Daher gehen Interprofessionalität und Simulationslehre Hand in Hand und keines der beiden Themen ist ohne das andere denkbar.

137 In einem Lehrbuch über Skills- und Simulationslehre sollte dementsprechend ein Beitrag zum interprofessionellen Lernen nicht fehlen. Mit dem folgenden Kapitel wird ein Konzept zur Förderung der interprofessionellen Zusammenarbeit, wie es durch das Berliner Kooperations- und Entwicklungsprojekt interTUT seit zehn Jahren gelebt wird, dargestellt. Dabei widmet sich die erste Hälfte dieses Kapitels einem allgemeinen Überblick zum Projekt interTUT und den Herausforderungen, die sich bei der Umsetzung interprofessioneller Lehre ergeben können. In der zweiten Hälfte dieses Kapitels werden anschließend Impulse zur Implementierung interprofessioneller Ausbildung in Form von Tutorien sowie Beispiele von interprofessioneller Simulationslehre gegeben.

6.1 Das Projekt interTUT – Konzept und Entwicklung

138 Hinter dem Akronym interTUT verbergen sich interprofessionelle Tutorien, bei welchen Studierende und fachschulische Auszubildende der Pflege, Humanmedizin, Gesundheitswissenschaften, Physio- sowie Ergotherapie zum gemeinsamen Lernen und Erfahrungsaustausch zusammenkommen. Die Begleitung der interprofessionell zusammengesetzten Gruppe erfolgt dabei nicht durch professionell Lehrende, sondern durch Peers, gemäß dem Ansatz des Peer-Assisted Learnings. Die Tutor*innen kommen dabei selbst aus verschiedenen Bereichen des Gesundheitssystems und verkörpern daher den Geist der Interprofessionalität bereits auf Ebene der Organisation.

139 Beim Peer-Assisted Learning handelt es sich um ein innovatives Lehr- und Lernkonzept. Vor allem beim Peer-Tutoring, einen dem Peer-Assisted Learning zugehörigen Format, übernehmen Lernende (sogenannte Tutor*innen) eine dem professionell Lehrenden ähnliche Rolle und unterstützen ihre Mitlernenden beim Erwerb von Kenntnissen, Fähigkeiten und Fertigkeiten.[224] Die soziale und kognitive Kongruenz zwischen Peer-Lehrenden und Peer-Lernenden sind dabei als Schlüsselfaktoren identifiziert worden.[225] Da Peer-Lernende und Peer-Lehrende über einen annähernd gleichen sozialen Status und Wissensstand verfügen, fällt es den Peer-Lehrenden leichter sich in die Rolle der Peer-Lernenden einzufühlen. Gleichartig verringern sich die Hürden für Peer-Lernende Fragen zu stellen, Wissenslücken zu benennen oder aktiv Simulationsübungen beizuwohnen.

140 Die positiven Effekte auf Peer-Lehrende sowie Peer-Lernende sind in der wissenschaftlichen Literatur für die medizinische und pflegerische Ausbildung beschrie-

224 Herinek u. a.: Von und mit Tutor*innen interprofessionell lernen. In: Ewers u. a. (Hrsg.): Interprofessionelles Lehren, Lernen und Arbeiten. Gesundheits- und Sozialprofessionen auf dem Weg zur kooperativen Praxis. 2019, S. 104–119.

225 Loda u. a.: Cognitive and social congruence in peer assisted learning – a scoping review. In: PLoS One 9/2019, S. 1–15.

ben worden.[226] Dabei bietet der Rollentausch nicht nur dem Peer-Lehrenden die Möglichkeit seinen eigenen Wissenstand weiter auszubauen, gleichzeitig verbessern sich die akademischen Leistungen und Prüfungsergebnisse der Peer-Lernenden.[227] Personen, in deren berufliche Vorbereitung Peer-Assisted Learning implementiert wurde, erleben im klinischen Alltag weniger Stress, emanzipieren schneller und besitzen ein gestärktes Selbstvertrauen.[228] Ebenso erhöht Peer-Assisted Learning die Zufriedenheit der Studierenden.[229]

Das Kooperations- und Entwicklungsprojekt interTUT wurde 2013 durch das Förderprogramm Operation Team der Robert Bosch Stiftung initiiert und in zwei Phasen bis 2017 gefördert und wissenschaftlich begleitet. Ziel war es, Studierende und fachschulische Auszubildende aus unterschiedlichen Gesundheitsberufen zusammenzubringen und einen Raum für gegenseitiges Kennenlernen, Erfahrungsaustausch und gemeinsames Lernen zu schaffen. Die interprofessionelle Zusammenarbeit (Interprofessional Colaboration, IPC) sollte dabei nicht erst im klinischen Setting, sondern im Sinne einer gelungenen interprofessionellen Bildung (Interprofessional Education, IPE) bereits in der Ausbildung der Gesundheitsberufe erfolgen. Ebenfalls sollte Peer-Assisted Learning im interprofessionellen Kontext erprobt und an den einzelnen Institutionen implementiert oder weiter ausgebaut werden. An der Charité – Universitätsmedizin Berlin bestand darüber hinaus ein breites Angebot von Peer-Teaching-Tutorien für Studierende des Modellstudiengangs Medizin.[230] **141**

Nach dem Auslaufen der Förderung 2017 verstetigte sich das Projekt interTUT und wird heute als gemeinsames Projekt der Charité – Universitätsmedizin Berlin, der Alice Salomon Hochschule Berlin und der Evangelischen Hochschule Berlin getragen.[231] Die Kooperationspartner stellen für die Anstellung der Tutor*innen Stellen für studentische Mitarbeitende und das Lernzentrum der Charité – Universitätsmedizin Berlin darüber hinaus Räumlichkeiten und digitale Infrastruktur zur Verfügung. Damit handelt es sich nicht nur um ein interprofessionelles, **142**

226 Burgess u. a.: Medical students as peer tutors: A systematic review. In: BMC Medical Education 1/2014, S. 1–8.

227 Secomb: A systematic review of peer teaching and learning in clinical education. In: Journal of Clinical Nursing 6/2008, S. 703–716.

228 Carey u. a.: Experiences of undergraduate nursing students in peer assisted learning in clinical practice: a qualitative systematic review. In: JBI Database System Rev Implement Rep 5/2018, S. 1190–1219.

229 Topping: the effectiveness of peer tutoring in further and higher education: A typology and review of the literature. In: Higher Education 3/1996, S. 321–345.

230 Reichel/Ewers: interTUT – ein peergestütztes interprofessionelles Lehr- und Lernangebot. In: Ewers/Reichel (Hrsg.): Kooperativ Lehren, Lernen und Arbeiten in den Gesundheitsprofessionen: Das Projekt interTUT. Working Paper 17-01 der Unit Gesundheitswissenschaften und ihre Didaktik. 2017, S. 27–44.

231 Neumann u. a.: interTUT – Verstetigung und lessons learned. In: Herinek (Hrsg.): Interprofessionell und Peer-gestützt lernen – Konzepte Perspektiven und Praxis. Working-Paper 22-02 der Unit für Gesundheitswissenschaften und ihre Didaktik. 2022, S. 56–62.

sondern auch um ein interinstitutionelles Projekt. Dies ist für den deutschsprachigen Raum einmalig.

143 Aktuell können die Tutorien des Kooperations- und Entwicklungsprojekts interTUT von Studierenden der Humanmedizin, der Bachelorstudiengänge Pflege und Gesundheitswissenschaften und der primärqualifizierenden sowie berufsaufbauenden Studiengänge Physio- und Ergotherapie besucht werden.

144 Das Projekt interTUT besteht nun seit zehn Jahren und konnte in der Frequentierung durch Teilnehmende kontinuierlich ausgebaut werden. Während in der ersten Förderphase des Projekts noch 74 Teilnehmende innerhalb eines Jahres verzeichnet wurden (siehe Tab. 12), konnte die Teilnahme und das Angebot an Tutorien bis zum heutigen Tag um ein Vielfaches ausgebaut werden. So wurden die interprofessionellen Tutorien im zuletzt statistisch ausgewerteten Jahr von 371 Teilnehmenden frequentiert (siehe Tab. 13).

Tab. 12: Teilnehmende des Projekts interTUT im ersten Förderzeitraum (27.6.2014 bis 20.6.2015)

	Gesamt (n = 74)
Tutorien insgesamt (n)	(12)
Professionen in % (n)	
Humanmedizin	28 (22)
Ausbildungsbereich Pflege	26 (19)
Studiengang Pflege	14 (10)
Physio- und Ergotherapie	22 (16)
Medizinpädagogik	1 (1)
Logopädie	1 (1)
Keine Angabe	8 (5)

Quelle: Reichel/ Ewers: interTUT – ein peergestütztes interprofessionelles Lehr- und Lernangebot. In: Ewers/ Reichel (Hrsg.): Kooperativ Lehren, Lernen und Arbeiten in den Gesundheitsprofessionen: Das Projekt interTUT. Working Paper 17-01 der Unit Gesundheitswissenschaften und ihre Didaktik. 2017, S. 27–44.

Tab. 13: Teilnehmende des Projekts interTUT nach Verstetigung (11.10.2021 bis 27.9.2022)

	Gesamt (n = 371)
Tutorien insgesamt (n)	(42)
Institutionen in % (n)	
Charité – Universitätsmedizin Berlin	76 (283)
Alice-Salomon-Hochschule	19 (72)
Evangelische Hochschule Berlin	3 (10)
Außerhalb des Kooperationskreises	2 (6)

	Gesamt (n = 371)
Professionen in % (n)	
Humanmedizin	65 (242)
Pflege	13 (48)
Physiotherapie	12 (46)
Ergotherapie	9 (32)
Gesundheitswissenschaften	1 (3)
Keine Angabe	0 (0)

Quelle: Eigene Darstellung.

6.2 Aufgaben von Tutor*innen

145 Für die erfolgreiche Durchführung von interprofessionellen Peer-Tutorien sind nicht zuletzt ein gefestigtes Selbstverständnis der Rolle als Tutor*in und die fundierte Sachkenntnis von herausragender Bedeutung. Als Alleinstellungsmerkmal von interTUT stellt sich außerdem der weitergeführte Gedanke der Interprofessionalität dar. So sind nicht nur die Teilnehmenden aus verschiedenen Professionen, sondern auch das Tutor*innenteam setzt sich aus Studierenden der Pflege, Humanmedizin, Gesundheitswissenschaften, Ergo- sowie Physiotherapie zusammen. So wird bereits auf profunder Ebene des Projekts Interprofessional Collaboration während der Ausbildung auf Augenhöhe simuliert und geübt. Die Aufgaben der Tutor*innen sind im folgenden Drei-Säulen-Modell (Tutor*in, Administrator*in, Botschafter*in) erläutert.

6.2.1 Die erste Säule: Tutor*in

146 In der Rolle als Tutor*in erfolgt die Begleitung der interprofessionell zusammengesetzten Gruppe. Die Tutor*innen übernehmen dabei die Rolle eines Moderators oder einer Moderatorin und achten darauf, dass alle Studierenden gleichermaßen beteiligt werden. Sie geben die zeitliche und inhaltliche Strukturierung des Tutoriums vor. Weiterhin können sie theoretisches Wissen beitragen, Impulse für den Fortgang der Diskussionen geben oder bei der Einordnung von Stereotypen helfen. Auch überwachen sie den wertschätzenden Umgang der Teilnehmenden auf Augenhöhe und geben Feedback.

6.2.2 Die zweite Säule: Administrator*in

147 Als Administrator*in erfolgt die Bewerbung der Tutorien in den kooperierenden Institutionen beispielsweise durch Vorstellung des Projekts in Orientierungseinheiten oder das Bekanntgeben der Termine. Organisatorische Aufgaben umfassen

die Bearbeitung von Anmeldungen, die Vorbereitung der Tutorien inklusive der Raumbuchung, die Bescheinigung der Teilnahme, die statistische Erhebung der Teilnehmeranzahl sowie deren Berufszugehörigkeit, die Beantwortung von E-Mails oder die Betreuung der Kanäle in den sozialen Medien.

6.2.3 Die dritte Säule: Botschafter*in

148 Schließlich vertreten die Tutor*innen in der Rolle als Botschafter*innen das Projekt auch außerhalb der kooperierenden Institutionen beispielsweise durch wissenschaftliche Beiträge auf Kongressen oder das Verfassen von Schriftbeiträgen.

6.3 Herausforderungen

149 Die interprofessionelle und überinstitutionelle Kooperation ist begleitet von einigen Herausforderungen, meistens bedingt durch die unterschiedlichen strukturellen und organisatorischen Abläufe der kooperierenden Institutionen. Beispielhaft sollen an dieser Stelle die Frage der Zuständigkeit auf Ebene der Kooperationspartner, die Rekrutierung von Teilnehmenden, die Gewährleistung einer ausgewogenen Interprofessionalität in der Zusammensetzung der Gruppe und der inhomogene Wissensstand der Teilnehmenden diskutiert werden.

6.3.1 Zuständigkeiten auf Ebene der kooperierenden Institutionen und partizipative Entscheidungsfindung

150 Die Tutor*innen sind als studentische Mitarbeitende jeweils an einer der kooperierenden Institutionen angestellt. Sie verantworten ihren Bewerbungs- und Einarbeitungsprozess sowie die Durchführung und terminliche Koordination der Tutorien größtenteils eigenständig. Während arbeitsorganisatorische Prozesse oder Fragen zur Vorstellung des Projekts im Rahmen von Orientierungseinheiten mit den zuständigen Personen in den kooperierenden Institutionen leicht abzustimmen sind, wird der Prozess der Entscheidungsfindung komplexer bezüglich Fragen der Weiterentwicklung von bestehenden Tutorien, der Ausrichtung des Projekts und ähnlichem.

151 Um eine partizipative Entscheidungsfindung zu ermöglichen, kommen die verantwortlichen Personen aus den kooperierenden Institutionen und die Tutor*innen im Projekt interTUT regelmäßig zu Kooperationstreffen zusammen. Hier werden aktuelle Themen der Weiterentwicklung des Projekts, der Teilnahme an interprofessionell ausgerichteten Kongressen, Nachfragen der Tutor*innen bezüglich organisatorischer Abläufe sowie Vorstellung neuer Teammitglieder und aktueller Bewerber*innen besprochen.

6.3.2 Rekrutierung von Teilnehmenden

Um ausreichend Teilnehmende für die interprofessionellen Tutorien zu rekrutieren, betreiben die Tutor*innen Werbung durch die Vorstellung in den entsprechenden Studiengängen. Tutor*innen und Teilnehmende des Peer-Assisted Learning kommen aus ähnlichem sozialem Kontext, wodurch die Bewerbung des Projekts und die Motivation zur Teilnahme im Studiums- und Ausbildungsumfeld erleichtert wird. Ebenso ist das Projekt interTUT seit einiger Zeit in den sozialen Medien vertreten. 152

Zusätzlich erfolgte mit der Verstetigung des Projekts die curriculare Einbindung mit der Möglichkeit einer Anrechnung der Teilnahme im Rahmen von Wahlpflichtmodulen. 153

6.3.3 Gewährleistung der Interprofessionalität

Für die Auswahl der Teilnehmenden wird stets eine Ausgeglichenheit der vertretenden Professionen angestrebt. Eine Unausgewogenheit der Professionen der Teilnehmenden liegt ursächlich allerdings nicht im geminderten Interesse aus einzelnen Studiengängen, sondern an der Größe der Gesamtpopulation an Studierenden in den unterschiedlichen Studiengängen. Während die Charité – Universitätsmedizin Berlin im Modellstudiengang Medizin jedes Semester 360 Studierenden zulässt, haben die Studiengänge der anderen kooperierenden Institutionen die Größe üblicher seminaristischer Kurse. Anfragen zur Teilnahme von Studierenden, die nicht einer kooperierenden Institution angehören, werden deshalb auch wahrgenommen, sollte es der interprofessionellen Zusammensetzung zuträglich sein. So konnten im zuletzt statistisch ausgewerteten Jahr auch sechs fachschulische Auszubildende der Physiotherapie vom Berliner Bildungscampus für Gesundheitsberufe teilnehmen. 154

Tutorien werden jeweils mit zwei Tutor*innen im interprofessionellen Tandem abgehalten. Einerseits spiegelt dies das interprofessionelle Tutor*innenteam wider und kann ebenso als Vorzeigebeispiel für interprofessionelle Zusammenarbeit bei den Teilnehmenden angesehen werden, anderseits kann so eine nicht anwesende Berufsgruppe durch die Tutor*innen vertreten und ein authentischer Einblick in einen anderen Gesundheitsberuf gegeben werden. 155

Im zuletzt statistisch ausgewerteten Jahr konnte es mit diesen Ansätzen ermöglicht werden, dass in den Tutorien eine interprofessionelle Zusammensetzung mit 13 Prozent Studierenden der Pflege, 65 Prozent Studierenden der Humanmedizin, 12 Prozent Studierenden der Physiotherapie sowie 9 Prozent Studierenden der Ergotherapie ermöglicht wurde (siehe Tab. 13). 156

6.3.4 Inhomogener Wissensstand der Teilnehmenden

157 Da die Teilnehmenden aus verschiedenen Studiengängen und fachschulischen Ausbildungen kommen und sich darüber hinaus an unterschiedlichen Zeitpunkten in der Ausbildung zu dem ihnen spezifischen Gesundheitsberuf befinden, zeigt sich im Wissensstand der Teilnehmenden eine große Variationsspanne.

158 Dies sollte nicht als Problem verstanden werden, sondern als Chance den kommunikativen und interprofessionellen Austausch unter den Teilnehmenden zu fördern. So motivieren die Tutor*innen bei Unklarheiten Fragen zu stellen und geben diese an die anderen Teilnehmenden weiter. Durch die Beantwortung von Fragen der Teilnehmenden durch andere Teilnehmende kann somit ein authentischer Einblick in die Sachkenntnis und Kompetenzen anderer Berufsgruppen erlangt werden. Darüber hinaus ist anzumerken, dass in den interprofessionellen Tutorien, wie sie derzeitig im Projekt interTUT verstanden werden, ein interprofessioneller Dialog und nicht die Vermittlung von konkreten Fachkenntnissen angestrebt wird.

6.4 Tutorien

6.4.1 Allgemeines und Angebot der Peer-Tutorien

159 Die World Health Organization definiert in ihrem *Framework for Action on Interprofessional Education and Collaborative Practice* grundlegende Kernkompetenzen für eine gelungene interprofessionelle Zusammenarbeit.[232] Hierzu gehören Teamwork, eine gelungene Kommunikation, geklärte Zuständigkeiten, kritische Selbstreflexion, Patient*innenzentriertheit und ethisches Handeln. Im Kooperations- und Entwicklungsprojekt interTUT wurden durch die Tutor*innen und verantwortlichen Personen der kooperierenden Institutionen an diesen Kernkompetenzen angelehnt acht Tutorien entwickelt. Diese seien kurz dargestellt und sollen konkrete Beispiele zur Förderung dieser interprofessionellen Kernkompetenzen geben.

160 Das erste Tutorium (Voneinander übereinander lernen) ist der Ausgangspunkt der Reihe interprofessioneller Tutorien. Es soll den Teilnehmenden die Kompetenzbereiche und Schnittmengen der Gesundheitsberufe Pflege, Humanmedizin, Physio- sowie Ergotherapie aufzeigen. Dabei sollen auch Stereotype zur Aussprache kommen und ausgehend von den Erörterungen der anwesenden Studierenden der einzelnen Gesundheitsberufe gemeinsam authentische Einblicke in andere Gesundheitsberufe erlangt werden.

232 World Health Organization: Health Professions Networks Nursing & Midwifery Human Resources for Health: Framework for Action on Interprofessional Education & Collaborative Practice. 2010. Online: https://apps.who.int/iris/bitstream/handle/10665/70185/WHO_HRH_HPN_10.3_eng.pdf?sequence=1 [abgerufen am 31.03.2023].

Im zweiten Tutorium (Konflikt erkannt, Konflikt gebannt – Kommunikation im interprofessionellen Kontext) wird der Schwerpunkt auf Kommunikation und Konfliktlösung gelegt. Die Teilnehmenden haben die Möglichkeit in Praktika selbst erlebte Konfliktsituationen in einem Rollenspiel nachzustellen und angelehnt an den gängigen Kommunikationstheorien konstruktive Lösungen zu erarbeiten. 161

Gemeinsame Erhebung einer Anamnese und interprofessionelle Behandlungsplanung an einem*r Simulationspatient*in sind Inhalt des dritten Tutoriums (Gemeinsam stark!). 162

Schließlich können die Teilnehmenden im vierten Tutorium (Open Skills Lab) berufstypische Fertigkeiten und Fähigkeiten anderer Gesundheitsprofessionen trainieren und sich gegenseitig anleiten und unterstützen. Anlegen eines Kompressionsverbands nach Pütter, die klinische Untersuchung des Abdomens, Atemtherapie sowie Anziehtraining und Spiegeltherapie sollen einen breiten Einblick in die Aufgaben anderer Gesundheitsberufe geben. 163

In dem darauffolgenden fünften Tutorium (Du bist, was du isst – Ernährung im interprofessionellen Kontext), sechsten Tutorium (Konfliktsituationen am Lebensende) und siebten Tutorium (Cultural Safety – Interkulturalität im Gesundheitswesen) können die Teilnehmenden ihre in den vorherigen Tutorien erlangte interprofessionelle Haltung an konkreten Themenbereichen anwenden. Hier sind interprofessionelles Denken und Handeln in konkreten klinischen Problematiken von den Teilnehmenden gefragt. 164

Den Abschluss bildet das achte Tutorium (Gelebte Interprofessionalität – Wunsch oder Wirklichkeit). Hier wird den fortgeschrittenen Teilnehmenden kein inhaltlicher Rahmen vorgegeben, sondern es wird Raum für die Thematisierung offener Fragen und Diskussionspunkte im Hinblick auf interprofessionelle Zusammenarbeit (Interprofessional Collaboration, IPC) und interprofessionelle Ausbildung (Interprofessional Education, IPE) gegeben. Die Teilnehmenden wählen sich selber eine Fragestellung, welche mit der Methode des Design Thinking prozesshaft gelöst werden soll. 165

Im Folgenden seien exemplarisch das erste Tutorium (Voneinander übereinander lernen), das vierte Tutorium (Open Skills Lab) und das sechste Tutorium (Konfliktsituationen am Lebensende) dargestellt. Damit soll dem/der Leser*in ein Einblick in den Ablauf der Tutorien gegeben werden. Für die Anwendung simulationsbasierten Lernens sind das interprofessionelle Skills Lab des vierten Tutoriums sowie die ethische Fallbesprechung des sechsten Tutoriums darüber hinaus besonders erwähnenswert. 166

6.4.2 Tutorium 1: Voneinander übereinander lernen

Das erste Tutorium bietet einen offenen Raum für das Kennenlernen anderer Gesundheitsberufe. Die Gesundheitsberufe Pflege, Humanmedizin, Physio- sowie 167

Ergotherapie stellen sich gegenseitig vor und deren Kompetenzen sowie Schnittmengen werden in diesem Tutorium thematisiert. Damit bietet dieses Tutorium in besonderem Maße die Möglichkeit Kontaktängste zu reduzieren und Stereotype abzulegen.

168 Hierfür sollen die Teilnehmenden durch das Zeichnen eines Bildes einen anderen Gesundheitsberuf visualisieren. Dadurch setzen sie sich mit ihrem Vorwissen und Stereotypen zu diesem Gesundheitsberuf auseinander. Diese Visualisierungen bilden die Grundlage für den weiteren Dialog. Die Teilnehmenden stellen sich ihre gezeichneten Bilder gegenseitig vor und können anschließend auf einzelne Aspekte eingehen. Mit dieser Methode werden die Gesundheitsberufe Pflege, Humanmedizin, Physio- sowie Ergotherapie nacheinander erarbeitet. Die Tutor*innen können Leitfragen in die Gruppe hineingeben z. B. wie die Ausbildung eines Gesundheitsberufs abläuft oder wie ein Arbeitstag in einem Gesundheitsberuf vonstattengeht. Dadurch erhalten die Teilnehmenden aus anderen professionellen Rollen authentisch geschilderte Einblicke. Die zumeist soziale Kongruenz der Teilnehmenden und Abwesenheit eines professionell Lehrenden reduzieren Ängste. So können Teilnehmende Fragen stellen, die sie als stereotyp oder politisch unkorrekt empfinden und im klinischen Alltag oder in formalen Lehrveranstaltungen nicht stellen würden. Die Tutor*innen moderieren diesen Prozess.

169 Dieses Tutorium ist Ausgangspunkt der Reihe interprofessioneller Tutorien. Es wird empfohlen, dass jeder Teilnehmende dieses Tutorium zuerst besucht. Es enthält noch keine Elemente von simulationsbasiertem Lernen, sondern soll die Teilnehmenden für die folgenden Tutorien vorbereiten.

6.4.3 Tutorium 4: Open Skills Lab

170 Das vierte Tutorium des Kooperations- und Entwicklungsprojekts interTUT bietet den Teilnehmenden die Möglichkeit im Rahmen eines Skills Labs berufstypische Fertigkeiten anderer Gesundheitsberufe zu erlernen und praktisch anzuwenden. Professionalisierte Gesundheitsberufe wie Medizin, Pflege, Physio- oder Ergotherapie verfügen über berufsspezifische Handlungskompetenzen, die anderen Professionen häufig nicht ausreichend bekannt sind.

171 Im interprofessionellen Skills Lab sollen sich die Teilnehmenden gegenseitig in den zu erlernenden praktischen Tätigkeiten anleiten und unterstützen. Hierzu zeigt ein*e Teilnehmer*in den übrigen Teilnehmenden eine für seinen/ihren Gesundheitsberuf typische Fertigkeit, berichtet über deren Anwendung in der alltäglichen Berufstätigkeit sowie selbst erlebte Schwierigkeiten bei dessen Umsetzung. Im Anschluss stehen das praktische Erlernen und Ausführen der berufstypischen Fertigkeiten durch die Teilnehmenden selbst im Mittelpunkt. Für das interprofessionelle Skills Lab sind berufstypische Fertigkeiten geeignet, welche durch den jeweiligen Gesundheitsberuf breit in verschiedenen Settings eingesetzt

werden und einen prägenden Charakter für den Berufsalltag dieser Gesundheitsprofession haben. Darüber hinaus sollten sie anschaulich, leicht zugänglich und in ihren Grundzügen schnell erlernbar sein.

Für die Pflege kann dies ein aseptischer Verbandswechsel in Non-Touch-Technik oder das Anlegen eines Kompressionsverbands nach Pütter sein. In der Humanmedizin können Vorgehen und Befundung bei der Anamnese sowie klinische Untersuchungen besprochen und trainiert werden. Für die Physio- sowie Ergotherapie bieten sich Therapiekonzepte wie Atemtherapie, Spiegeltherapie oder Anziehtraining an. 172

Es ist nicht das Lernziel des interprofessionellen Skills Labs, dass die Teilnehmenden zukünftig berufstypische Fertigkeiten anderer Gesundheitsberufe fehlerfrei umsetzen können. Vielmehr sollen den Teilnehmenden die Kompetenzen anderer Gesundheitsprofessionen und deren Zuständigkeiten in der multimodalen Behandlung erlebbar gemacht werden. Im Berufsalltag der Gesundheitsprofessionen können Patient*innen somit schneller von den Kompetenzen anderer Gesundheitsprofessionen profitieren und Schnittstellenproblematiken vermieden werden. 173

6.4.4 Tutorium 6: Konfliktsituationen am Lebensende

Das sechste Tutorium bietet den Teilnehmenden die Möglichkeit innerhalb einer dreistündigen Sitzung interprofessionelles Denken und Handeln in der Simulation einer ethischen Fallbesprechung und Konfliktsituation anzuwenden. Anhand eines konkreten klinischen Beispiels einer ethischen Konfliktsituation wird gelernt, dass die Erhebung gegenseitig ergänzender Befunde von verschiedenen Gesundheitsberufen und eine daraus abgeleitete partizipative Behandlungsplanung, Voraussetzung zur komplexen und multimodalen Betreuung von Menschen mit palliativen Behandlungssituationen sind. Darüber hinaus werden auf kognitiver Ebene Grundkenntnisse zur Palliative Care erlangt. 174

Das Tutorium beginnt mit einer kurzen theoretischen Einführung in die Thematik von Palliative Care durch die Tutor*innen. In Anlehnung an die Definition von Palliative Care der World Health Organization sollen die Teilnehmenden erkennen, dass palliative Versorgung die ganzheitliche und interprofessionelle Betreuung von Patient*innen sowie deren Angehörige mit nicht kurativen und lebenszeitlimitierenden Erkrankungen einschließlich der körperlichen, psychosozialen und spirituellen Probleme umfasst. Anschließend sollen die Teilnehmenden ambulante sowie stationäre Settings der palliativen Versorgung zusammentragen, die ihnen aus ihrer praktischen Erfahrung bekannt sind. Abgeschlossen wird dieser erste Teil durch ein interaktives Quiz. Hier können die Teilnehmenden vorhandenes Vorwissen über Patient*innenverfügung, Vorsorgevollmacht, Total-Pain-Konzept und Betreuungsrecht gegenseitig austauschen. 175

176 Im anschließenden zweiten Teil wird eine ethische Fallbesprechung simuliert. Hierfür sollen die Teilnehmenden in eine andere professionelle Rolle wechseln. Anhand der Kasuistik von Herrn Stern, welcher nach einem malignen Mediainfarkt seit sieben Tagen maschinell beatmet auf der Intensivstation liegt, diskutieren die Teilnehmenden, ob eine notwendige Tracheotomie vorgenommen oder entgegen dem Wunsch der Schwester von Herrn Stern jegliche weitere lebenserhaltende Therapie beendet werden soll. Das Ziel dieser ethischen Fallbesprechung ist es, durch den Rollentausch in die Kompetenzbereiche anderer Gesundheitsberufe und in die Notwendigkeit einer interprofessionellen Anamnese und Behandlungsplanung, Einblicke zu bekommen. Die Teilnehmenden erhalten zur Hilfestellung schriftliche Rollenbeschreibungen sowie eine Einführung in die Nimwegener Methode der ethischen Fallbesprechung. Die Tutor*innen moderieren diesen Prozess.

6.5 Zusammenfassung

177 Das Kooperations- und Entwicklungsprojekt interTUT bietet Studierenden und fachschulischen Auszubildenden der Pflege, Humanmedizin, Gesundheitswissenschaften, Physio- und Ergotherapie einen Raum für Skills- und Simulationslernen in einem interprofessionellen sowie interinstitutionellen Kontext. Hier können Lernende der genannten Gesundheitsberufe zusammenkommen, durch ein Skills Lab authentische Einblicke in andere Gesundheitsberufe bekommen, berufliches Selbstverständnis stärken, interprofessionelles Denken und Handeln entwickeln und die Lösung interprofessioneller Konfliktsituationen selbst erfahren. Dabei erleben die Tutor*innen, welche aus einem Ausbildungsumfeld kommen, bei ihrer Zusammenarbeit untereinander selbst Hürden und Chancen der interprofessionellen Zusammenarbeit. Ihre Tätigkeit kann daher ebenso als Simulation gelungener interprofessioneller Zusammenarbeit im Setting des Gesundheitssystems erachtet werden. Peer-Assisted Learning als zentrales Element schafft einen offenen Raum für gegenseitiges Kennenlernen und stärkt den Erkenntniszuwachs.

178 Gleichzeitig zeigen sich bei der praktischen Umsetzung eines solchen Projekts neben strukturellen und organisatorischen Herausforderungen auch Schwierigkeiten in der interprofessionellen Zusammenarbeit, die im klinischen Alltag sicherlich kongruent beschrieben werden können. So bedarf es einer Sensibilisierung für die Bedeutung der interprofessionellen Zusammenarbeit in der multimodalen und überinstitutionellen Gesundheitsversorgung der Gegenwart. Im Projekt interTUT beispielsweise durch Bewerbung der interprofessionellen Tutorien in hochschulischen und fachschulischen Kursen oder auf Kongressen. Außerdem müssen gemeinsame Räume für eine partizipative Entscheidungsfindung implementiert werden, wie sie im Rahmen des Projekts interTUT durch regelmäßige Kooperationstreffen mit Tutor*innen und den verantwortlichen Personen der beteiligten Institutionen umgesetzt werden.

Die interprofessionellen Tutorien werden von den Teilnehmenden als bereichernd **179**
zurückgemeldet und entsprechend positiv evaluiert. Inwiefern das Projekt interTUT bei den Teilnehmenden in einer zukünftigen Berufstätigkeit nachweislich interprofessionelle Zusammenarbeit stärkt, muss noch erforscht werden. Allerdings wurde mit dem Projekt interTUT ein erster Schritt zur Annäherung der Gesundheitsberufe im Geiste einer gelungenen interprofessionellen Zusammenarbeit (Interprofessional Colaboration, IPC) auf Ebene der Ausbildung (Interprofessional Education, IPE) getätigt und Inspiration für zukünftige Projekte an weiteren Bildungseinrichtungen geschaffen.

6.6 Literaturverzeichnis

Burgess, A. u. a.: Medical students as peer tutors: A systematic review. In: BMC Medical Education 1/2014, S. 1–8.

Carey, M. u. a.: Experiences of undergraduate nursing students in peer assisted learning in clinical practice: a qualitative systematic review. In: JBI Database System Rev Implement Rep 5/2018, S. 1190–1219.

Herinek, D. u. a.: Von und mit Tutor*innen interprofessionell lernen. In: Ewers, M. u. a. (Hrsg.): Interprofessionelles Lehren, Lernen und Arbeiten. Gesundheits- und Sozialprofessionen auf dem Weg zur kooperativen Praxis. 1. Aufl. Weinheim 2019, S. 104–119.

Loda, T. u. a.: Cognitive and social congruence in peer assisted learning – a scoping review. In: PLoS One 9/2019, S. 1–15.

Neumann, A. u. a.: interTUT – Verstetigung und lessons learned. In: Herinek (Hrsg.): Interprofessionell und Peer-gestützt lernen – Konzepte Perspektiven und Praxis. Working-Paper 22-02 der Unit für Gesundheitswissenschaften und ihre Didaktik. Berlin 2022, S. 56–62.

Reichel, K./Ewers, M.: interTUT – ein peergestütztes interprofessionelles Lehr- und Lernangebot. In: Ewers, M./Reichel, K. (Hrsg.): Kooperativ Lehren, Lernen und Arbeiten in den Gesundheitsprofessionen: Das Projekt interTUT. Working Paper 17-01 der Unit Gesundheitswissenschaften und ihre Didaktik. Berlin 2017, S. 27–44.

Secomb, J.: A systematic review of peer teaching and learning in clinical education. In: Journal of Clinical Nursing 6/2008, S. 703–716.

Topping, K. J.: the effectiveness of peer tutoring in further and higher education: A typology and review of the literature. In: Higher Education 3/1996, S. 321–345.

World Health Organization (WHO): Health Professions Networks Nursing & Midwifery Human Resources for Health: Framework for Action on Interprofessional Education & Collaborative Practice. 2010. Online: https://apps.who.int/iris/bitstream/handle/10665/70185/WHO_HRH_HPN_10.3_eng.pdf?sequence=1 [abgerufen am 31.3.2023].

7 Extended Reality – Erweiterte Realitäten wie VR und AR in der Pflegebildung

Maria Biniok

Eine Stärke von Lehreinheiten in den Skills Labs besteht in ihrer flexiblen Gestaltung: Auf Bedürfnisse der Lernenden kann gezielt eingegangen werden. So liegt nach Meyer[233] dann eine Diversität an Methoden vor, wenn eine Vielzahl von Inszenierungstechniken eingesetzt, eine Fülle von Handlungsmustern angewandt und die Verlaufsform der Lehreinheiten flexibel gestaltet werden. Ebenfalls an die jeweiligen Anforderungen anzupassen ist dabei die technische Ausstattung, die in die Unterrichtseinheiten integriert wird. Dabei fällt auf, dass im internationalen Bereich Technologien wie Virtual Reality (VR), Augmented Reality (AR) und neuerdings Extended Reality (XR) für die pflegerische Ausbildung diskutiert und bereits angewendet werden. **180**

7.1 XR/VR/AR Technologie

Virtual Reality oder auch Virtuelle Realität umfasst eine computerbasierte Technologie, die in Kombination aus Hard- und Software eine künstliche, dreidimensionale Welt simuliert. Die dabei erschaffene Umgebung erscheint den Nutzer*innen in unterschiedlich hohem Maße real, ist es aber nur dem Anschein nach. Die virtuelle Welt enthält sichtbare Abbildungen von realen Objekten, die wiederum in einem Raum angeordnet sind und miteinander interagieren können[234]. **181**

Unter Zuhilfenahme eines Headsets und anderer Eingabegeräte bewegen sich die Nutzer*innen frei innerhalb der neu geschaffenen Umgebung. Die reale Welt, sprich die physische Umgebung, nehmen Nutzer*innen nur noch bedingt wahr. Dörner u. a.[235] erklären dies durch ein Zusammenspiel aus Lichtreizen, der visuellen Wahrnehmung und dem Wiedererkennen von Objekten ausgehend von Vorerfahrungen. Dies wiederum macht die Beeinflussung der visuellen Wahrnehmung eines Menschen möglich, Dörner und Kollegen sprechen dabei gar von „Manipulation" der Realität. Ein reales Objekt wird durch einen künstlichen Stimulus ersetzt. In der VR lediglich die Umgebung betrachten zu dürfen, würde jedoch den Erfahrungswert deutlich schmälern. **182**

233 Meyer: Unterrichtsqualität. In: Oelke/Meyer (Hrsg.): Didaktik und Methodik für Lehrende in Pflege- und Gesundheitsberufen. 2013, S. 145 f.

234 Dörner u. a.: Einführung in Virtual und Augmented Reality. In: Dörner u. a. (Hrsg.): Virtual und Augmented Reality (VR/AR). Grundlagen und Methoden der Virtuellen und Augmentierten Realität. 2019, S. 7.

235 Dörner u. a.: Einführung in Virtual und Augmented Reality. In: Dörner u. a. (Hrsg.): Virtual und Augmented Reality (VR/AR). Grundlagen und Methoden der Virtuellen und Augmentierten Realität. 2019, S. 4.

183 Stellen Sie sich folgende Situation vor: Sie tauchen in die virtuell simulierte Umgebung eines Krankenhaussettings ein und betreten ein Patient*innenzimmer. Würden Sie sich nur umschauen, oder liegt die Faszination darin, die Schubladen eines Pflegewagens zu öffnen, das Händedesinfektionsmittel zu ergreifen oder Tupfer aus der Verpackung zu ziehen? Diese realitätsnahen Handlungsschritte erfordern eine ausgefeilte Programmierung. „Das Computersystem, das die Erkennung der Aktionen des Menschen, die Simulation der Virtuellen Welt und die Reizerzeugung für den Menschen als Aufgabe hat, kann ein hochkomplexes System werden. Die Simulation eines einzigen virtuellen Menschen – darunter fällt die Generierung von realitätsnahen Bildern von Haut und Kleidung, die Sprachsynthese, die Simulation menschlichen Verhaltens, von Emotionen, von Ironie, von Zielstrebigkeit – ist heute eine große Herausforderung.“[236]

184 Während bei der VR ein Eintauchen in eine vollständig digital erschaffene Umgebung erfolgt, werden bei der AR der realen Welt vor unseren Augen ergänzende Effekte hinzugefügt. Ein bekanntes Einrichtungsunternehmen beispielsweise bietet AR an, um die eigene Wohnzimmermöblierung digital um neue Möbelstücke zu ergänzen. Übertragen auf das Gesundheitswesen lassen sich medizinische, pflegerische oder therapeutische Maßnahmen virtuell, aber mit realen Bezügen darstellen. Wie bei der VR wird weitestgehend mit visuell erweiterbaren Wahrnehmungsreizen gearbeitet. Hervorzuheben ist die Unterscheidung zwischen VR, bei der Sinneseindrücke virtuell umfassend ersetzt werden, und der AR. Das Ziel eines gelungenen AR-Erlebnisses besteht darin, reale und virtuelle Eindrücke miteinander zu kombinieren. Dennoch vereinen VR und AR grundlegende Merkmale. Vor allem über den visuellen Sinneskanal werden Informationen vermittelt, um eine ansprechende Nutzererfahrung zu schaffen. 3D-Modelle, Soundeffekte und haptisches Feedback erhöhen sowohl bei VR als auch AR die Wahrscheinlichkeit einer realistischen und interaktiven Erfahrung.[237] Einer der wesentlichen Unterschiede besteht im Grad der Immersion. Erscheint die virtuell erzeugte Umgebung während einer VR/AR-Erfahrung echt, lebendig oder nahezu real, so umschreibt dieses Gefühl der Präsenz den Grad der Immersion. Ein völliges Eintauchen in die virtuelle Realität geht zumeist auch mit körperlichen Reaktionen einher. Dazu zählen unter anderem eine Erhöhung der Herzfrequenz in Gefahrensituationen oder aber Stressreaktionen wie schwitzende Hände beim Überqueren einer weit über dem Boden schwebenden Holzplanke.[238]

185 Die Bezeichnung „Extended Reality", die erweiterte Realität abgekürzt durch das Akronym XR, wiederum fungiert als übergeordneter Schirmbegriff. Er umfasst die

236 Dörner u. a.: Einführung in Virtual und Augmented Reality. In: Dörner u. a. (Hrsg.): Virtual und Augmented Reality (VR/AR). Grundlagen und Methoden der Virtuellen und Augmentierten Realität. 2019, S. 7.

237 Dörner u. a.: Einführung in Virtual und Augmented Reality. In: Dörner u. a. (Hrsg.): Virtual und Augmented Reality (VR/AR). Grundlagen und Methoden der Virtuellen und Augmentierten Realität. 2019, S. 24.

238 Fadeev u. a.: Too Real to Be Virtual. Autonomic and EEG Responses to Extreme Stress Scenarios in Virtual Reality. In: Behavioural Neurology 2020, S. 9.

Technologien VR, AR und Mixed Reality, bei der eine Kombination aus VR und AR erfolgt. Küfeoglu[239] formuliert XR treffend als „a catch-all word", dass im Kontext der Mensch-Maschine-Interaktion an Popularität gewonnen hat. Gelingen kann diese Interaktion nur unter Zuhilfenahme von technischem Equipment. Um die virtuelle Welt darzustellen oder Erweiterungen in der realen Welt abzubilden, benötigen Anwender*innen ein Ausgabegerät ähnlich eines Fernsehers. Neben der Wiedergabe über große Bildschirme/Displays erfolgt die visuelle Wiedergabe über Head-Mounted Displays (HMDs).[240] Vergleichbar mit der Form eines Helmes ist das Display direkt am Kopf der Nutzer*innen unmittelbar vor den Augen angebracht.[241] Neben der Helmform ist auch die technische Ausgestaltung als Brille im Umlauf. Bekannte Vertreter am Markt der HMDs sind die HTC-Vive, Oculus-Rift und Microsoft Hololens. Aktuelle XR-Headsets besitzen Kameras, welche es ermöglichen, stufenlos zwischen einer VR- und einer AR-Umgebung zu wechseln, also je nach Art der Anwendung und Bedarf eine gänzlich virtuell generierte Umgebung zu erleben, oder auf eine erweiterte Wahrnehmung der realen Umgebung zu wechseln. Daraus ergibt sich ein besonderes Potenzial für den Einsatz von XR in den Bereichen des Berufstrainings und der Lehre, da die verschiedenen Szenarien für die Nutzer*innen angepasst und individuell erweitert bzw. dargestellt werden können. Optionen im Training der Patient*innenbeobachtung bietet die Integration von Eye-Tracking in den HMDs, bei dem die Blickrichtung innerhalb der XR aufgezeichnet wird. Zu diesem Zweck ist eine Kamera im HMD verbaut, deren Ausrichtung auf die Augen zielt und eine Auswertung der Blickrichtung beider Augen oder jedes einzelnen Auges erlaubt. Steuerung und Interaktion im virtuellen Raum erfolgen über Eingabegeräte, sogenannte Controller, die mit einer Konsole oder einem Computer verbunden sind. Sie verfügen über verschiedenartige Sensoren, die eine kabelgebundene oder drahtlose Übertragung zulassen und insbesondere in der XR hand- oder körperbezogene Bewegungen an das VR-/AR-System übersetzen.[242] Um eine Positionsnachverfolgung der einzelnen Finger zu ermöglichen und so die Bewegungsfreiheit zu unterstützen, erfolgt die technische Erprobung spezieller VR-Handschuhe. Ergänzt werden das Head-Mounted Display und die Eingabegeräte durch Hardwarekomponenten wie einen leistungsstarken PC und ein Trackingsystem, um die räumliche Umgebung abzubilden. Um in die XR-Umgebung einzutauchen, wird die Position des Anwenders/der Anwenderin im realen Raum

239 Küfeoğlu: Emerging Technologies. Value Creation for Sustainable Development. 2022, S. 167.

240 Grimm u. a.: VR/AR-Ausgabegeräte. In: Dörner u. a. (Hrsg.): Virtual und Augmented Reality (VR/AR). Grundlagen und Methoden der Virtuellen und Augmentierten Realität. 2019, S. 163.

241 Dörner u. a.: Einführung in Virtual und Augmented Reality. In: Dörner u. a. (Hrsg.): Virtual und Augmented Reality (VR/AR). Grundlagen und Methoden der Virtuellen und Augmentierten Realität. 2019, S. 13.

242 Grimm u. a.: VR/AR-Eingabegeräte und Tracking. In: Dörner u. a. (Hrsg.): Virtual und Augmented Reality (VR/AR). Grundlagen und Methoden der Virtuellen und Augmentierten Realität. 2019, S. 118.

durch Sensoren erfasst und an das VR-/AR-System übertragen. Neben der Hardware wird Software benötigt. Eigens für die Nutzung von erweiterter Realität entwickelte Programme erlauben eine immersive Interaktion in Trainings- und Simulationsanwendungen. Broll[243] verweist darauf, dass beim Blick auf die Technologie zumeist nur von „Momentaufnahmen" gesprochen wird, da Soft- und auch Hardware einer stetigen, rapiden Weiterentwicklung unterworfen sind.

7.2 Vorteile

186 Die Effekte, beispielsweise in Form von Lernerfolgen von Berufsgruppen des Gesundheitswesens (vor allem bei Medizinstudierenden) in Skills Labs sind bereits vielfach untersucht worden. Dabei werden entweder Simulationen im Skills Lab mit herkömmlichen Unterrichtsmethoden verglichen[244] zwischen High und Low Fidelity Mannequins[245] oder zwischen traditionellem Unterricht und Simulationen mit High Fidelity Mannequins und Laiendarsteller*innen. Es zeigen sich positive Effekte in den Dimensionen Selbstsicherheit[246] sowie höhere manuelle[247] und kognitive Fertigkeiten[248]. In der Studie von Luctkar-Flude u. a. zeigt sich insgesamt eine Überlegenheit der Simulationen mit High Fidelity Mannequins.[249] Allerdings sind Lernende in Simulationen mit direktem Personenkontakt, z. B. mit Laienschauspieler*innen oder Mitstudierenden zufriedener. Es kann zusammengefasst werden, dass die Ausbildung in Skills Labs gegenüber herkömmlichen Unterrichtsmethoden Vorteile zeigt.

187 Mit besonderem Blick auf den Einsatz von XR-Elementen zeigen sich ebenfalls positive Veränderungen im Vergleich zu traditionellen Lehrmethoden. So stellen Seymour u. a. einen Anstieg von Geschwindigkeit und Genauigkeit bei der Durchführung von Operationen zur Entfernung der Gallenblase (Cholecystektomie) fest, wenn die behandelnden Ärzte und Ärztinnen zuvor in einer VR-Umgebung

243 Broll: Augmentierte Realität. In: Dörner u. a. (Hrsg.): Virtual und Augmented Reality (VR/AR). Grundlagen und Methoden der Virtuellen und Augmentierten Realität. 2019, S. 393.

244 Alinier u. a.: Effectiveness of intermediate-fidelity simulation training technology in undergraduate nursing education. In: Journal of Advanced Nursing 54/3/2006, S. 359–369; Brannan u. a.: Simulator Effects on Cognitive Skills and Confidence Levels. In: Journal of Nursing Education 47/11/2008, S. 495–500.

245 Alfes: Evaluating the Use of Simulation with Beginning Nursing Students. In: Journal of Nursing Education 50/2/2011, S. 89–93; Gates u. a.: Enhancing Nursing Knowledge Using High-Fidelity Simulation. In: Journal of Nursing Education 51/1/2012, S. 9–15.

246 Alfes: Evaluating the Use of Simulation with Beginning Nursing Students. In: Journal of Nursing Education 50/2/2011, S. 89–93.

247 Alinier u. a.: Effectiveness of intermediate-fidelity simulation training technology in undergraduate nursing education. In: Journal of Advanced Nursing 54/3/2006, S. 359–369.

248 Brannan u. a.: Simulator Effects on Cognitive Skills and Confidence Levels. In: Journal of Nursing Education 47/11/2008, S. 495–500.

249 Luctkar-Flude u. a.: Evaluating high-fidelity human simulators and standardized patients in an undergraduate nursing health assessment course. In: Nurse Education Today 32/4/2012, S. 448–452.

geschult wurden.[250] Zur Vorbereitung auf eine Bronchoskopie ließen Colt u. a. Proband*innen vorab in einer VR schulen. Die Teilnehmenden erreichten dabei nach wenigen Trainingseinheiten ein Fertigkeitslevel, das erfahrenen Kolleg*innen gleichkam.[251] Weiner u. a. untersuchten den Nutzen von VR bei Ultraschalltrainings von Pflegenden.[252] Sie kommen zu dem Schluss, dass das Equipment zwar kostenintensiv sei, aber das Risiko sowohl Patient*innen als auch das Equipment zu schädigen, deutlich reduziert sei. Sie empfehlen darüber hinaus den Einsatz von Augmented Reality. Auch für die Stärkung der Interprofessionalität von Gesundheitsberufen zeigen sich positive Effekte durch den Einsatz von VR. Bezogen auf das Aufgabengebiet der Palliativversorgung schulten Lee u. a. fünf verschiedene Berufsgruppen aus Medizin, Pflege, Ernährung, Physiotherapie und Sozialer Arbeit und stellten eine hohe Akzeptanz dieses Vorgehens fest.[253]

Für die Einbeziehung von XR in die Pflegebildung spricht zunächst das aktive **188**
Agieren innerhalb eines Trainingsszenarios. In einer Untersuchung durchliefen Pflegestudierende drei Modalitäten: Eine aktive Teilnahme an einer Simulation, des Weiteren eine Beobachtung der laufenden Simulation über einen Monitor sowie die beobachtende Teilnahme der Simulation von einer VR-Umgebung aus. Die Teilnehmenden, die handelnd an der Simulation mitwirkten und jene, die sich via VR beteiligten, nahmen einen starken Einbezug in die Lernerfahrung wahr. Dabei ähnelte die reine Beobachtung in VR einer aktiven Teilnahme.[254] Dennoch ist der Einsatz von XR nur bedingt als ergänzendes Medium der realen Simulation zu betrachten. Vielmehr ist davon auszugehen, dass XR-Trainings das Portfolio der Hochschulen erweitern[255] und unter anderem räumliche oder materielle Beschränkungen (wenige Materialien, begrenzte Lagermöglichkeiten, hochfrequente Nutzung der Skills Labs) kompensieren. In den Curricula der gesundheitsbezogenen Studiengänge ist Patient*innensicherheit als vordergründiges Lernziel verankert und erfordert meist simulationsbasierte Lerneinheiten im Skills Lab.[256] Im Rahmen von Katastrophentrainings lernen neben Mitarbeiter*innen der Polizei und Feuerwehr auch Pflegefachkräfte in Schulungen den adäquaten

250 Seymour u. a.: Virtual Reality Training Improves Operating Room Performance. Results of a Randomized, Double-Blinded Study. In: Annals of Surgery 236/4/2002, S. 458–464.

251 Colt u. a.: Virtual Reality Bronchoscopy Simulation. In: Chest Journal 120/4/2001, S. 1333–1339.

252 Weiner u. a.: Expanding Virtual Reality to Teach Ultrasound Skills to Nurse Practitioner Students. In: Studies in Health Technology and Informatics 264/2019, S. 893–897.

253 Lee u. a.: The feasibility and acceptability of using virtual world technology for interprofessional education in palliative care. A mixed methods study. In: Journal of Interprofessional Care 34/4/2020, S. 461–471.

254 Dang u. a.: Assessing Simulation, Virtual Reality, and Television Modalities in Clinical Training. In: Clinical Simulation in Nursing 19/2018, S. 31–37.

255 Shin u. a.: Educational Characteristics of Virtual Simulation in Nursing. An Integrative Review. In: Clinical Simulation in Nursing 37/2019, S. 18.

256 Kreiss u. a.: Patientensicherheit durch gelungene Teamarbeit. Eine interdisziplinäre Lerneinheit von Pflegenden und Notfallsanitätern. In: Kerres u. a. (Hrsg.): Skillslab in Pflege und Gesundheitsfachberufen. Intra- und interprofessionelle Lehrformate. 2021, S. 143.

Umgang mit Notfallsituationen. Je nach Art der Katastrophentrainings variieren die benötigten Materialien von High und Low Fidelity Mannequins, Simulationsgeräten wie Beatmungsgeräten oder Defibrillatoren, über Schutzausrüstung bis hin zu spezieller Einrichtung in den Trainingsräumen. Farra u. a.[257] untersuchten in diesem Zusammenhang die Lern- und Merkfähigkeit von Pflegestudierenden, die ein Katastrophentraining absolvierten. Eine Gruppe durchlief online-Module, die andere absolvierte ein zusätzliches virtuell simuliertes Training. Es zeigte sich, dass zwei Monate nach der Trainingseinheit der Lerneffekt durch die VR-Simulation gegenüber der Gruppe ohne VR verstärkt war.[258] Neben dem ressourcenschonenden Einsatz bietet XR einen expliziten Beitrag zur Kompetenzentwicklung der angehenden Pflegefachkräfte. Den Aspekten Clinical Reasoning, Lernzuwachs, Lernzufriedenheit und Selbstwirksamkeit wurde ein Forschungsvorhaben gewidmet, dessen Teilnehmende in zwei Gruppen eingeteilt wurden. Die Experimentalgruppe durchlief ein fallbasiertes Trainingsszenario in VR, während die Kontrollgruppe das fallbasierte Szenario an einem low-fidelity-Simulator absolvierte. Fachbasiertes Wissen und Bezüge des Clinical Reasoning wurden vor und nach der Intervention sowie zwei Monate später erfragt. Die Studierenden der Experimentalgruppe erzielten bessere Ergebnisse in Bezug auf Wissenserhalt und Lernzufriedenheit, doch Unterschiede im Bereich der Selbstwirksamkeit zeigten sich nicht.[259] XR-Training in der Pflegebildung ist als pädagogisches Konzept zu betrachten, bei dem spielerische Facetten auf problembasiertes Lernen treffen. So widmeten sich Samosorn u. a. dem Training mit Atemwegsgeräten. Das Handling bei endotrachealer Intubation, Larynxmaske und Larynxtubus ist laut Samosorn kaum routiniert in Simulationen zu erlernen. Studierende gaben nach der Lernerfahrung im VR-Atemwegslabor einen signifikanten Wissenszuwachs an. Die ebenfalls teilnehmenden Lehrkräfte bewerteten die VR als probate Methode zur Vermittlung hochkomplexer Kompetenzen.[260]

7.3 Grenzen

189 Die Forscher setzten neben der Wissensvermittlung auch einen Fokus auf Cybersickness. Die Anwendung von digitalen Systemen ist nicht völlig frei von unerwünschten Nebenwirkungen. Auch das Arbeiten vor dem PC-Bildschirm oder eine andauernde Nutzung des Smartphones kann zu Kopfschmerzen und einer Ermüdung und Reizung der Augen führen. Der Bildschirm eines Head-Mounted Displays befindet sich besonders nah am Auge. Übliche Symptome während einer

257 Farra u. a.: Improved Training for Disasters Using 3-D Virtual Reality Simulation. In: Western Journal of Nursing Research 35/5/2013, S. 661.

258 Farra u. a.: Improved Training for Disasters Using 3-D Virtual Reality Simulation. In: Western Journal of Nursing Research 35/5/2013, S. 666.

259 Padilha u. a.: Clinical Virtual Simulation in Nursing Education. Randomized Controlled Trial. In: Journal of Medical Internet Research 21/3/2019, S. 6.

260 Samosorn u. a.: Teaching Airway Insertion Skills to Nursing Faculty and Students Using Virtual Reality. A Pilot Study. In: Clinical Simulation in Nursing 39/2020, S. 19 f.

60-minütigen Nutzungsdauer eines HMDs sind neben Kopfschmerzen auch trockene Augen und eine erhöhte Lichtempfindlichkeit.[261] Ebenso können während einer XR-Anwendung Kaltschweißigkeit, Übelkeit, Erbrechen, erhöhter Speichelfluss, Benommenheit, Schwindel und Desorientierung auftreten.[262] Diese Ansammlung unerwünschter, gesundheitsbezogener Effekte erinnert an die Reise- oder Flugsimulatorkrankheit, tritt jedoch in XR auch beim alleinigen Betrachten der Bildabfolge auf. Die Symptome der Cybersickness können während der XR-Anwendung auftreten, noch im Nachgang spürbar sein und sich bei erneuter XR-Nutzung zeitnah wiederholen.[263] Die individuellen Ursachen für eine Anfälligkeit sind bislang nicht identifiziert, es wirken sich jedoch diverse Einflussfaktoren wie Alter, Vorerfahrungen, aber auch technische Kriterien (Bildkontrast, Flackern, großes Sichtfeld) auf die Anwender*innen aus. Die Beobachtung und Erfassung der Cybersickness wird empfohlen, da sie „[...] eine echte Barriere für die Verwendung von VR und AR darstellt [...]“[264]. Standardisierte Fragebögen sind heranzuziehen, wobei klassische Instrumente wie der Simulator Sickness Questionnaire und die Motion Sickness Assessment Questionnaire nicht zur Cybersickness-Erfassung entwickelt wurden.[265] In Rückbesinnung auf die Studie zum VR-Atemwegsgerätetraining erfolgte eine Ermittlung der gesundheitsbezogenen Effekte: Die Teilnehmenden erlebten nur wenige bis gar keine Symptome. Samosorn u. a.[266] weisen darauf hin, dass der herangezogene Fragebogen keine nachgewiesene Validität und Reliabilität für die Pflege besitzt, eine Erfassung im Sinne einer uneingeschränkten XR-Erfahrung erschien jedoch wichtig. Deutlich auffälligere Beobachtungen wurden hingegen in der Studie zur Anordnung des OP-Bestecks auf dem Instrumententisch gemacht. Teilnehmende mit Symptomen der Cybersickness bekamen das Gefühl, in der VR nur über unzulängliches Wissen und reduzierte eigene Fähigkeiten zu verfügen. Sie schätzten ihre fachliche Performance unzutreffend ein.[267] Während Cybersickness durchaus Gegenstand von Untersuchungen ist, wird ihr im Zusammenhang mit pflegebezogenen Trainings-

261 Hirzle u. a.: Understanding, Addressing, and Analysing Digital Eye Strain in Virtual Reality Head-Mounted Displays. In: ACM Transactions on Computer-Human Interaction 29/4/2022, S. 33:2.

262 Dörner/Steinicke: Wahrnehmungsaspekte von VR. In: Dörner u. a. (Hrsg.): Virtual und Augmented Reality (VR/AR). Grundlagen und Methoden der Virtuellen und Augmentierten Realität. 2019, S. 67.

263 Dörner/Steinicke: Wahrnehmungsaspekte von VR. In: Dörner u. a. (Hrsg.): Virtual und Augmented Reality (VR/AR). Grundlagen und Methoden der Virtuellen und Augmentierten Realität. 2019, S. 68.

264 Dörner/Steinicke: Wahrnehmungsaspekte von VR. In: Dörner u. a. (Hrsg.): Virtual und Augmented Reality (VR/AR). Grundlagen und Methoden der Virtuellen und Augmentierten Realität. 2019, S. 70.

265 Dörner/Steinicke: Wahrnehmungsaspekte von VR. In: Dörner u. a. (Hrsg.): Virtual und Augmented Reality (VR/AR). Grundlagen und Methoden der Virtuellen und Augmentierten Realität. 2019, S. 70.

266 Samosorn u. a.: Teaching Airway Insertion Skills to Nursing Faculty and Students Using Virtual Reality. A Pilot Study. In: Clinical Simulation in Nursing 39/2020, S. 24.

267 Bracq u. a.: Learning procedural skills with a virtual reality simulator. An acceptability study. In: Nurse Education Today 79/2019, S. 153 ff.

szenarien nur wenig Aufmerksamkeit gewidmet. Da sie jedoch maßgeblichen Einfluss auf den Lernerfolg zu haben vermag, sollte der Erfassung gesundheitsbezogener Effekte zukünftig ein höheres Augenmerk geschenkt werden, um den Einsatz von XR-Systemen in der hochschulischen Pflegebildung effektiver und sicherer zu gestalten. Aus der Literaturübersicht summiert sich auf, dass XR-Anwendungen bislang überwiegend mit erfahrenen Pflegekräften durchgeführt und in den Bereich des Katastrophentrainings eingeordnet wurden. Der Fokus auf Auszubildende und Studierende fand nur bedingt statt. Zudem fanden die Trainings teilweise über große Monitore statt und weniger unter Einbezug der HMDs. Mit kontinuierlicher Weiterentwicklung von Soft- und Hardware kommen allerdings neue Chancen auf den Pflegebildungssektor zu.

7.4 Anwendung in der pflegerischen Bildung

190 Erleben, trainieren, einprägen – unter diesem Motto tauchten Auszubildende und Studierende des Pflegeberufes in das virtuelle Patient*innenzimmer skill.LAB:XR ein. Noch vor Beendigung der Bauphase des realen Skills Labs der Alice Salomon Hochschule Berlin wurden Wände und Fenster vermessen, der Feinschliff folgte nach Fertigstellung der Räumlichkeiten. Es entstand ein detailgetreues Abbild des Krankenhaussettings inklusive rotem Fußboden, Patient*innenbett und Nachtschrank. Fortan war dieses Skills Lab transportabel und konnte außerhalb der Hochschule zum Leben erweckt werden – direkt nach Aufsetzen des Head-Mounted Displays sammelten die Lernenden erste Eindrücke in der XR.

191 Realisiert wurde dieses Vorhaben durch den engen Austausch der beteiligten Disziplinen Pflegewissenschaft, Pflegepädagogik und Game Design. Die Expertise der Hochschule für Technik und Wirtschaft Berlin brachte Game Thinking, Design Thinking, künstlerische Arbeitsmethoden und agile Software-Entwicklung ein, die in einen regen interdisziplinären Dialog über Anatomiemodelle, Hygienerichtlinien und Pflegestandards integriert wurde.

192 Aus Gründen der technischen Umsetzbarkeit fiel die Entscheidung, den Fokus auf ein Trainingsszenario zu legen: Die an Pflegefachkräfte delegierbare Durchführung der venösen Blutentnahme. Sie erfordert umfassende anatomische Kenntnisse (siehe Abb. 3) und bietet gleichsam das Potenzial, Kompetenzen im Umgang mit Hygienemaßnahmen, der Anordnung von Materialien und manuellen Fertigkeiten zu trainieren.

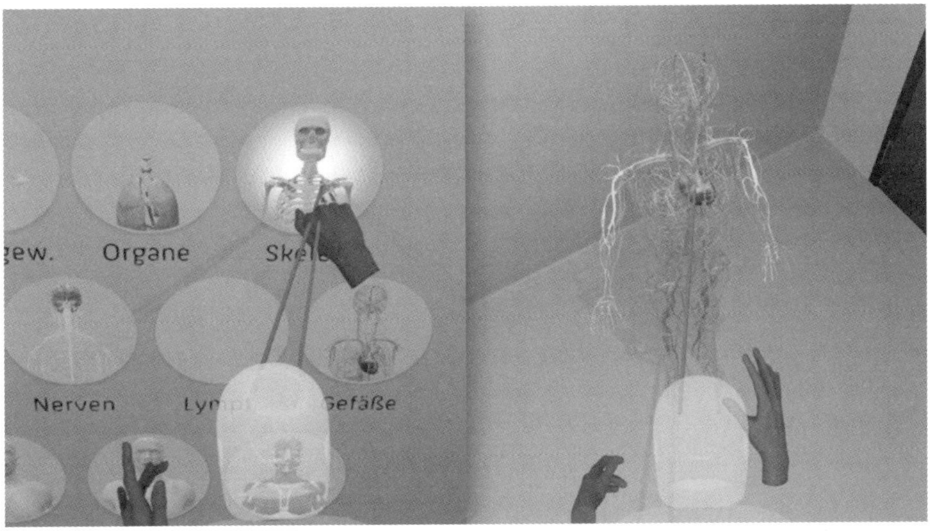

Abb. 3: Auswahl der anatomischen Ansicht gesteuert durch virtuelle Hände

Quelle: Eigene Darstellung durch D. Witzgall.

Auch Kommunikationstechniken und Aspekte der Patient*innenbeobachtung 193
kommen zur Anwendung. Unter Einbezug dieser Kriterien wurde ein digitaler Prototyp entwickelt (siehe Abb. 4). Durch den iterativen Charakter im Entwicklungsprozess der Software lag ein Pretest nahe. Die Rückmeldungen zur Benutzerfreundlichkeit, den Erfahrungen in der erweiterten Umgebung und mögliche gesundheitsbezogene Begleitsymptome waren ausschlaggebend für fortlaufende Entwicklung. Weitere Interventionsdurchläufe fanden statt. Auszubildende der Schule für Gesundheitsberufe, Studierende des Bachelorstudiengangs Pflege und examinierte Pflegefachkräfte lieferten kontinuierlich Informationen zur Optimierung des Trainingsszenarios.

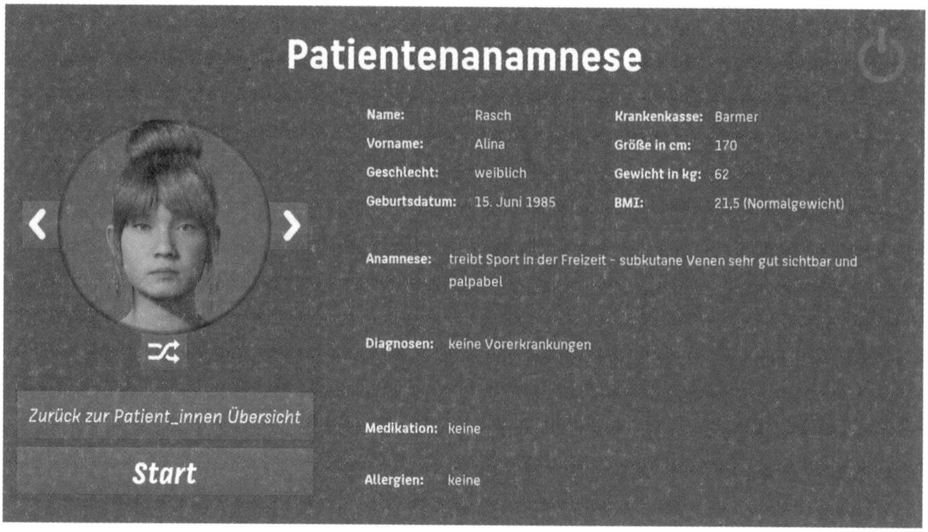

Abb. 4: Auswahl aus der virtuellen Patient*innenkartei
Quelle: Eigene Darstellung durch D. Witzgall.

194 In der ersten Phase standen Lernende und Forschende halb schmunzelnd, halb frustriert in der XR-Umgebung. Statt der herkömmlichen Controller wurden neu auf den Markt gebrachte Handschuhe benutzt. Sie sollten die Fingerfertigkeit erleichtern und doch fielen sämtliche Objekte unvorhersehbar herunter: Das Desinfektionsmittel rollte unter das Bett und ließ sich nicht aufnehmen. Die Butterflykanüle rutschte in die Kleidung des Patienten, Schrankgriffe verweigerten das Öffnen, die Patient*innenakte glitt durch das Holz des Beistelltisches. Strukturiertes Vorgehen und hygienisches Arbeiten erschienen unmöglich. Die ersten Teilnehmenden äußerten Unsicherheiten im Umgang mit den Materialien vor dem XR-Training und erwartungsgemäß auch nach dem Training, verursacht durch das ungenaue Greifvermögen. Durch das Feedback der Auszubildenden und Studierenden waren Funktionalität und Design nach und nach anzupassen. Weitere Funktionen zur Interaktion wurden integriert und trugen dazu bei, die XR-Erfahrung zu verbessern und das Einüben zu erleichtern. Letztlich durchliefen die Lernenden die Simulation der Blutentnahme in der XR-Umgebung einschließlich der Vor- und Nachbereitung. Untersucht wurden die Sicherheit im Umgang der benötigten Materialien, die Patient*innenbeobachtung via Eyetracking (siehe Abb. 5) und das individuelle Stresslevel während der Durchführung.

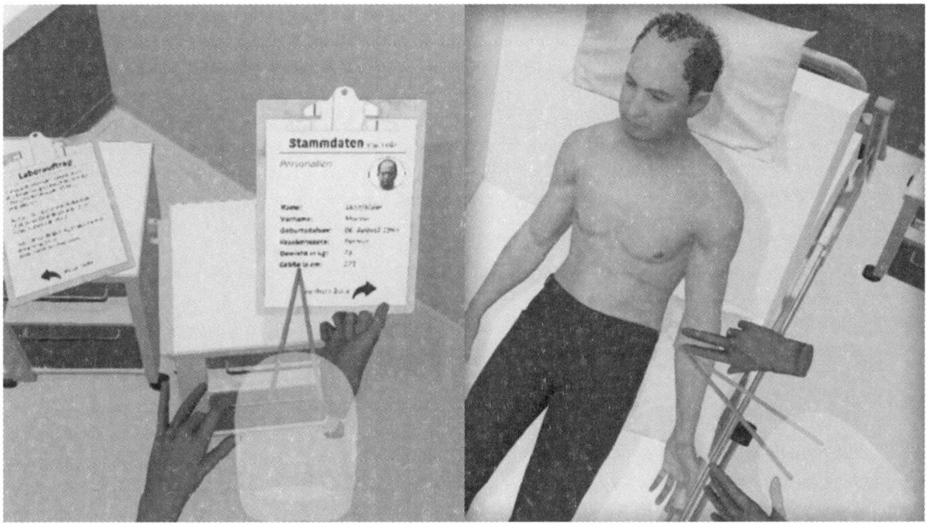

Abb. 5: Visualisierung des Eye Trackings
Quelle: Eigene Darstellung durch D. Witzgall.

Gesundheitsbezogene Effekte wie Kopfschmerzen, Augenreizung und Schwindel, die Hinweise auf Cybersickness geben, wurden zu wiederholten Zeitpunkten standardisiert erfragt. Erste Ergebnisse belegen, dass nur wenige Teilnehmende über Kopfschmerzen, Überanstrengung der Augen und Erschöpfung klagten. **195**

Nachdem alle Teilnehmenden eine theoretische Schulung zur Blutabnahme erhalten hatten, gaben mehr als die Hälfte der Lernenden an, sich unsicher bis eher unsicher in der praktischen Umsetzung zu fühlen. Nach der Durchführung einer VR-Simulation der Blutentnahme zeigte sich jedoch eine signifikante Reduktion des Stresslevels der Teilnehmenden. **196**

Tab. 14: Aufbau eines XR-Trainingsszenarios

Name des Szenarios

Blutentnahme im Kliniksetting

Hinweise zur Raumgestaltung

Umgebungsgestaltung / Materialien / Geräte

- Fläche mit Bewegungsfreiheit je nach Szenario (Empfehlung: mind. 5x5 Meter)
- Pro TN: 1 HMD, Controller oder VR-Handschuhe, Basestation
- Ablagefläche außerhalb der XR-Trainingsfläche
- Hocker/Stuhl für Pausen bei Cybersickness
- Bereitstellung von Hände- und Flächendesinfektionsmittel sowie Desinfektionsmittel für HMDs

Materialien im AR-Szenario:

- Patient*innenbett inkl. Bettwäsche
- Simulator oder Venenpunktionsarmmodell
- Stauschlauch
- Kanüle und ggf. Adapter
- unsterile Handschuhe
- Tupfer
- Hände- und Hautdesinfektion
- Entnahmeröhrchen
- Abwurfbehälter
- Spritzentablett / Nierenschale
- Pflaster
- Ständer zur Armablage

Simulationspatient*in

- Auswahlmöglichkeiten nach Alter, Geschlecht, Körpergröße, Anamnese (Vorerkrankungen)
- Kleidung: Patient*innenhemd oder private Bekleidung

Außerhalb des XR-Bereichs / im Regieraum

- Laptop
- zusätzliche Monitore
- Head-Set zur Spracheingabe (Patient*innenkommunikation)
- Ladestation

Lernziele

- Kommunikation (Begrüßung, Vorstellung, Informationen zur Blutentnahme, Handlungsbegleitende Informationen, Erfragen des Befindens)
- Arbeitsreihenfolge: Durchführung der Punktion sowie Vor- und Nachbereitung
- Hygienische Arbeitsweise
- Einbezug / Handling der Materialien
- Umgang mit Herausforderungen/Störquellen

<table>
<tr><td colspan="2">Szenario Briefing</td></tr>
<tr><td colspan="2">Im Szenario ist ein TN aktiv. Mehrere Mitglieder des Plenums können das Training nacheinander durchlaufen.
Der Patient*innentext wird über den Lautsprecher der HMDs abgespielt.</td></tr>
<tr><td>Wer wird behandelt?</td><td>Der/Die Patient*in ist vor dem Szenariostart aus einer Zusammenstellung frei wählbar.
Die Auswahl entscheidet über persönliche Daten, biografische Merkmale, optische Merkmale (z. B. Brille, Kleidung) und das Verhalten (Unruhe, Schmerzen, Angst). Sprachliche Merkmale werden von der Lehrkraft bestimmt.</td></tr>
<tr><td>Wo findet es statt?</td><td>Im Patient*innenzimmer eines Krankenhauses</td></tr>
<tr><td>Wann?</td><td>Es ist am Vormittag, Frühjahr, es ist warm</td></tr>
<tr><td>Was?
Situationsbeschreibung</td><td>Es handelt sich um eine Blutentnahme. Vom ärztlichen Dienst wurde eine Anordnung zur venösen Blutentnahme ausgestellt. Die Parameter sind der Patient*innenakte zu entnehmen.
Der TN betritt das Zimmer des Patienten/der Patientin.
Der TN orientiert sich im Raum.
Die Materialien befinden sich im XR-Bereich.</td></tr>
<tr><td>Wie sieht der/die Patient*in aus?
+ Symptome
+ Verhalten</td><td>Diese Parameter sind abhängig von der Auswahl des Patienten/der Patientin.
Exemplarische Beschreibung:
• Ist mit einem Patient*innenhemd bekleidet
• Ist mobil und läuft flott
• Keine kognitiven Einschränkungen
• Keine Allergien</td></tr>
<tr><td>TN bei Start des Szenarios</td><td>TN betritt bekleidet mit HMD und Controller den XR-Bereich, es sind keine weiteren Materialen nötig.</td></tr>
<tr><td colspan="2">Beendigung des XR-Trainingsszenarios</td></tr>
<tr><td colspan="2">Nach Beendigung des Szenarios verlässt der TN den XR-Bereich, indem HMD und Controller abgelegt werden.
Eine Flächendesinfektion folgt.
Ein Debriefing findet im DR statt.</td></tr>
</table>

DR: Debriefingraum

TN: Aktiv im Szenario Teilnehmender

RR: Regieraum

Plenum: Teilnehmer, welche im Debriefingraum das Szenario mitverfolgen

XR-Bereich: Simulationsbereich (Szenarien werden hier durchgeführt) incl. XR-Technik

Quelle: Eigene Darstellung.

7.5 Literaturverzeichnis

Alfes, C. M.: Evaluating the Use of Simulation with Beginning Nursing Students. In: Journal of Nursing Education 2/2011, S. 89–93.

Alinier, G. u. a.: Effectiveness of intermediate-fidelity simulation training technology in undergraduate nursing education. In: Journal of Advanced Nursing 54/3/2006, S. 359–369.

Bracq, M. u. a.: Learning procedural skills with a virtual reality simulator. An acceptability study. In: Nurse Education Today 79/2019, S. 153–160.

Brannan, J. D. u. a.: Simulator Effects on Cognitive Skills and Confidence Levels. In: Journal of Nursing Education 47/11/2008, S. 495–500.

Broll, W.: Augmentierte Realität. In: Dörner, R. u. a. (Hrsg.): Virtual und Augmented Reality (VR/AR). Grundlagen und Methoden der Virtuellen und Augmentierten Realität. 2. Aktualisierung. Berlin 2019, S. 315–355.

Colt, H. G. u. a.: Virtual Reality Bronchoscopy Simulation. In: Chest Journal 4/2001, S. 1333–1339.

Dang, B. u. a.: Assessing Simulation, Virtual Reality, and Television Modalities in Clinical Training. In: Clinical Simulation in Nursing 19/2018, S. 31–37.

Dörner, R. u. a.: Einführung in Virtual und Augmented Reality. In: Dörner, R. u. a. (Hrsg.): Virtual und Augmented Reality (VR/AR). Grundlagen und Methoden der Virtuellen und Augmentierten Realität. 2. Aktualisierung. Berlin 2019, S. 1–41.

Dörner, R./Steinicke, F.: Wahrnehmungsaspekte von VR. In: Dörner, R. u. a. (Hrsg.): Virtual und Augmented Reality (VR/AR). Grundlagen und Methoden der Virtuellen und Augmentierten Realität. 2. Aktualisierung. Berlin 2019, S. 43–76.

Fadeev, K. u. a.: Too Real to Be Virtual. Autonomic and EEG Responses to Extreme Stress Scenarios in Virtual Reality. In: Behavioural Neurology 2020, S. 1–11.

Farra, S. u. a.: Improved Training for Disasters Using 3-D Virtual Reality Simulation. In: Western Journal of Nursing Research 5/2013, S. 655–671.

Gates, M. G. u. a.: Enhancing Nursing Knowledge Using High-Fidelity Simulation. In: Journal of Nursing Education 1/2012, S. 9–15.

Grimm, P. u. a.: VR/AR-Ausgabegeräte. In: Dörner, R. u. a. (Hrsg.): Virtual und Augmented Reality (VR/AR). Grundlagen und Methoden der Virtuellen und Augmentierten Realität. 2. Aktualisierung. Berlin 2019, S. 163–216.

Hirzle, T. u. a.: Understanding, Addressing, and Analysing Digital Eye Strain in Virtual Reality Head-Mounted Displays. In: ACM Transactions on Computer-Human Interaction 4/2022, S. 1–80.

Kreiss, V. u. a.: Patientensicherheit durch gelungene Teamarbeit. Eine interdisziplinäre Lerneinheit von Pflegenden und Notfallsanitätern. In: Kerres, A. u. a. (Hrsg.): Skillslab in Pflege und Gesundheitsfachberufen. Intra- und interprofessionelle Lehrformate. 1. Aufl. Berlin 2021, S. 143–155.

Küfeoğlu, S.: Emerging Technologies. Value Creation for Sustainable Development. 1. Aufl. Cham 2022.

Lee, A. L. u. a.: The feasibility and acceptability of using virtual world technology for interprofessional education in palliative care. A mixed methods study. In: Journal of Interprofessional Care 4/2020, S. 461–471.

Luctkar-Flude, M. u. a.: Evaluating high-fidelity human simulators and standardized patients in an undergraduate nursing health assessment course. In: Nurse Education Today 4/2012, S. 448–452.

Meyer, H.: Unterrichtsmethodik. In: Oelke, U./Meyer, H. (Hrsg.): Didaktik und Methodik für Lehrende in Pflege- und Gesundheitsberufen. 1. Aufl. Berlin 2013, S. 139–233.

Padilha, J. M. u. a.: Clinical Virtual Simulation in Nursing Education. Randomized Controlled Trial. In: Journal of Medical Internet Research 3/2019, S. 1–9.

Samosorn, A. B. u. a.: Teaching Airway Insertion Skills to Nursing Faculty and Students Using Virtual Reality. A Pilot Study. In: Clinical Simulation in Nursing 39/2020, S. 18–26.

Seymour, N. E. u. a.: Virtual Reality Training Improves Operating Room Performance. Results of a Randomized, Double-Blinded Study. In: Annals of Surgery 4/2002, S. 458–464.

Shin, H. u. a.: Educational Characteristics of Virtual Simulation in Nursing. An Integrative Review. In: Clinical Simulation in Nursing 37/2019, S. 18–28.

Weiner, E. u. a.: Expanding Virtual Reality to Teach Ultrasound Skills to Nurse Practitioner Students. In: Studies in Health Technology and Informatics 264/2019, S. 893–897.

8 Einsatz von Simulationspersonen in der Skills Lab-Lehre – Expert*inneninterviews zu Nutzen und Grenzen

Svenja Urban

8.1 Einleitung

Im folgenden Kapitel sollen die Ergebnisse der bisher unveröffentlichten Bachelorarbeit „Einsatz von Simulationspersonen in der Skills Lab-Lehre – Expert_inneninterviews zu Nutzen und Grenzen“[268] zusammengefasst werden. 197

Die simulationsbasierte Lehre mittels Simulationspersonen (SP) ist international Standard und führt zu mehr Patient*innensicherheit[269]. Durch das neue Pflegeberufegesetz ist dies nun auch in Deutschland möglich. Bisher existieren jedoch nur wenige Konzepte zur Implementierung in die Lehre. 198

Um eine möglichst realitätsnahe Simulation zu erreichen, kann je nach Lernziel entweder mit elektrischen Pflegepuppen, sogenannten Manikins, oder mit SP – bei Bedarf in Kombination mit Hybridmodellen – gearbeitet werden[270]. Die Lehrkraft beeinflusst daher mit der gewählten Modalität den Realitätsgrad – auch Fidelity genannt – der Simulation und sollte sich dabei am Lernstand und dem Lernziel der Lernenden orientieren[271]. Laut Moran et al.[272] kann der Grad der Realität zwischen niedrig (Low Fidelity – sehr künstlich), mittel (Medium Fidelity – etwas künstlich) und hoch (High Fidelity – möglichst real) variieren, ohne dass eine eindeutige Abgrenzung der einzelnen Grade erfolgen kann. Demnach ist eine Simulation umso realistischer, desto authentischer die Einrichtung, das Equipment und die Modalität (Simulator, SP oder Rollenspiel) sind und desto relevanter eine Simulation empfunden wird[273]. Bei einer Simulation mit höchstem Realitäts- 199

268 Urban: Einsatz von Simulationspersonen in der Skills Lab-Lehre – Expert_inneninterviews zu Nutzen und Grenzen. Unpublizierte Bachelor-Arbeit zur Erlangung des Grades „Bachelor of Science“ (B.Sc.) im Studiengang Gesundheits- und Pflegemanagement an der „Alice Salomon“ – Hochschule für Sozialarbeit und Sozialpädagogik eingereicht im Sommersemester 2022 am 30.7.2022.

269 Schwermann/Loewenhardt: SimNAT Pflege – Simulations-Netzwerk Ausbildung und Training in der Pflege. In: Kerres u. a. (Hrsg.): Skillslab in Pflege und Gesundheitsfachberufen. Intra- und interprofessionelle Lehrformate. 2021, S. 10.

270 Kirsten/Kagermann: Simulation in der Berufsbildung der Pflege. In: St. Pierre/Breuer (Hrsg.): Simulation in der Medizin. 2018, S. 459.

271 Moran u. a.: Simulation: Best Practices in Nursing Education. 2018, S. 16; Schwermann/Loewenhardt: SimNAT Pflege – Simulations-Netzwerk Ausbildung und Training in der Pflege. In: Kerres u. a. (Hrsg.): Skillslab in Pflege und Gesundheitsfachberufen. Intra- und interprofessionelle Lehrformate. 2021, S. 7.

272 Moran u. a.: Simulation: Best Practices in Nursing Education. 2018, S. 16.

273 Schwermann/Loewenhardt: SimNAT Pflege – Simulations-Netzwerk Ausbildung und Training in der Pflege. In: Kerres u. a. (Hrsg.): Skillslab in Pflege und Gesundheitsfachberufen. Intra- und interprofessionelle Lehrformate. 2021, S. 9.

grad liegt nach Moran[274] der Fokus auf der Kommunikation und Interaktion zwischen der angehenden Pflegekraft und den Patient*innen oder Kolleg*innen; somit ist der Einsatz von SP mit einem besonders hohen Grad an Realität verbunden[275].

200 In der deutschen Pflegebildung wird noch sehr wenig mit SP gearbeitet, dementsprechend existieren nur wenige Konzepte und Handlungsempfehlungen für die Arbeit mit SP in Ausbildungsstätten und Hochschulen[276]. Der Fokus liegt bisher vor allem auf dem Einsatz von Simulatoren.

201 Die folgenden Kapitel sollen Handlungsempfehlungen für die Implementierung eines SP-Programms geben.

8.2 Methodik

202 Es erfolgte eine qualitative Studie mittels dreier Expert*inneninterviews mit Pflegefachkräften unterschiedlichen Erfahrungsstandes in der Lehre mit SP an Hand von halb-standardisierten Fragebogen. Die Interviews wurden wortwörtlich transkribiert, dabei anonymisiert und anschließend anhand der strukturierten Inhaltsanalyse nach Mayring[277] interpretiert.

203 Aus den individuellen Erfahrungen der Expert*innen in Verbindung mit den Erkenntnissen aus der Wissenschaft sollen Handlungsempfehlungen für ein SP-Programm abgeleitet werden.

8.3 Konzeptgestaltung

204 Die Befragung der Expert*innen hinsichtlich der allgemeinen Konzeption ergab, dass die Lehre mit SP besonders zum Lückenschluss zwischen Theorie und Praxis geeignet ist, die Bedeutung von High Fidelity Simulatoren übersteigt und dadurch letztlich für mehr Patient*innensicherheit sorgt.

274 Moran u. a.: Simulation: Best Practices in Nursing Education. 2018, S. 17.
275 Mörzinger: Ein dritter Ort des Lernens. Lernbereich Training und Transfer. Ein Leitfaden zur Konzeption des LTT in der Pflegeausbildung. 2021, S. 99.
276 Loewenhardt u. a.: Simulations-Netzwerk Ausbildung und Training in der Pflege e. V. – Simulation in der Pflegebildung. In: Pädagogik der Gesundheitsberufe 1/2014, S. 64–68.
277 Mayring: Qualitative Inhaltsanalyse: Grundlagen und Techniken. 12. überarb. Aufl. 2015, S. 69–90.

8.3.1 Stellenwert der Simulation mit SP

Ziel der simulationsbasierten Lehre ist die Verzahnung zwischen Theorie und Praxis[278], um für mehr Patient*innensicherheit zu sorgen[279]. Die Expert*innen setzen den Stellenwert der SP noch über den der Arbeit mit Simulatoren: „*im Verlauf bin ich in Kontakt gekommen mit Darstellern und Schauspielpatienten [...] und habe die Bedeutung kennengelernt, dass das eigentlich in vielen Bereichen [...], einen höheren Stellenwert hat, als die Simulatoren und die Technik*" (P2, Z. 38–41). Aber auch mehrere Studien kommen zu dem Ergebnis, dass der Wert der SP den der High Fidelity Simulatoren übersteigt. So fanden Tuzer et al.[280] heraus, dass die Lernenden mit SP signifikant höhere Wissenswerte erreichte als die Vergleichsgruppe. Weiterhin bestätigen Üzen Cura et al.[281], dass die Lehre mit SP im Vergleich zu High Fidelity Simulatoren der Pflegepraxis näherkommt und die Zufriedenheit der Studierenden im Anschluss signifikant höher ist. Ignacio et al.[282] konnten keinen signifikanten Unterschied zwischen den beiden Methoden feststellen. Dass sich Lehre mittels SP gut für Werbezwecke eignet, bestätigt Mörzinger[283]; zusätzlich beschreibt sie aber die Notwendigkeit einer wirksamen Öffentlichkeitsarbeit für eine erfolgreiche Akquise der SP. 205

8.3.2 Konzeptentwicklung

Die Interviews haben ergeben, dass es verschiedene Wege gibt, ein Konzept für SP zu gestalten. Beispielsweise lernen Institutionen mit dem Wunsch nach einem SP-Programm von anderen Institutionen mit bestehendem SP-Programm. Dafür empfehlen Gügel und Kern[284] zum Beispiel bei dem Verein SimNAT Netzwerkarbeit zu betreiben, um von den Erfahrungen anderer zu 206

278 Mörzinger: Ein dritter Ort des Lernens. Lernbereich Training und Transfer. Ein Leitfaden zur Konzeption des LTT in der Pflegeausbildung. 2021, S. 13.

279 Schwermann/Loewenhardt: SimNAT Pflege – Simulations-Netzwerk Ausbildung und Training in der Pflege. In: Kerres u. a. (Hrsg.): Skillslab in Pflege und Gesundheitsfachberufen. Intra- und interprofessionelle Lehrformate. 2021, S. 10.

280 Tuzer u. a.: The effects of using high-fidelity simulators and standardized patients on the thorax, lung, and cardiac examination skills of undergraduate nursing students. In: Nurse education today 2016, o. S.

281 Üzen Cura u. a.: Examining Knowledge, Skill, Stress, Satisfaction, and Self-Confidence Levels of Nursing Students in Three Different Simulation Modalities. In: Asian nursing research 14(3)/ 2020, o. S.

282 Ignacio u. a.: Comparison of standardized patients with high-fidelity simulators for managing stress and improving performance in clinical deterioration: A mixed methods study. In: Nurse education today 35(12)/2015, o. S.

283 Mörzinger: Ein dritter Ort des Lernens. Lernbereich Training und Transfer. Ein Leitfaden zur Konzeption des LTT in der Pflegeausbildung. 2021, S. 61.

284 Gügel/Kern: Aufbau eines Simlabs an einem Bildungszentrum. In: Kerres u. a. (Hrsg.): Skillslab in Pflege und Gesundheitsfachberufen. Intra- und interprofessionelle Lehrformate. 2021, S. 39.

lernen. Schlegel[285] formuliert, dass SP-Konzepte anderer Studiengänge oder Institutionen nicht identisch übernommen werden können, da jedes Konzept den Bedürfnissen der jeweiligen Institution angepasst werden sollte. Zu diesem Zweck rät Mörzinger[286] zu einer allgemeinen Bedarfsanalyse. Wichtig ist, dass zuerst das Konzept durchdacht wird, bevor eventuell unnötige Anschaffungen getätigt werden; dafür bedarf es laut der Expert*innen einer verantwortlichen Person, die für den Mehraufwand freigestellt wird. Auch Gügel und Kern[287] empfehlen, eine Person mit der Konzipierung und Planung zu betrauen. Diese Person sollte Unterstützung von zwei bis drei Mitarbeitenden bekommen und Interesse oder Vorwissen auf dem Gebiet mitbringen.

8.3.3 Curriculum

207 Generell lässt sich anhand der Ergebnisse sagen, dass die Lehreinheiten mit SP im Curriculum und Lehrplan anhand von Lernzielen fest verankert sein müssen, sodass zunächst die theoretischen Inhalte, dann die Skills und zum Abschluss eines Moduls wie in Abb. 6 die Simulationen mit SP stattfinden.

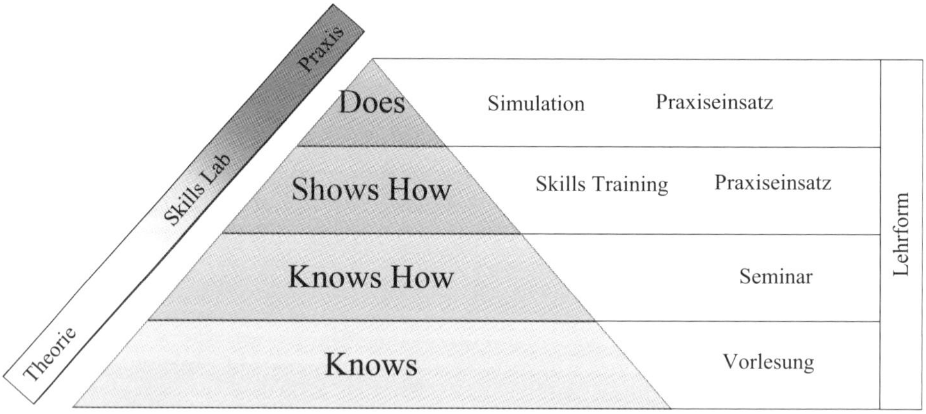

Abb. 6: Miller-Kompetenzpyramide: Das Skills Lab als Bindeglied von Theorie und Praxis

Quelle: Eigene Darstellung in Anlehnung an Miller: Invited Reviews. The Assessment of Clinical Skills/Competence/Performance. In: Acad Med, 65(9)/1990, S. 63.

285 Schlegel: SimulationspatientInnen in der Pflegeausbildung: Chancen und Hindernisse. In: Eisele (Hrsg.): Roadmap in die Zukunft. Modelle und Überlegungen zur Ausbildung einer kommenden Generation von Pflegepersonen. 2017, S. 88.

286 Mörzinger: Ein dritter Ort des Lernens. Lernbereich Training und Transfer. Ein Leitfaden zur Konzeption des LTT in der Pflegeausbildung. 2021, S. 48.

287 Gügel/Kern: Aufbau eines Simlabs an einem Bildungszentrum. In: Kerres u. a. (Hrsg.): Skillslab in Pflege und Gesundheitsfachberufen. Intra- und interprofessionelle Lehrformate. 2021, S. 38.

Auch Kirsten und Kagermann[288] betonen, dass das theoretische Wissen und die erlernten Skills sicher beherrscht werden müssen, um gefestigt in die Simulationssituation einsteigen zu können. Laut der Interviews liegt der Fokus auf der Lehre, trotzdem verweisen die Expert*innen in den Interviews auf die Möglichkeit, mittels Objective Structured Clinical Examination (OSCE) Lernstandskontrollen mit SP abzuhalten. Dies ist auch laut Schlegel[289] eine bewährte Methode. Nach Aussage der Interviewten muss dabei beachtet werden, dass auch eine Simulation mit SP nicht die Komplexität der Realität abbilden kann. Jaki et al.[290] warnen ebenfalls davor, dass ein Simulationszentrum nicht als echte Klinik betrachtet werden dürfe, sondern der pädagogische Aspekt im Vordergrund stehe. **208**

Somit lässt sich anhand der Kompetenzpyramide nach Miller[291] die Lehrerfahrung mit SP, wie in Abb. 6 mit *Shows How* und/oder *Does* gezeigt, nicht richtig abbilden. Hier ist es sinnvoll die Pyramide – wie in Abb. 7 zu sehen – um *Act* zu erweitern. **209**

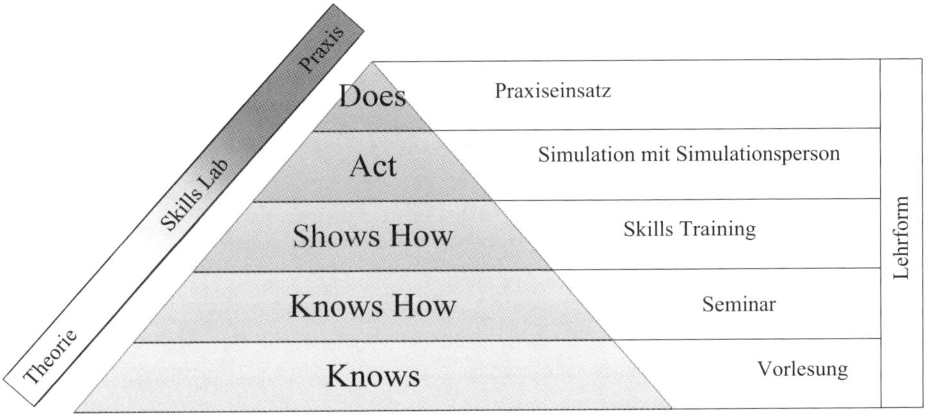

Abb. 7: Erweiterte Miller-Kompetenzpyramide

Quelle: Eigene Darstellung in Anlehnung an Miller: Invited Reviews. The Assessment of Clinical Skills/Competence/Performance. In: Acad Med, 65(9)/1990, S. 63.

288 Kirsten/Kagermann: Simulation in der Berufsbildung der Pflege. In: St. Pierre/Breuer (Hrsg.): Simulation in der Medizin. 2018, S. 451.

289 Schlegel: SimulationspatientInnen in der Pflegeausbildung: Chancen und Hindernisse. In: Eisele (Hrsg.): Roadmap in die Zukunft. Modelle und Überlegungen zur Ausbildung einer kommenden Generation von Pflegepersonen. 2017, S. 90; Schlegel: Objective structured clinical examination (OSCE). In: Schlegel (Hrsg.): OSCE – Kompetenz orientiert Prüfen in der Pflegeausbildung. Einführung und Umsetzung von OSCE-Stationen. Mit über 40 Beispielen von OSCE Aufgabenstellungen und Beurteilungskriterien. 2018, S. 1–8.

290 Jaki u. a.: Vom Zimmer zum Zentrum – „form follows function". In: St. Pierre/Breuer (Hrsg.): Simulation in der Medizin. 2018, S. 27.

291 Miller: Invited Reviews. The Assessment of Clinical Skills/Competence/Performance. In: Acad Med 65(9)/1990, S. 63.

210 Der hinzugekommene Teil *Act* wird zwischen die Teile *Shows How* und *Does* eingefügt. Das soll verdeutlichen, dass es sich, wie oben geschildert, um eine sehr realitätsnahe Simulation[292], nicht aber um die komplexe Realität selbst handelt. Um einen noch höheren Realitätsgrad erreichen zu können und die Komplexität zu steigern, wünschen sich die interviewten Personen die Möglichkeit, Simulationen mit mehreren SP im gesamten (interprofessionellen) Team anzubieten. Dazu bieten Horsley et al.[293] Anwendungsbeispiele und einen Leitfaden zur Erstellung entsprechender Szenarien. P1 wünscht sich zusätzlich eine Multipatient*innensimulation. Eine Situation mit mehreren Patient*innen verlangt ganz neue Fähigkeiten. Die Studierenden müssten entscheiden, welche*r Patient*in die meiste Aufmerksamkeit bräuchte. Dies ist nicht immer die Person, die die meiste Aufmerksamkeit erregt (P1, Z. 704–714). Auch P3s Wunsch geht in diese Richtung: „*Ich fänd das [Simulation einer Großfamilie] sehr spannend. Auch so eine ganze Station zu simulieren wäre spannend*“ (P3, Z. 479–480).

8.3.4 Zeitmanagement

211 In der zeitlichen Planung ist eine Platzierung der Simulationseinheiten als Abschluss des Theorieblocks in Form einer Brücke hin zum Praxiseinsatz vorzunehmen. Die Ergebnisse der Interviews machen deutlich, wie wichtig eine frühzeitige Planung der Lehreinheiten mit SP ist. „*Also das muss halt langfristig – aus meiner Sicht – geplant werden. Es muss [...] eigentlich schon im Februar klar sein, wann im September oder im Oktober ehm ein Simulationstraining mit entsprechenden Schauspielpatienten stattfindet*“ (P2, Z. 67–69). Durch einen festen Zeitpunkt in der Lehrplanung können SP rechtzeitig eingeladen und geschult werden. Mörzinger[294] (2021) empfiehlt ebenfalls die Anfertigung eines Jahresplans. Hier sind alle erforderlichen Zeiten für Schulungen, Vor- und Nachbereitung, Durchführung sowie Evaluation im realistischen Umfang zu verzeichnen.

8.3.5 Schulungskonzept

212 Die Schulung der SP zeugt von Professionalität und sollte die Unterweisung und das Training der einzelnen Skripte sowie die Technik eines qualifizierten Feedbacks

292 Kirsten/Kagermann: Simulation in der Berufsbildung der Pflege. In: St. Pierre/Breuer (Hrsg.): Simulation in der Medizin. 2018, S. 449; Moran u. a.: Simulation: Best Practices in Nursing Education. 2018, S. 17; Mörzinger: Ein dritter Ort des Lernens. Lernbereich Training und Transfer. Ein Leitfaden zur Konzeption des LTT in der Pflegeausbildung. 2021, S. 17, 26 und 68.

293 Horsley u. a.: Multiple-patient simulations: guidelines and examples. In: Nurse educator 39(6)/2014, S. 311–315.

294 Mörzinger: Ein dritter Ort des Lernens. Lernbereich Training und Transfer. Ein Leitfaden zur Konzeption des LTT in der Pflegeausbildung. 2021, S. 52.

beinhalten. Hier sind anhand der Interviewergebnisse und Theorien[295] vorab Feedback-Regeln für die Institution als Standard festzulegen (siehe Kapitel 3.5).

Die Interviews zeigen, dass auf die Fähigkeiten und Kompetenzen der Lehrkräfte vertraut wird. Auf die Frage, wie die Lehrpersonen die nötigen Kompetenzen erwerben, um mit SP im Skills Lab lehren zu können, wurde von P3 und P2 mit einem Lachen geantwortet: „*Ich würde sagen, es wird [auf die Kompetenzen der Lehrenden] gehofft (lacht)*" (P3, Z. 198) und „*Ehm, im Idealfall durch gute Schulungsprogramme (lacht)*" (P2, Z. 155). Aber auch hier sind umfangreiche Fortbildungen notwendig, um diese besondere Lehrmethode anwenden zu können. Schlegel[296] empfiehlt klar die Schulung der Lehrkräfte, da deren Rolle in der Simulation von üblichen didaktischen Methoden in der Pflegebildung abweiche. **213**

8.3.6 Skriptgestaltung

Eine weitere Aufgabe der Lehrkräfte ist es laut der Befragung, zusammen mit SP und Fachkräften für simulationsbasierte Lehre die Skripte zu schreiben. Morano und Rockenbauch[297] beschreiben dafür einen fünfstufigen Prozess: Vorbereitung, Entwicklung, Begutachtung, Überarbeitung und Anwendung. Von Mörzinger[298] wird dagegen ein 12-stufiger Prozess zur Skripterarbeitung empfohlen. Beide Quellen enden mit der Anwendung als letzten Schritt. Laut der Expert*innen sind nach jeder Anwendung die Skripte zu evaluieren und zu überarbeiten. Weiterhin wurde in den Interviews eine Grenze aufgezeigt, als dass SP nur die Rollen und Berufsgruppen verkörpern können, für die sie ein ausreichendes Fachwissen besitzen. Andernfalls benötigt es laut P2 professionelle Schauspielende (P2, Z. 522–525). Auch Morano und Rockenbauch[299] betonen, dass Skripte glaubhaft sein müssen, da sonst die Authentizität der Simulation darunter leiden könnte. **214**

Ein weiterer Aspekt, welcher laut den Expert*innen schon im Skript mitbedacht werden muss, ist die Vielfältigkeit unserer Gesellschaft. Wichtig ist den Expert*innen dabei, dass bei der Berücksichtigung der Diversität unserer Bevölkerung keine **215**

295 Thrien: Feedback – Damit aus Üben Lernen wird. In: Peters/Thrien (Hrsg.): Simulationspatienten. Handbuch für die Aus- und Weiterbildung in medizinischen und Gesundheitsberufen. 2018, S. 63–75.

296 Schlegel: SimulationspatientInnen in der Pflegeausbildung: Chancen und Hindernisse. In: Eisele (Hrsg.): Roadmap in die Zukunft. Modelle und Überlegungen zur Ausbildung einer kommenden Generation von Pflegepersonen. 2017, S. 89.

297 Morano/Rockenbauch: Erarbeitung von glaubhaften Simulationen mithilfe von Rollenskripten für SPs. In: Peters/Thrien (Hrsg.): Simulationspatienten. Handbuch für die Aus- und Weiterbildung in medizinischen und Gesundheitsberufen. 2018, S. 33–47.

298 Mörzinger: Ein dritter Ort des Lernens. Lernbereich Training und Transfer. Ein Leitfaden zur Konzeption des LTT in der Pflegeausbildung. 2021, S. 101.

299 Morano/Rockenbauch: Erarbeitung von glaubhaften Simulationen mithilfe von Rollenskripten für SPs. In: Peters/Thrien (Hrsg.): Simulationspatienten. Handbuch für die Aus- und Weiterbildung in medizinischen und Gesundheitsberufen. 2018, S. 35.

Stigmata und Vorurteile verstärkt werden. Aus Zeitgründen ist es laut der Befragten häufig nicht möglich viele verschiedenartige Szenarien zu spielen, dadurch wird sich lediglich auf einen Diversitätsaspekt konzentriert, sodass wiederum Einseitigkeit entsteht. Wichtiger ist es laut der Expert*innen, hier die Grenzen der Simulation aufzuzeigen und sie als eine Vereinfachung der Praxis wie in Abb. 7 zu beschreiben.

8.3.7 Institutionelle Rahmenbedingungen

216 Im Folgenden sind die notwendigen institutionellen Rahmenbedingungen im Unternehmen zu erfassen. Schlegel[300] beschreibt die Schaffung der personellen und finanziellen Ressourcen als die größten Hindernisse eines SP-Programms.

8.3.8 Finanzierung und Kooperationen

217 Aus den Interviews ist hervorgegangen, dass Gelder durch den Verzicht auf teure Technik eingespart werden können. SP machen die teure Anschaffung und Wartung von High Fidelity Simulatoren überflüssig. Zusätzlich gibt P2 zu bedenken, dass gerade die High Fidelity Simulatoren in der Lehrpraxis viel zu selten benutzt werden, als dass sie die hohen Fixkosten für die Wartung rechtfertigen könnten. P2 schlägt vor, die Kosten eines SP-Programms mit den Kosten für Simulatoren zu vergleichen und zu überlegen, wo die Gelder am sinnvollsten verwendet werden (P2, Z. 678–687). Mörzinger[301] führt auch die vielen möglicherweise anfallenden hohen Kosten auf, allerdings keine Möglichkeiten diese zu finanzieren. Dagegen empfehlen Issleib et al.[302] als zusätzliche Finanzierungsmöglichkeit die Beantragung von Forschungsgeldern. Auch durch sinnvoll getätigte Kooperationen mit anderen Lehranstalten oder Theatern können Ressourcen gespart werden. Issleib et al.[303] beschreiben zusätzlich die Möglichkeit, Kooperationen mit Wirtschaftsunternehmen einzugehen, um kostengünstig Material zu erhalten. Weiterhin ist es über Kooperationspartner möglich, interdisziplinäre Szenarien anzubieten. Smith et al.[304] erforschten eine interdisziplinäre Simulation mit den Studierenden der Berufsgruppen Pflege, Physiotherapie und Soziale Arbeit zum Thema Entlassungsmanagement mit SP als Patient*innen und Ange-

300 Schlegel: SimulationspatientInnen in der Pflegeausbildung: Chancen und Hindernisse. In: Eisele (Hrsg.): Roadmap in die Zukunft. Modelle und Überlegungen zur Ausbildung einer kommenden Generation von Pflegepersonen. 2017, S. 93.

301 Mörzinger: Ein dritter Ort des Lernens. Lernbereich Training und Transfer. Ein Leitfaden zur Konzeption des LTT in der Pflegeausbildung. 2021, S. 5, 47, 48 und 57.

302 Issleib u. a.: Simulation trotz knapper Kassen: Finanzplanung. In: St. Pierre/Breuer (Hrsg.): Simulation in der Medizin. 2018, S. 68.

303 Issleib u. a.: Simulation trotz knapper Kassen: Finanzplanung. In: St. Pierre/Breuer (Hrsg.): Simulation in der Medizin. 2018, S. 67.

304 Smith u. a.: Simulated Interprofessional Education Discharge Planning Meeting to Improve Skills Necessary for Effective Interprofessional Practice. In: Professional case management 23(2)/2018, S. 75–83.

hörige. Bei den untersuchten Disziplinen handelt es sich um sogenannte SAGE-Berufe. Der Begriff steht für Soziale Arbeit, Gesundheit und Erziehung. Wenn diese Studiengänge an einem Standort gelehrt werden, sind studiengangübergreifende Simulationen sinnvoll, um die spätere interdisziplinäre Zusammenarbeit zu verbessern[305].

8.3.9 Räumlichkeiten, Technik, Requisiten und hybride Simulationen

Weiterhin ist es möglich, sich mittels Kooperationen Räumlichkeiten zu teilen. Für die Durchführung eines SP-Programms bedarf es geeigneter Räume. Die Interviewten stimmen dabei in der Ausgestaltung der Räume mit der Literatur überein. So empfehlen Blatter und Ochsner Oberarzbacher[306] sowie Gügel und Kern[307] einen separaten (De-)Briefingraum und ein Skills Lab, welches der beruflichen Wirklichkeit nahekommt und Mörzinger[308] berichtet von Bettenplätzen, welche über Kamera- und Tontechnik und/oder Einwegspiegel mit einem Regieraum verbunden sind. Allerdings wird in den Ausführungen von Mörzinger[309] kein In-Ear Drahtlossystem verwendet, stattdessen wird hier auf die sogenannte Technologie „Voice of God" verwiesen. Laut den Expert*innen sind auch Räumlichkeiten für die SP nicht zu vergessen. Auch Jaki et al.[310] erwähnen, dass es ausreichend Umkleideräume für Lernende und SP geben soll. **218**

Die Interviewpartner*innen bestätigen die Bedeutung von hybriden Simulationen und verweisen auf ähnliche Einsatzmöglichkeiten wie die Umsetzung invasiver Maßnahmen[311] oder die Verwendung von simulierter Medizintechnik wie Über- **219**

305 Smith u. a.: Simulated Interprofessional Education Discharge Planning Meeting to Improve Skills Necessary for Effective Interprofessional Practice. In: Professional case management 23(2)/2018, S. 75–83.

306 Blatter/Ochsner Oberarzbacher: Der Einsatz von Simulationspatienten (SP) in der Pflegeausbildung eingebettet in die Skillslab-Methode. In: Nussbaumer/Reibnitz (Hrsg.): Innovatives Lehren und Lernen. Konzepte für die Aus- und Weiterbildung von Pflege- und Gesundheitsberufen. 2008, S. 120.

307 Gügel/Kern: Aufbau eines Simlabs an einem Bildungszentrum. In: Kerres u. a. (Hrsg.): Skillslab in Pflege und Gesundheitsfachberufen. Intra- und interprofessionelle Lehrformate. 2021, S. 40–41.

308 Mörzinger: Ein dritter Ort des Lernens. Lernbereich Training und Transfer. Ein Leitfaden zur Konzeption des LTT in der Pflegeausbildung. 2021, S. 63–65.

309 Mörzinger: Ein dritter Ort des Lernens. Lernbereich Training und Transfer. Ein Leitfaden zur Konzeption des LTT in der Pflegeausbildung. 2021, S. 65.

310 Jaki u. a.: Vom Zimmer zum Zentrum – „form follows function". In: St. Pierre/Breuer (Hrsg.): Simulation in der Medizin. 2018, S. 44.

311 Devenny u. a.: Avstick: An Intravenous Catheter Insertion Simulator for Use with Standardized Patients. In: National League for Nursing 39(2)/2018, S. 102–104; Schlegel: SimulationspatientInnen in der Pflegeausbildung: Chancen und Hindernisse. In: Eisele (Hrsg.): Roadmap in die Zukunft. Modelle und Überlegungen zur Ausbildung einer kommenden Generation von Pflegepersonen. 2017, S. 87.

wachungsmonitore[312]. Allerdings gehen die Expert*innen einen Schritt weiter: Sie beschreiben nicht lediglich den Mehrwert der hybriden Simulation[313], sondern sagen zusätzlich, dass durch hybride Simulation mit SP gänzlich auf High Fidelity Simulatoren verzichtet werden kann. Zudem sagt P2, dass gute Teilparttrainer besser sind als Ganzkörpersimulatoren. Zum einen sind sie leichter zu warten und wiederaufzubereiten und zum anderen kann durch einfache Handgriffe eine Simulation inklusive Kommunikation und Interaktion mit der SP stattfinden und so ein höherer Realitätsgrad erreicht werden (P2, Z. 638–647). Als äußerst unprofessionell beschreiben die Expert*innen aufgeklebte, nicht funktionierende Katheter.

„Ein Hybridmodell, das kann sich der Patient auf den Arm schnallen. Da ist eine Infusion angehängt und eine Ableitung verbaut, sodass die Studierende auch die Infusion einstellen kann – die Tropfenzahl die gefordert ist einstellen kann. Am Hybridmodell dann hinschauen kann und eine Venenkontrolle durchführen kann. Der Patientin dann auch erklären, was genau Sache ist. Wo sie wirklich dann mit einem kleinen Hybridmodell am Patienten dann gleich die ganze Infusion im Bild hat. Und nicht ein abgeschnittenes PVK da irgendwie aufgeklebt wird und keine Ableitung und jetzt müsste ich aufdrehen und ich würde – das ist keine Lehre, das ist Schabernack." (P1, Z. 674–680)

220 Auch von der Unterbrechung der Simulationssituation, um einen kompletten Austausch von Dummy und SP vorzunehmen, wird von den befragten Expert*innen abgeraten.

221 Weiterhin beschreiben die Interviewpartner*innen die Steigerung des Realitätsgrades durch den Einsatz von einfachen Requisiten, welche schnell eingerichtet und platzsparend verstaut werden können sollen. Damit bestätigen sie die Aussage von Schwermann und Loewenhardt[314], welche den Realitätsgrad von der konzeptionellen, physiologischen und psychischen Gestaltung abhängig machen. Jaki et al.[315] und Mörzinger[316] verweisen auf die Bedeutung der Lagerfläche und belegen damit die Notwendigkeit platzsparender Requisiten und Hilfsmittel. Des Weiteren verweisen die Expert*innen auf ein schnelles simples Bestell- und

312 Benson u. a.: Cocreating Programmable Diagnostic Simulation: Devices to Enhance Reality in Vital Sign Measurement. In: Journal of Nursing Education 60(4)/2021, S. 235–240.

313 Devenny u. a.: Avstick: An Intravenous Catheter Insertion Simulator for Use with Standardized Patients. In: National League for Nursing 39(2)/2018, S. 102–104.

314 Schwermann/Loewenhardt: SimNAT Pflege – Simulations-Netzwerk Ausbildung und Training in der Pflege. In: Kerres u. a. (Hrsg.): Skillslab in Pflege und Gesundheitsfachberufen. Intra- und interprofessionelle Lehrformate. 2021, S. 9.

315 Jaki u. a.: Vom Zimmer zum Zentrum – „form follows function". In: St.Pierre/Breuer (Hrsg.): Simulation in der Medizin. 2018, S. 44.

316 Mörzinger: Ein dritter Ort des Lernens. Lernbereich Training und Transfer. Ein Leitfaden zur Konzeption des LTT in der Pflegeausbildung. 2021, S. 56 und 66.

Lagersystem. Auch Mörzinger[317] beschreibt die Materialbestellung als eine der grundlegenden Strukturen und Prozesse. Gügel und Kern[318] sprechen von einer frühzeitigen Nachbestellung von Materialien. Blatter und Ochsner Oberarzbacher[319] präzisieren, dass die Nachbestellung von Material eine Woche vor Simulation geschehen soll.

8.3.10 Lehrpersonen

Sowohl aus den Interviews als auch aus der Literatur geht hervor, dass Lehrpersonen eine Vielzahl an Kompetenzen benötigen, die über die normale Lehrtätigkeit hinausgehen[320]. 222

In den Interviews wurde auch deutlich, dass die Lehrenden nicht alles leisten können. So ist es anhand der Aussagen nicht möglich, neben der Lehre die Organisation zu übernehmen, eine Simulation allein zu begleiten oder alles zu wissen. Sinnvoller ist es, Expert*innengruppen innerhalb des Teams zu bilden und zusätzliches Personal einzustellen. Dieses Team sollte sich zusätzlich zu den SP laut der Interviews aus Lehrkräften, SP-Verwaltungskräften, mindestens zwei Führungskräften und Laborkräften zusammensetzen. Mörzinger[321] beschreibt dazu folgende Aufgabenbereiche für Personen, die an der simulationsbasierten Lehre beteiligt sind: Simulationstrainer*in, Leitungsfunktion, administrative Kraft, Finanzen/Prokuratur, Logistik, Technik und IT, Marketing und Öffentlichkeitsarbeit sowie die wissenschaftliche Betreuung. 223

---

317 Mörzinger: Ein dritter Ort des Lernens. Lernbereich Training und Transfer. Ein Leitfaden zur Konzeption des LTT in der Pflegeausbildung. 2021, S. 52 und 56.

318 Gügel/Kern: Aufbau eines Simlabs an einem Bildungszentrum. In: Kerres u. a. (Hrsg.): Skillslab in Pflege und Gesundheitsfachberufen. Intra- und interprofessionelle Lehrformate. 2021, S. 42.

319 Blatter/Ochsner Oberarzbacher: Der Einsatz von Simulationspatienten (SP) in der Pflegeausbildung eingebettet in die Skillslab-Methode. In: Nussbaumer/Reibnitz (Hrsg.): Innovatives Lehren und Lernen. Konzepte für die Aus- und Weiterbildung von Pflege- und Gesundheitsberufen. 2008, S. 131 und 132.

320 Blatter/Ochsner Oberarzbacher: Der Einsatz von Simulationspatienten (SP) in der Pflegeausbildung eingebettet in die Skillslab-Methode. In: Nussbaumer/Reibnitz (Hrsg.): Innovatives Lehren und Lernen. Konzepte für die Aus- und Weiterbildung von Pflege- und Gesundheitsberufen. 2008, S. 126; Schlegel: SimulationspatientInnen in der Pflegeausbildung: Chancen und Hindernisse. In: Eisele (Hrsg.): Roadmap in die Zukunft. Modelle und Überlegungen zur Ausbildung einer kommenden Generation von Pflegepersonen. 2017, S. 89; Schwermann/Loewenhardt: SimNAT Pflege – Simulations-Netzwerk Ausbildung und Training in der Pflege. In: Kerres u. a. (Hrsg.): Skillslab in Pflege und Gesundheitsfachberufen. Intra- und interprofessionelle Lehrformate. 2021, S. 8.

321 Mörzinger: Ein dritter Ort des Lernens. Lernbereich Training und Transfer. Ein Leitfaden zur Konzeption des LTT in der Pflegeausbildung. 2021, S. 58–61.

8.3.11 Simulationspersonen

224 Auch die Darstellenden benötigen Kompetenzen, um als SP fungieren zu können. Die aus den Interviews hervorgegangenen Fähigkeiten, wie z. B. darstellerische Fähigkeiten, Improvisationstalent, Flexibilität, Kommunikationsfähigkeiten (Interaktion mit den Studierenden und Feedback) sowie die Fähigkeiten nach Vorgaben des Skriptes zu spielen und Anweisungen annehmen zu können, soziale Kompetenz in der Interaktion mit den Studierenden und Selbstreflexion sowie psychologische Sicherheit, um sagen zu können, was nicht geht (persönliche Involviertheit und Grenzen aufzeigen) lassen sich den von Rietfort und Strohmer[322] beschriebenen sozialen, sprachlichen und Handlungskompetenzen zuordnen. Bei der Akquise der Darstellenden sind sich die Expert*innen und die Literatur weitestgehend einig. Lediglich bei der Verwendung von Alumni als SP gehen die Meinungen auseinander. Dazu sagen die Interviewpartner*innen, dass die Nähe zu den Studierenden die nötige Abgrenzung erschwert und durch die hohe Fachexpertise nicht die Sicht der betroffenen Person eingenommen wird. Payne[323] sieht dagegen gerade in der Fachexpertise den Mehrwert, da dadurch Symptome und Diagnosen besser dargestellt werden könnten.

8.4 Fazit

225 Simulationsbasierte Lehre ist international längst Standard und führt zu mehr Patient*innensicherheit. Nachdem nun auch in Deutschland gesetzlich der Weg geebnet wurde, simulationsbasierte Lehre in den Curricula zu verankern, heißt es jetzt auf politischer Ebene die notwendigen Ressourcen zur Verfügung zu stellen, um das entsprechende Personal und Equipment für ein gut funktionierendes Programm mit SP generieren zu können.

226 Die eigentliche Konzeption eines SP-Programms ist sehr vielschichtig. Um ein vollständiges Konzept zu entwickeln, müssen die individuellen Bedarfe der jeweiligen Institution und/oder Studiengänge ermittelt und bedacht werden. Die als Teil dieser Arbeit erstellte Handlungsempfehlung (siehe Tab. 15) kann dabei als Hilfsmittel dienen, welches Institutionen mit dem Wunsch, ein SP-Programm aufzubauen, nutzen können.

322 Rietfort/Strohmer: Akquise von SPs – Rekrutierung und Auswahl. In: Peters/Thrien (Hrsg.): Simulationspatienten. Handbuch für die Aus- und Weiterbildung in medizinischen und Gesundheitsberufen. 2018, S. 23–32.

323 Payne: Using specialized standardized patients to improve differential diagnoses. In: The Nurse practitioner 40(6)/2015.

Tab. 15: Handlungsempfehlung

Kategorie	Bereich	Hinweise
Konzeptgestaltung	Stellenwert der Lehre mit SP	• Steigerung der Patient*innensicherheit • Verzahnung von Theorie und Praxis • größerer Lernerfolg als mittels High Fidelity Simulatoren • öffentlichkeitswirksam
	Konzeptentwicklung	• von mindestens einer dafür freigestellten Person • Orientierung an anderen Einrichtungen (z. B. durch Netzwerkarbeit) • individuelle Bedarfsanalyse
	Curriculum	• feste Verankerung im Lehrplan • Aufbau der Kompetenzen (siehe Abb. 7: Erweiterte Miller-Kompetenzpyramide)
	SP in Prüfungen	• möglich, aber erst als zweiter Schritt • zunächst Fokus auf Lehre • besondere Anforderungen an Prüfungen mit SP (OSCE, standardisierte SP) CAVE: Simulation nur eine Vereinfachung der Praxis
	Zeitmanagement	• Lehre mit SP vor dem Praxiseinsatz • Erstellung von Jahresplänen: • feste Zeiten für Simulationstage, um SP rechtzeitig einzuladen • feste Zeiten für Team-Treffen und Evaluationen • Schulungen • Simulationslehre CAVE: Termine und Zeiten müssen genau eingehalten werden
	Standards	• Prozessbeschreibungen und Standards (z. B. für Feedback und (De-)Briefing)
	Schulungskonzept (Lehrende und SP)	• Hintergrund von Lehre mit SP, Methoden (Feedback, Moderation, Technik, Schreiben von Skripten etc.) • SP benötigen zu jedem Skript eine Schulung
	Erstellung von Skripten	• Zusammenwirken von Lehrkräften, SP und Fachkräften aus dem Skills Lab (z. B. Laborkräften) • mehrstufiger Entstehungsprozess, welcher mit einer Evaluation nach jedem Spiel von Neuem beginnt (Reifeprozess) • Orientierung an Lernzielen

Tab. 15: *(Fortsetzung)*

Kategorie	Bereich	Hinweise
		• Einbau von Multipatient*innensimulationen möglich CAVE: Fachwissen der SP und Vielfältigkeit der Gesellschaft
	Diversität	• Vielschichtigkeit der Gesellschaft muss mitbedacht werden CAVE: einzelne Aspekte, welche als charakteristisch divers erscheinen, können zu Verstärkung und Übertragung von Stigmata und Vorurteilen führen
Institutionelle Rahmenbedingungen	Voraussetzungen	• Vorbereitung, Konzipierung und Planung • materielle, personelle und finanzielle Ressourcen
	Finanzierung	• sinnvoller Einsatz der Ressourcen (Verzicht auf teure Technik) • Beantragung von Forschungsgeldern • Kooperationen (siehe unten)
	personelle Ressourcen	• SP-Verwaltung (Organisation, Koordination und Akquise) • Teamführung (mindestens zwei Personen) • Lehrpersonen (speziell geschult) • Laborkräfte (für IT, Lager, Assistenz und Wartung) • SP (speziell geschult)
	Kooperationen	• Wirtschaftsunternehmen (kostengünstige Materialen) • andere Bildungseinrichtungen (SP-Pool, Teilen von Räumlichkeiten) • andere Studiengänge (interdisziplinäre Simulationen oder Akquise von SP)
	Räumlichkeiten	• Skills Lab (möglichst flexibel für verschiedene Settings) • Regieraum (ggf. mit Spiegelscheibe) • (De-)Briefingraum je Skills Lab • Lagerräume • Garderoben (möglichst separat für Studierende, Lehrkräfte und SP) • Pausenraum
	Technik	• gute Tontechnik • leicht bedienbare/steuerbare Kameratechnik

Kategorie	Bereich	Hinweise
		• In-Ear-Funksystem für Kommunikation mit der SP CAVE: wenig, dafür qualitativ hochwertige Technik
	Hybrid	• Teilparttrainer für invasive Maßnahmen/Skills • programmierbare Medizintechnik -> als Ersatz für High Fidelity Simulatoren CAVE: aufgeklebte nicht bespielbare Katheter und der Tausch von SP zu Simulator innerhalb der Simulation sind unprofessionell
	Hilfsmittel/ Requisiten	• leicht verstaubarer Requisitenfundus • Kleidung • Maske • Medizinprodukte
	Service/Logistik	• einfaches schnelles Bestellsystem (ggf. über Kooperationen) • Catering/Versorgung des Personals und der Gäste
Lehrpersonen	Kompetenzen der Lehrpersonen	siehe Kapitel 2.2
	Grenzen der Lehrpersonen	• Organisation neben Lehrtätigkeit • allein Simulation durchführen • alles wissen
SP	Kompetenzen der SP	darstellerische Fähigkeiten, Improvisationstalent, Flexibilität, Kommunikationsfähigkeiten (Interaktion mit den Studierenden und Feedback), nach Vorgaben des Skriptes spielen, Anweisungen annehmen können, soziale Kompetenz in der Interaktion mit den Studierenden und Selbstreflexion sowie psychologische Sicherheit, um sagen zu können, was nicht geht (persönliche Involviertheit und Grenzen aufzeigen)
	Akquise und Auswahlverfahren	• Castings • Buchen professioneller SP • Teilen der Darstellenden mit anderen Institutionen mit bestehendem SP-Programm • Kooperationen mit (Laien-)Theatern, Schauspielschulen, darstellenden Studiengängen • Akquise aus eigenem Personal • Projekte mit Studierenden

Quelle: Eigene Darstellung.

8.5 Literaturverzeichnis

Benson, P. u. a.: Cocreating Programmable Diagnostic Simulation: Devices to Enhance Reality in Vital Sign Measurement. In: Journal of Nursing Education 60(4)/2021, S. 235–240. https://doi.org/10.3928/01484834-20210322-10.

Blatter, V./Ochsner Oberarzbacher, L.: Der Einsatz von Simulationspatienten (SP) in der Pflegeausbildung eingebettet in die Skillslab-Methode. In: Nussbaumer, G./Reibnitz, Ch. (Hrsg.): Innovatives Lehren und Lernen. Konzepte für die Aus- und Weiterbildung von Pflege- und Gesundheitsberufen. 1. Aufl. Bern 2008, S. 113–133.

Devenny, A., u. a.: Avstick: An Intravenous Catheter Insertion Simulator for Use with Standardized Patients. In: National League for Nursing 39(2)/ 2018, S. 102–104. https://doi.org/10.1097/01.NEP.0000000000000225.

Gügel, M./Kern, M.: Aufbau eines Simlabs an einem Bildungszentrum. In: Kerres, A. u. a. (Hrsg.): Skillslab in Pflege und Gesundheitsfachberufen. Intra- und interprofessionelle Lehrformate. 1. Aufl. Berlin 2021, S. 35–48.

Horsley, T. L. u. a.: Multiple-patient simulations: guidelines and examples. In: Nurse educator 39 (6)/2014, S. 311–315. https://doi.org/10.1097/NNE.0000000000000087.

Ignacio, J. u. a.: Comparison of standardized patients with high-fidelity simulators for managing stress and improving performance in clinical deterioration: A mixed methods study. In: Nurse education today 35(12)/2015. https://doi.org/10.1016/j.nedt.2015.05.009.

Issleib, M. u. a.: Simulation trotz knapper Kassen: Finanzplanung. In: St. Pierre, M./Breuer, G. (Hrsg.): Simulation in der Medizin. 2. Aufl. Berlin 2018, S. 61–72.

Jaki, C. u. a.: Vom Zimmer zum Zentrum – „form follows function". In: St. Pierre, M./Breuer, G. (Hrsg.): Simulation in der Medizin. 2. Aufl. Berlin 2018, S. 21–46.

Kirsten, A./Kagermann, D.: Simulation in der Berufsbildung der Pflege. In: St. Pierre, M./Breuer, G. (Hrsg.): Simulation in der Medizin. 2. Aufl. Berlin 2018, S. 445–465.

Loewenhardt, C. u. a.: Simulations-Netzwerk Ausbildung und Training in der Pflege e. V. – Simulation in der Pflegebildung. In: Pädagogik der Gesundheitsberufe 1/2014, S. 64–68.

Mayring, P.: Qualitative Inhaltsanalyse: Grundlagen und Techniken. 12. überarb. Aufl. Frankfurt 2015.

Miller, G. E.: Invited Reviews. The Assessment of Clinical Skills/Competence/Performance. In: Acad Med 65(9)/1990, S. 63–67.

Moran, V. u. a.: Simulation: Best Practices in Nursing Education. Berlin 2018. https://doi.org/10.1007/978-3-319-89821-6.

Morano, S. A./Rockenbauch, K.: Erarbeitung von glaubhaften Simulationen mithilfe von Rollenskripten für SPs. In: Peters, T./Thrien, Ch. (Hrsg.): Simulationspatienten. Handbuch für die Aus- und Weiterbildung in medizinischen und Gesundheitsberufen. 1. Aufl. Bern 2018, S. 33–47.

Mörzinger, G.: Ein dritter Ort des Lernens. Lernbereich Training und Transfer. Ein Leitfaden zur Konzeption des LTT in der Pflegeausbildung. 2. Aufl. Facultas 2021.

Payne, L. K.: Using specialized standardized patients to improve differential diagnoses. In: The Nurse practitioner 40(6)/ 2015. https://doi.org/10.1097/01.NPR.0000465118.96911.6d.

Rietfort, A./Strohmer, R.: Akquise von SPs – Rekrutierung und Auswahl. In: Peters, T./Thrien, Ch. (Hrsg.): Simulationspatienten. Handbuch für die Aus- und Weiterbildung in medizinischen und Gesundheitsberufen. 1. Aufl. Bern 2018, S. 23–32.

Schlegel, C.: SimulationspatientInnen in der Pflegeausbildung: Chancen und Hindernisse. In: Eisele, C. (Hrsg.). Roadmap in die Zukunft. Modelle und Überlegungen zur Ausbildung einer kommenden Generation von Pflegepersonen. 1. Aufl. facultas 2017, S. 87–96.

Schlegel, C: Objective structured clinical examination (OSCE). In: Schlegel, C. (Hrsg.): OSCE – Kompetenz orientiert Prüfen in der Pflegeausbildung. Einführung und Umsetzung von OSCE-Stationen. Mit über 40 Beispielen von OSCE Aufgabenstellungen und Beurteilungskriterien. Berlin 2018, S. 1–8.

Schwermann, M./Loewenhardt, Ch.: SimNAT Pflege – Simulations-Netzwerk Ausbildung und Training in der Pflege. In: Kerres, A. u. a. (Hrsg.): Skillslab in Pflege und Gesundheitsfachberufen. Intra- und interprofessionelle Lehrformate. Berlin 2021, S. 1–13.

Smith, L. M. u. a.: Simulated Interprofessional Education Discharge Planning Meeting to Improve Skills Necessary for Effective Interprofessional Practice. In: Professional case management 23(2)/2018, S. 75–83. https://doi.org/10.1097/NCM.0000000000000250.

Thrien, Ch.: Feedback – Damit aus Üben Lernen wird. In: Peters, T./Thrien, Ch. (Hrsg.): Simulationspatienten. Handbuch für die Aus- und Weiterbildung in medizinischen und Gesundheitsberufen. 1. Aufl. Bern 2018, S. 63–75.

Tuzer, H. u. a.: The effects of using high-fidelity simulators and standardized patients on the thorax, lung, and cardiac examination skills of undergraduate nursing students. In: Nurse education today 2016. https://doi.org/10.1016/j.nedt.2016.07.002.

Üzen Cura, Ş. u. a.: Examining Knowledge, Skill, Stress, Satisfaction, and Self-Confidence Levels of Nursing Students in Three Different Simulation Modalities. In: Asian nursing research 14(3)/ 2020. https://doi.org/10.1016/j.anr.2020.07.001.

9 Einsatz von Praxisanleitungen in der simulationsbasierten Lehre

Prof. Dr. Katja Boguth, Svenja Urban, Theresa A. Forbrig

Die veränderten und erweiterten Ausbildungsziele des Pflegeberufegesetzes (PflBG) bedürfen qualifizierter Praxisanleiter*innen, die für die unterschiedlichen Ausbildungserfordernisse entsprechende Kompetenzen und Sicherheit im Anleitungsprozess mitbringen. **227**

„Wesentlicher Bestandteil der praktischen Ausbildung ist die von den Einrichtungen zu gewährleistende Praxisanleitung im Umfang von mindestens 10 % der während eines Einsatzes zu leistenden praktischen Ausbildungszeit.“[324] In der Ausbildungs- und Prüfungsverordnung für Pflegeberufe (PflAPrV) werden die Anforderungen an Praxisanleitungen näher spezifiziert. § 4 Abs. 1 PflAPrV formuliert die Aufgaben der Praxisanleitung für die berufliche Ausbildung. Die konkreten Aufgaben für Praxisanleitende für die hochschulische Pflegeausbildung werden nicht näher spezifiziert. In Tab. 16 werden die Anforderungen des Pflegeberufegesetzes an die Praxisanleitungen zusammengefasst. **228**

Tab. 16: Gesetzliche Anforderungen an Praxisanleitungen

	Vorgaben an die Praxisanleitung für Auszubildende	**Vorgaben an die Praxisanleitung für Studierende**
Qualifizierung der Praxisanleitung	• mindestens 300 Stunden berufspädagogische Zusatzqualifikation (§ 4 Abs. 3 PflAPrV) • mind. 24 Stunden/Jahr Fortbildungen (§ 4 Abs. 3 PflAPrV) • Berufserfahrung innerhalb des Einsatzbereiches (mind. ein Jahr bzw. fünf Jahre) (§ 4 Abs. 2 PflAPrV)	• Geeignetes, in der Regel hochschulisch qualifiziertes Pflegepersonal (§ 31 Abs. 1 PflAPrV) • Abweichungen bis zum 31. Dezember 2029 möglich (Länderregelungen) (§ 31 Abs. 1 PflAPrV)

324 § 6 Abs. 3 PflBG.

Tab. 16: *(Fortsetzung)*

Planung und Durchführung der Anleitung	• mindestens 10 % Anleitungszeit während eines Einsatzes (§ 18 Ab. 3 PflBG; § 4 Abs. 1 PflAPrV) • Planung und Strukturierung der Anleitungszeit (§ 4 Abs. 1 PflAPrV) • Erstellung eines Ausbildungsplanes (§ 4 Abs. 1 PflAPrV) • Anleitung während des Orientierungseinsatzes, der Pflichteinsätze, des Vertiefungseinsatzes (§ 4 Abs. 2 PflAPrV) • Übertragung von Aufgaben dem Ausbildungszweck und Ausbildungsstand sowie den physischen und psychischen Kräften entsprechend (§ 18 Abs. 5 PflBG)	• in angemessenem Umfang (§ 31 PflAPrV) -10 % (geänderter § 31, Gesetzesentwurf PflStudStG) • Praxisanleitung entsprechend den Vorgaben des modularen Curriculums (§ 31 Abs. 1 PflAPrV) • Übertragung von Aufgaben dem Ausbildungszweck und Ausbildungsstand sowie den physischen und psychischen Kräften der Studierenden entsprechend (§ 31 Abs. 3 PflAPrV)
Finanzierung der Praxisanleitung	• Ja (Anlage 1 zu § 3 Abs. 1 und § 4 Abs. 1 PflAFinV)	• bisher keine, im Gesetzesentwurf PflStudStG ist eine Refinanzierung vorgesehen

Quelle: Boguth/Forbrig: Praxisphasen in der hochschulischen Pflegeausbildung. In: Marchwacka (Hrsg.): Handbuch Pflegebildung. 2023, S. 304–311.

229 Nick et al. (2020) empfehlen in ihrer Studie Anforderungen an praxisanleitende Personen für die hochschulische Pflegeausbildung.[325] Zur stetigen persönlichen Weiterentwicklung sollten Praxisanleitungen an hochschulischen Veranstaltungen teilnehmen, die im Zusammenhang mit der Anleitungstätigkeit stehen. Weitere essenzielle Kriterien für eine hohe Qualität im Bereich der praktischen Ausbildungsanteile sind die Freistellung der Praxisanleitungen.[326] Im Hinblick auf einen Austausch zwischen Hochschule/Pflegeschule und Praxisanleiter*innen werden regelmäßige Austauschmöglichkeiten und Fachtage empfohlen.[327] Außerdem wird formuliert, dass Praxisanleiter*innen gute didaktische Kenntnisse sowie eine Tätigkeit auf Basis der neuesten wissenschaftlichen Erkenntnisse anstreben sollten.[328]

325 Nick u. a.: Qualitätskriterien für hochschulisches Praxislernen in der Pflege – Ergebnisse eines Delphi Verfahrens. In: Zeitschrift für Evidenz, Fortbildung und Qualität im Gesundheitswesen 153-154 /2020, S. 116 f.

326 Nick u. a.: Qualitätskriterien für hochschulisches Praxislernen in der Pflege – Ergebnisse eines Delphi Verfahrens. In: Zeitschrift für Evidenz, Fortbildung und Qualität im Gesundheitswesen 153-154/2020, S. 116.

327 Nick u. a.: Qualitätskriterien für hochschulisches Praxislernen in der Pflege – Ergebnisse eines Delphi Verfahrens. In: Zeitschrift für Evidenz, Fortbildung und Qualität im Gesundheitswesen 153-154/2020, S. 116.

328 Nick u. a.: Qualitätskriterien für hochschulisches Praxislernen in der Pflege – Ergebnisse eines Delphi Verfahrens. In: Zeitschrift für Evidenz, Fortbildung und Qualität im Gesundheitswesen 153-154/2020, S. 117.

Die Rolle der hochschulischen Praxisanleitenden ist in einer Handreichung des Bundesinstituts für Berufliche Bildung (BIBB)[329] wie folgt ausgeführt: „Praxisanleitende… 230

- initiieren im Austausch mit der Hochschule Lernprozesse,
- stehen als Ansprechpartnerinnen und Ansprechpartner zur Verfügung,
- lassen Fehler und Umwege als Lernchancen zu,
- regen zur Reflexion der Arbeitsergebnisse und Praxiserfahrungen an,
- vermitteln effektives Zusammenarbeiten, zeigen, demonstrieren und sind Vorbild, ‚um die professionelle pädagogische Haltung und Einstellung zu leben',[330]
- sind mehr Moderator, Begleiter, Betreuer und Coach, da für Studierende das eigenverantwortliche Lernen von besonderer Bedeutung ist,[331]
- sind Initiatorinnen und Initiatoren eines kritisch-reflexiven Prozesses bzw. einer kritisch reflexiven Haltung der Studierenden,[332]
- sind Fürsprecher der Studierenden in der Praxiseinrichtung,
- respektieren die Ansichten und den Status der Studierenden,
- bestätigen deren Gefühl der Zugehörigkeit und des Wohlbefindens und bestärken ihr Selbstvertrauen und Selbstwertgefühl,
- treten für die Interessen der Studierenden ein, indem sie als ihre verlässlichen Fürsprecher während der Einsätze auftreten".

Eine Möglichkeit die dargestellten Anforderungen umzusetzen und zu fördern, bietet die Einbindung der Praxisanleiter*innen in die Simulationslehre. 231

9.1 Bedeutung der didaktischen Lernortkooperationen

Die theoretischen Lernorte Pflegeschule und Hochschule bereiten die Lernenden auf die praktischen Phasen gemeinsam vor und entwickeln berufliche Handlungskompetenz und eine berufliche professionelle Haltung. Praktische Lernphasen sind als fester Bestandteil in den Ausbildungscurricular bzw. Modulhandbüchern integriert. Die pädagogische Begleitung in den praktischen Anteilen der Berufsausbildungen werden von Praxisanleiter*innen übernommen und Inhalte sollten mit denen der theoretischen Ausbildungsanteile bzw. Studienmodule in einem möglichst hohen Grad übereinstimmen. 232

Ein professionelles Pflegeverständnis kann nur auf der Grundlage theoretischer Erklärungsansätze erfolgen, die diese Aufgabenbereiche definieren und damit 233

329 Dauer: Praxisanleitung im Kontext der hochschulischen Pflegeausbildung 2022, S. 42 ff.
330 Quernheim, G. (2019) in: Dauer: Praxisanleitung im Kontext der hochschulischen Pflegeausbildung. 2022, S. 43.
331 Leibig, A., Sahmel, K.-H. (2019) in: Dauer: Praxisanleitung im Kontext der hochschulischen Pflegeausbildung. 2022, S. 43.
332 Ammende, R. et al. (2010) in: Dauer: Praxisanleitung im Kontext der hochschulischen Pflegeausbildung. 2022, S. 43.

auch abgrenzen, die Rahmung für klinische Analysen und Beurteilungen liefern und schließlich die Argumentationsgrundlage für fachliche Entscheidungen sind. Ohne theoretische Fundierung besteht die Gefahr, dass pflegerisches Handeln diffus als eine Art „Rest-Zuständigkeit" und damit aufgaben- und verrichtungsorientiert agiert.[333] Der Transfer theoretischer Inhalte in berufliche Handlungskompetenz benötigt spezifische curriculare und didaktische Mittel, die diese Übersetzung unterstützen. Da die Praxisbegleitung die Perspektive des theoretischen Lernortes vertritt und die Praxisanleitung den praktischen, ist neben der organisatorischen Lernortkooperation auch eine didaktische Kooperation unerlässlich. Als Ort einer didaktischen Lernortkooperation kann das Skills Lab oder das Sim-Lab sehr hilfreich sein, da es eine gewisse Neutralität bietet und den zu vermittelnden Lehrinhalten entsprechend angepasst werden kann. Neben den (hochschul-)didaktischen Methoden wie problembasiertes-, projekt- und forschungsbasiertes Lernen ist insbesondere die Fallarbeit eine Form, auf der die Simulationslehre basiert. Neben dem Einüben bestimmter Techniken und Abläufe kann gleichwohl das klinische Beurteilungs- und Entscheidungsvermögen geschult werden. Diese Denkprozesse erfolgen vor dem eigentlichen klinischen Handeln und können besonders gut in Form von Fallarbeit oder von Szenen für Simulationslehre entwickelt und trainiert werden. Die vertiefende Auseinandersetzung mit den Denkvorgängen im Zusammenhang mit klinischer Beurteilung, Bewertung und Entscheidungsvorgängen sollte in der theoretischen Lehre vorbereitend thematisiert werden.

234 Die Simulationslehre formuliert Anforderungen an die „Fidelity" – Realitätstreue in der simulationsbasierten Lernerfahrung, d. h. die simulationsbasierte Lernerfahrung sollte sowohl psychologische, konzeptuelle als auch physische Fidelitätskomponenten beinhalten, die im Folgenden näher beschrieben werden.[334] Für die Fallarbeit ist es unabdingbar, geeignete Fälle zu entwickeln, die den gewünschten Grad an Komplexität abbilden, bestimmte Inhalte aufgreifen und klinisch plausibel sind (psychologische Fidelität). Sind Fälle widersprüchlich, unlogisch oder unvollständig, behindern sie die kognitive Arbeit eher als, dass sie sie unterstützen. Fälle, die am Schreibtisch entwickelt werden, können solche Unzulänglichkeiten schnell aufweisen. Fallkonstruktionen aus der direkten Praxis, die für die Fallarbeit für die simulationsbasierte Lehre aufbereitet werden, können eine realistische Pflegesituation abbilden; klinische Daten und Befunde sind plausibel, Reaktionen und Symptome sind echt (konzeptuelle Fidelität). Gleichzeitig können sie die spezifischen Rahmenbedingungen der jeweiligen Settings abbilden (physische Fidelität) und so angelegt werden, dass sie die Kompetenzentwicklung der Lernenden fördern und den Bezug zu theoretischen Inhalten herstellen.

---

333 Boguth: Historische Entwicklung des Pflegeprozesses. Ein Vergleich zwischen den USA und Deutschland. In: Rottenkolber u. a.: Das Pflegeadministrationslehrbuch 2020, S. 37–58.

334 Paige/Morin: Simulation fidelity and cueing: A systematic review of the literature. In: Clinical Simulation in Nursing 9(11)/2013 S. 481–489.

Hieraus ergibt sich der erste Anlass einer didaktischen Lernortkooperation – die Fallkonstruktion – mit der klinische Kompetenzen gezielt angebahnt und die Lernenden auf die Praxiseinsätze vorbereitet werden. 235

Gleichzeitig ergibt sich ein didaktisches Erfordernis für eine inhaltliche Kooperation der beiden Lehrenden durch die gemeinsame Beteiligung an den praktischen staatlichen Prüfungen. In Anlage 5 zu § 35 Abs. 2, § 36 Abs. 1 und § 37 Abs. 1 PflAPrV sind die Kompetenzen für die Prüfung der hochschulischen Pflegeausbildung nach § 32 PflAPrV festgelegt. Es ist klar geregelt, dass bei der Beurteilung von Studierendenleistungen in der praktischen Abschlussprüfung hochschulische Praxisanleitende den Akteuren der Hochschule gleichgestellt sind. Da der Fokus im praktischen Teil der hochschulischen Pflegeausbildung auf dem Pflegeprozess in hochkomplexen Pflegesituationen und der wissenschaftlichen Begründung des eigenen Pflegehandelns liegt, ist es ausgesprochen sinnvoll sich bereits vorher mit Hilfe von gemeinsam entwickelten Lern- und Arbeitsaufgaben für die Praxis in einem Lernlabor pädagogisch zu kooperieren und zusammenzuarbeiten. 236

9.2 Formen und Modelle didaktischer Lernortkooperationen

Für die Kooperation zwischen den Bildungs- und Praxiseinrichtungen gibt es verschiedene mögliche Modelle (siehe Tab. 17). 237

9.2.1 Praxisanleitende lehren autonom im Skills Lab

Eine Form für den Transfer der Expertise aus der Praxis in die Theorie ist die eigenständige Übernahme von Lehreinheiten im Skills Lab zu einem bestimmten Thema durch erfahrene Praxisanleitende mit einer berufspädagogischen Zusatzqualifikation. Um als Praxisanleiter*in im Skills Lab an einer Hochschule unterrichten zu dürfen, bedarf es eines Vertrags mit der (Hoch-)Schule als Lehrbeauftragte*r bzw. Fachdozent*in. Voraussetzung dafür ist ein akademischer Abschluss der Praxisanleiter*in. Außerdem bedarf es einer Einführung und Schulung in die Simulationspädagogik (siehe Kapitel 3) und dem Setting Skills Lab. Wichtig ist dabei die Einweisung in die hausspezifische Technik und der Zugang zu den entsprechenden Räumlichkeiten. Dann kann das Training im Skills Lab unter der alleinigen Aufsicht der Praxisanleiter*in erfolgen, während die theoretischen Grundlagen von pflegerischen Verfahrensweisen in der Vorlesung und im Seminar der Bildungseinrichtung vorbereitet werden. Die Lernenden werden von erfahrenen Praktiker*innen in den relevanten Skills trainiert, in realistischen Szenarien angeleitet und bekommen zusätzlich den aktuellen wissenschaftlichen Stand zu einem Thema von den (Hoch-)Schuldozierenden vermittelt. Neben der Planung, Vor- und Nachbereitung sowie Durchführung der Szenarien im Skills 238

Lab kann die Aufgabe der Praxisanleitenden ebenfalls auf die komplette Vermittlung der praxisrelevanten Theorie im Seminar ausgeweitet werden.

239 Dieses Modell bietet Karrieremöglichkeiten für Absolvent*innen eines Bachelorstudiengangs Pflege. Durch die eigenen Erfahrungen bei der Teilnahme an den Simulationen ist es später leichter, hier selbst als Praxisanleiter*in tätig zu werden. Bis dato sind laut Deutschem Bundestag[335] bei ambulanten Pflegediensten 0,34 % und in Einrichtungen der Langzeitpflege gerade einmal 0,45 % aller Beschäftigen hochschulisch ausgebildet.

9.2.2 Lehrpersonen der Hoch- oder Pflegeschule hospitieren in der Praxis

240 Eine andere Art der didaktischen Kooperation stellt die Hospitation (hoch-)schulischer Lehrpersonen in den Gesundheitseinrichtungen dar. Die Lehrperson wird in der Einrichtung selbst durch eine*n Praxisanleiter*in in Pflegeverfahren angeleitet und eingewiesen, um dann später die Lehre im Skills Lab mit den Studierenden beziehungsweise Auszubildenden zu übernehmen. Voraussetzung hierfür sind unter anderem Genehmigungen zur Durchführung von Pflegehandlungen in der Gesundheitseinrichtung, die Bereitstellung von Dienstkleidung oder auch die Einwilligung der Patient*innen. Es findet ein intensiver Austausch zwischen Praxisanleiter*in und Lehrperson und damit auch ein Austausch von Theorie und Praxis nach aktuellen Standards direkt am praktischen Lernort statt. Somit können die Szenarien und Fälle, die im Skills Lab angeboten werden, leichter an reale Bedingungen angepasst werden. Zu Bedenken ist aber, dass diese Hospitationssituation in der Gesundheitseinrichtung zumeist einen künstlichen Charakter hat, da dort vermeintlich nach Lehrbuch gearbeitet und weniger der Alltag gespiegelt wird. So können auch die Situationen im Skills Lab eine geringere Praxisnähe aufweisen. Um dieser Verzerrung entgegen zu wirken, bedarf es längerer Hospitationszeiten.

241 Die/Der Praxisanleiter*in selbst hat in diesem Modell keinen direkten Kontakt mit den Lernenden am Lernort Skills Lab, wodurch diese nicht direkt von den Erfahrungen aus der Praxis profitieren können und keine Ansprechperson für Fragen haben, die über das Gezeigte hinausgehen. Die Praxis kann von den Besuchen der Lehrpersonen profitieren, da sie pflegewissenschaftliche Erkenntnisse multiplizieren können, sodass möglicherweise Handlungen hinterfragt und optimiert werden können.

335 Deutscher Bundestag, Parlamentsnachrichten: Antwort der Bundesregierung auf die Kleine Anfrage *Drucksache 19/11461* – Pflegeausbildungsreform – Akademisierung und Pflegepädagogik. S. 3. Online: https://dserver.bundestag.de/btd/19/118/1911887.pdf [abgerufen am 31.3.2023].

9.2.3 Teamteaching in der simulationsbasierten Lehre

Die dritte hier vorgestellte Form ist eine Symbiose aus den ersten beiden Modellen. Dabei unterrichten die Lehrperson und die/der Praxisanleiter*in gemeinsam am Lernort Skills Lab. Die Voraussetzungen der Praxisanleiter*in ähneln den genannten, es muss also ein Vertrag mit der (Hoch-)Schule bestehen, ein akademischer Grad ist nicht zwingend erforderlich, wenn die/der Praxisanleiter*in als Gastredner*in auftritt. Auch diese Lehrform bietet Entwicklungsmöglichkeiten für Absolvent*innen eines Bachelorstudiengangs Pflege. Die/Der Praxisanleiter*in ist in diesem Modell beim Skills Training mit anwesend, sodass sie sich in die Vermittlung der Skills einbringen kann. Zusätzlich unterstützt sie die Lehrperson bei der Vorbereitung, Durchführung und Nachbereitung der Lehre und ist in allen Phasen der Simulation beteiligt. 242

Die synergetischen Vorteile dieses Modells sind klar erkennbar: durch den intensiven Austausch zwischen Praxisanleiter*in und Lehrperson profitieren beide von den Expertisen des jeweils anderen und lernen die Sichtweisen kennen. So profitiert die Lehrperson von Erfahrungen aus der Praxis wie spezifischen Parametern, aktuellen Produkt- und Medikamentennamen, Techniken (Skills), u. v. m. für möglichst realitätsnahe Szenarien. Die/Der Praxisanleiter*in erhält neue pflegewissenschaftliche Erkenntnisse und würde in der Praxis als Multiplikator*in fungieren können. Außerdem bietet die Verbindung einen Ansatzpunkt für gemeinsame oder neue Forschungsprojekte. Die Studierenden wiederum können durch den Ansatz des Teamteachings den maximalen Nutzen aus der Lehre ziehen und profitieren von authentischen Szenarien zur Vorbereitung auf die Realität und zukünftige Prüfungssituationen, die zeitgleich zur Minimierung des möglichen Praxisschocks führen könnten. Der Praxisschock meint zum einen die von Lernenden häufig wahrgenommene Lücke zwischen Theorie und Praxis und zum anderen die Angst der Lernenden in der Realität am echten Menschen Fehler zu begehen[336]. Beide Probleme können durch den intensiven Austausch und die möglichst authentischen Szenarien minimiert werden. Einen Nachteil des Modells bilden die doppelten Personalkosten für Lehrperson und Praxisanleiter*in. 243

336 Kameg u. a.: Utilization of standardized patients to decrease nursing student anxiety. In: Clinical Simulation in Nursing 10(11)/2014, S. 568.

Tab. 17: Drei Modelle der didaktischen Kooperation im Vergleich

	Modell 1: **Praxisanleiter*in autonom im Skills Lab**	**Modell 2:** **Lehrkraft hospitiert in der Praxis**	**Modell 1 + 2:** **Teamteaching**
Voraussetzungen	Vertrag als Lehrbeauftragte*r/Fachdozent*in mit der (Hoch-)Schule Praxisanleiter*in benötigt spezifische Kenntnisse der Simulationslehre und Einweisung in Technik und Räumlichkeiten	Kooperation mit Gesundheitseinrichtungen Flexibilität – entsprechende Patient*innen mit spezifischem Pflegebedarf sind ggf. nicht immer auf Station/Wohnbereich Einwilligung der Patient*innen	Vertrag als Lehrbeauftragte*r/Fachdozent*in mit (Hoch-)Schule Anwesenheit der Praxisanleiter*in auch beim Skills Training
Informationsfluss	*Transfer* von Praxis in die Theorie	*Austausch* von Theorie und Praxis	*Synergie* von Theorie und Praxis
Nachteile	Schulungskosten kein Austausch zu aktuellen Standards zwischen Lehrperson und Praxisanleiter*in derzeit wenige Pflegefachpersonen mit akademischem Abschluss zeitlicher Aufwand für Praxisanleiter*in	Praxisanleiter*in – kein direkter Kontakt mit Studierenden hoher zeitlicher Aufwand für Lehrpersonen und Praxisanleiter*innen Abbildung und Vergütung dieses Aufwandes Hospitationssituationen künstlich Praxisanleiter*in nicht anwesend bei der Durchführung der Simulation	Doppelte Personalkosten

	Modell 1: Praxisanleiter*in autonom im Skills Lab	**Modell 2: Lehrkraft hospitiert in der Praxis**	**Modell 1 + 2: Teamteaching**
Aufgaben der Praxisanleitung	Vorplanung des Szenarios Vorbereitung der Lehre Ggf. Durchführung der Lehre (Seminar), Anleitung beim Skills Training Eigenständige Durchführung von Briefing, Simulation und Debriefing Nachbereitung der Lehre	Arbeiten nach aktuellen Standards Anleitung der Lehrperson in der Praxis	Mitwirken bei der Vermittlung der Skills Mitwirken bei der Vorplanung des Szenarios Mitwirken bei der Vorbereitung der Lehre Ggf. Anleitung der Lehrperson in der Praxis gemeinsame Durchführung von Briefing, Simulation und Debriefing Mitwirken bei der Nachbereitung der Lehre

Quelle: Eigene Darstellung.

9.3 Fallbeispiel zur Umsetzung einer Simulationseinheit in Form des Teamteaching

Das Freihalten von Atemwegen, der pflegerische Umgang mit Menschen, die unter Atemnot leiden und die Prävention einer Pneumonie sind Verfahren, die in allen Settings erforderlich sein können und von Pflegefachpersonen sicher beherrscht werden sollten. 244

Fallbeschreibung
Gestern wurde um 22.30 Uhr Ivo K., ein vier Monate alter männlicher Säugling in der städtischen Kinderklinik aufgrund einer schweren Atemwegserkrankung mit Verdacht auf eine Respiratorische Synzytial-Virus (RSV) Infektion stationär aufgenommen. Seine 28-jährige Mutter wurde im Rahmen des Rooming-in ebenfalls institutionalisiert. Ivo ist durch die Infektion erheblich beeinträchtigt, er weist einen reduzierten Allgemeinzustand auf und hat Schwierigkeiten an der mütterlichen Brust zu trinken, bei schweren Hustenanfällen erbricht er die Nahrung teilweise. Seine Atmung ist beschleunigt, er zeigt produktiven Husten und Zeichen einer Dyspnoe unter Einsatz der Atemhilfsmuskulatur (juguläre oder interkostale Einziehungen). Während der Exspiration ist ein deutliches Giemen zu hören, was auf eine Bronchiolitis hindeutet. Er hat eine erhöhte Körpertemperatur ist weinerlich und schläfrig. Die Szene spielt sich im Nachtdienst ab und die Lernende soll als Bezugspflegefachperson die pflegerische Versorgung des Kindes und seiner Mutter übernehmen. Ärztlich verordnet wurde die kontinuierliche Überwachung der Vitalzeichen inkl. der Sauerstoffsättigung per Monitor sowie die Gabe von Sauerstoff, Überwachung der Nahrungsaufnahme und des Gewichtes mithilfe von Trink- und Gewichtsprotokollen, nasopharyngeales Absaugen bei Bedarf.

Um dieses Fallbeispiel nun in einem simulationsbasierten Lehrformat im Rahmen eines Teamteachings durchzuführen, sind zunächst Absprachen zwischen den Beteiligten (Praxisanleiter*innen und Lehrenden) zu treffen, beispielweise im 245

Rahmen einer Hospitation oder Videokonferenz. Für ein strukturiertes Vorgehen empfiehlt es sich eine entsprechende Vorlage für das Simulationsdesign (z. B. ein Simulation Design Template der National League for Nursing) zu verwenden. In einem ersten Schritt können die personenbezogenen Daten wie Name, Alter, Geschlecht, Anamnesedaten aus dem Fallbeispiel in das Skript für die Simulation übertragen werden. Dann sollte geklärt werden, welches Kompetenzniveau angestrebt wird und wie der aktuelle Lernstand der Auszubildenden bzw. Studierenden ist. Daraus leiten sich die Lernziele des Simulationsszenarios ab und können mit dem Bogen festgehalten werden. In diesem Zusammenhang müsste zwischen den beiden Lehrenden besprochen werden, wie die Pflegefachpersonen ihre Rollen innerhalb des Szenarios erfüllen. Darüber hinaus könnten nun Risikodiagnosen und problemfokussierten Pflegediagnosen festgelegt werden (z. B. Atemmuster oder auch uneffektives Stillen) was bedeutet, dass auch fachliche Entscheidungen vom Lehrpersonal getroffen und begründet werden müssen.

246 Gleichwohl sollte die Festlegung der Referenzen erfolgen, also die Benennung der evidenzbasierten Praxisrichtlinien, Algorithmen und Protokolle. Mit Blick auf das Fallbeispiel bedeutet dies die Klärung, wie der einrichtungsinterne Standard zum Absaugen der oberen Luftwege beim Neugeborenen und Säugling gestaltet ist, welches Material in der Praxis zur Verfügung steht und ob dieses Verfahren den aktuellen fachlichen Leitlinienempfehlungen entspricht (es könnte z. B. der Fall sein, dass die Pflegefachpersonen beim Absaugen keine Schutzbrillen tragen, in den Leitlinien jedoch hierfür klare Empfehlungen bestehen).

247 Nach Definition dieser Rahmenvorgaben kann die Festlegung der Ausrüstung und des Zubehörs erfolgen. Also wie der Raum/das Skills Lab gestaltet werden (Requisiten, Geräte, Ausrichtung der Kameras etc.) sollte, um eine möglichst realistische Szene abzubilden. Diese Information benötigen die Personen, die in den Lehreinrichtungen für den technischen Support verantwortlich sind und die Szenarien nach diesen Vorgaben aufbauen und die Simulatoren einstellen.

248 Im Anschluss an diese gemeinsamen Absprachen kann dann das Szenario anhand einer entsprechenden Formatvorlage schriftlich dokumentiert werden.

249 Nun erfolgt das Schreiben des „Drehbuches" mit der Festlegung wie viele Rollen benötigt werden, wer welche Rolle übernimmt, wo die (schauspielerischen) Stärken der einzelnen Personen liegen und ob ggf. Schauspieler*innen hinzugezogen werden müssen, um bspw. ein Elternteil zu spielen. Auch sollten die Texte, die in der Szene gesprochen werden und das Verhalten der Akteure, in Stichpunkten notiert werden. Hier ist insbesondere die Erfahrung der Praxisanleiter*in wertvoll, da sie auf eigene praxisnahe Dialoge zurückgreifen kann. Neben Vorgaben zu Text und Verhalten sollten in den jeweiligen Rollenskripten auch die emotionalen Tonlagen beschrieben werden und welche versteckten Hinweise die darstellenden Personen geben dürfen. Es empfiehlt sich aus diesem Skript schon eine Art Beobachtungsprotokoll anzufertigen, dass den Erwartungshorizont an die Lernenden beinhaltet.

Am eigentlichen Simulationstag erfolgt zunächst das Prebriefing und Briefing der Studierenden, die sich in Arbeitskleidung in einem Besprechungsraum eingefunden haben. Neben den allgemeinen Hinweisen (Besonderheiten der Lehrsituation, Vertraulichkeit, Verhalten) sind auch kurze Wiederholungen aus der Theorie denkbar, z. B. zu den anatomischen und physiologischen Besonderheiten der Atemwege von Säuglingen sowie zum Infektionsgeschehen z. B. anhand von Bildtafeln, Lernvideos, Quiz etc., um in das Thema des Szenarios einzusteigen. Dann werden die Studierenden in Form eines Berichtes (dieser sollte in schriftlicher Form vorliegen) über die Situation aufgeklärt und erhalten Informationen zu ihrer Aufgabenstellung, zur Umgebung, Ausrüstung, Equipment, Requisiten und Technik, den Simulator (ggf. Simulationsperson als Elternteil), die unterschiedlichen Rollen sowie die Gesamtsituation. Wichtig ist, die Schaffung von psychologischer Sicherheit und sicherer Umgebung und die Klärung des Zeitkontingents[337]. Transparenz über die allgemeinen und spezifischen Lernziele sowie über Limitationen und Vorstellung der Evaluationsmethode sollten ebenfalls Bestandteil des Briefings sein. **250**

Das Debriefing erfolgt dann auf der Grundlage der Protokolle und anhand von einzelnen konkreten Videosequenzen aus der Simulation und dem Schließen von Wissenslücken auf Grundlage evidenzbasierten Wissens. Auch für das Debriefing, also die Nachbesprechung, liegen Empfehlungen vor (siehe dazu Kapitel 3). **251**

Im Rahmen einer Nachbereitung sollte die Evaluation des Skripts erfolgen und Anpassungen vorgenommen werden. **252**

Durch die hier vorgestellte Form des Teamteaching in der simulationsbasierten Lehre begegnen sich die beiden Lehrenden aus Theorie und Praxis auf Augenhöhe und treffen gemeinsame Entscheidungen. Auszubildende und Studierende werden realistisch auf Situationen in der Praxis vorbereitet, im Umgang mit spezifischen Verfahren wie dem Absaugen entwickeln sie Sicherheit. Die Lehrenden können sich so auf ein gemeinsames Pflege- und Berufsrollenverständnis einigen und ihre Anforderungen und Erwartungen an die Kompetenzen der Ausbildenden und Studierenden, die sie ja in den praktischen Prüfungen gemeinsam bewerten müssen, konkret formulieren. Es werden die jeweiligen Arbeitsweisen deutlich und das Verständnis für den Lernort der jeweilig anderen Person wächst. Auf dieser Basis kann eine vertrauensvolle Kooperation gelingen, die den Studierenden Sicherheit vermittelt und die Ausbildungsqualität stetig weiterentwickelt. **253**

9.4 Ausblick

Die Möglichkeit Praxisanleiter*innen stärker in die Simulation einzubinden, kann für die pflegerische Bildungslandschaft von Interesse sein, wenn es darum geht die **254**

337 INACSL Standards Committee/Watts u. a.: Healthcare Simulation Standards of Best Practice™ Simulation Design. In: Clinical Simulation in Nursing 58/2021, S. 14–21.

Ausbildung im Pflegeberuf attraktiver auszugestalten. Zum einen mangelt es an klinischen Ausbildungsplätzen in bestimmten Mangelbereichen, wie zum Beispiel der Pädiatrie, zum anderen sind die klinischen Bedingungen zumeist derart herausfordernd, dass Auszubildende und Studierende im Praktikum nicht wie vom Gesetz gefordert entsprechend ihres Ausbildungsstandes eingesetzt werden, sondern aufgrund der Personalengpässe Aufgaben von Pflegefachpersonen alleinverantwortlich übernehmen müssen, was zu Überforderung und letztlich auch zu hohen Ausbildungsabbrüchen führt. Die Studierenden und Auszubildenden entsprechend umfassender im Skills Lab auch psychisch und emotional auf die Praktika vorzubereiten, kann ein Baustein für eine attraktive Pflegeausbildung sein. Hierbei können Praxisanleiter*innen von dem geschützten Rahmen Skills Lab gleichsam wie Studierende profitieren, da Zeit für Übung, Raum für Fehler und eine Kultur der sensiblen Reflexion gelebt werden soll. Darüber hinaus bietet die stärkere Einbindung von Praxisanleiter*innen in die Simulationslehre die Chance für erweiterte Karrierewege und ein einhergehendes verändertes Ansehen. Sowohl Praxisanleiter*innen mit langjähriger Berufserfahrung können sich und ihr Erfahrungswissen einbringen, als auch primärqualifizierend Studierende können die Möglichkeit selbst nach dem Studium in der Simulationslehre tätig zu werden, erfahren. Das Wissen der Praxisanleiter*innen wächst, die Rolle des spezifischen Arbeitsfeldes wächst ebenfalls.

255 Simulationslehre als Schnittstelle kann ein Gewinn für den Theorie-Praxis-Transfer darstellen, diese Verknüpfung wird gestärkt durch einen engen Austausch zwischen den Lernorten. Gleichsam kann das jeweilige Verständnis der Lernorte für die jeweils anderen Bereiche gestärkt werden, was förderlich ist für eine Kultur Neuerungen umzusetzen, bspw. Pflegetheorien in praktisches Handeln umzusetzen. Darüber hinaus birgt diese Form der engen Zusammenarbeit die Chance eine einheitliche Sprache zu sprechen, wovon alle Beteiligten profitieren können. Die Simulationslehre wird unterstützt durch Audio-Video-Technik, um Szenarien aufzunehmen und nachbesprechen zu können, dabei können auch Lernvideos gemeinsam gestaltet werden, die sowohl in der Theorie, als auch in der Praxis eingesetzt werden können.

256 Ein weiterer enormer Mehrwert der Simulationslehre ist der Zugewinn an Patient*innensicherheit, gefördert durch eine wertschätzende Fehlerkultur in Form von einer gelebten psychologischen Sicherheit. Effekte eines Anleitungsprozesses gebettet in psychologische Sicherheit sind ein verstärktes Engagement der Lernenden während aller Elemente der Lernerfahrung, was letztlich zu tiefen, reflektierten Diskussionen während der Nachbesprechungen führt. Im Ergebnis zeigt sich, dass Auszubildende/Studierende, die ermutigt werden über Fehler zu sprechen und ihre Gedanken mitzuteilen, sich bei der Pflege von Patient*innen ähnlich verhalten, was sich positiv auf die Sicherheit der Patient*innen auswirken kann.[338]

338 Daniels: Psychological Safety in Simulation-Based Prelicensure Nursing Education. A Narrative Review. 2021, S. E99–E102.

Die Möglichkeiten der Einbindung von Praxisanleiter*innen in die Simulationslehre bieten vielfältige Chancen für die Weiterentwicklung der Pflegelandschaft. 257

9.5 Literaturverzeichnis

Deutscher Bundestag, Verordnung: Ausbildungs- und Prüfungsverordnung für die Pflegeberufe vom 13.6.2018 (DR19/2707). Online: https://www.bundesgesundheitsministerium.de/fileadmin/Dateien/3_Downloads/Gesetze_und_Verordnungen/GuV/P/PflAPrV_Bundestag-130618.pdf [abgerufen am: 10.7.2018].

Boguth, K.: Historische Entwicklung des Pflegeprozesses. Ein Vergleich zwischen den USA und Deutschland. In: D. Rottenkolber u. a. (Hrsg.): Das Pflegeadministrationslehrbuch. Bern 2020. S. 37–58.

Boguth, K./Forbrig, T.: Praxisphasen in der hochschulischen Pflegeausbildung. In: Marchwacka, M. A. (Hrsg.): Handbuch Pflegebildung. 2023, S. 304–311.

Bundesinstitut für Berufsbildung (Hrsg.): Datenreport zum Berufsbildungsbericht 2021. Informationen und Analysen zur Entwicklung der beruflichen Bildung. 2021. Online: https://www.bibb.de/datenreport/de/2021/datenreport_2021.php [Stand: 4.11.2021].

Bundesinstitut für Berufsbildung (Hrsg.): Datenreport zum Berufsbildungsbericht 2022. Informationen und Analysen zur Entwicklung der beruflichen Bildung. 2022. Online: https://www.bibb.de/dokumente/pdf/Datenreport%202022_20102022_online.pdf

Daniels, A. L.: Psychological Safety in Simulation-Based Prelicensure Nursing Education. A Narrative Review. 2021.

Deutscher Bundestag, Parlamentsnachrichten: Antwort der Bundesregierung auf die Kleine Anfrage der Abgeordneten Kordula Schulz-Asche, Maria Klein-Schmeink, Dr. Kirsten Kappert-Gonther weiterer Abgeordneter und der Fraktion BÜNDNIS 90/DIE GRÜNEN – *Drucksache 19/11461* – Pflegeausbildungsreform – Akademisierung und Pflegepädagogik. (31.7.2019). Online: https://dserver.bundestag.de/btd/19/118/1911887.pdf [abgerufen am 31.3.2023].

Fachkommission nach § 53 Pflegeberufegesetz: Rahmenpläne der Fachkommission nach § 53. 2020. Online: https://www.bibb.de/dokumente/pdf/Rahmenplaene_BARRIEREFREI_FINAL.pdf [abgerufen am 31.3.2023].

PflBG: Pflegeberufegesetz vom 17. Juli 2017 (BGBl. I S. 2581), das zuletzt durch Artikel 9a des Gesetzes vom 11. Juli 2021 (BGBl. I S. 2754) geändert worden.

Garcia-González, D./Peters, M.: Ausbildungs- und Studienabbrüche in der Pflege – ein integratives Review. 2021. Online: https://www.bibb.de/dienst/veroeffentlichungen/de/publication/download/17573 [abgerufen am 31.3.2023].

INACSL Standards Committee/Watts, P. I. u. a.: Healthcare Simulation Standards of Best Practice™ Simulation Design. In: Clinical Simulation in Nursing 58/2021, S. 14–21.

Kameg, K. M. u. a.: Utilization of standardized patients to decrease nursing student anxiety. In: Clin Simul Nurs 10(11)/2014, S. 567–573. DOI: https://doi.org/10.1016/j.ecns.2014.09.006.

Leber, U./Schwengler, B.: Betriebliche Ausbildung in Deutschland: Unbesetzte Ausbildungsplätze und vorzeitig gelöste Verträge erschweren Fachkräftesicherung. IAB-Kurzbericht. 2021. Online: https://doku.iab.de/kurzber/2021/kb2021-03.pdf [abgerufen am 31.3.2023].

Paige, J. B./Morin, K. H.: Simulation fidelity and cueing: A systematic review of the literature. In: Clinical Simulation in Nursing 9(11)/2013, S.e481-489. http://dx.doi.org/10.1016/j.ecns.2013.01.001.

Nick, C. u. a.: Qualitätskriterien für hochschulisches Praxislernen in der Pflege – Ergebnisse eines Delphi Verfahrens. In: Zeitschrift für Evidenz, Fortbildung und Qualität im Gesundheitswesen 153–154/2020, S. 111–118.

10 Prüfungsformate in der Simulation: faire valide variantenarme Bewertung

Dr. Sandra Strube-Lahmann*, Peggi Lippert*, Steffen Dißmann, Dr. Simone Kuntz, Björn Naumann

Mit der Reform der Pflegeberufe und dem Inkrafttreten des Pflegeberufegesetzes (PflBG) im Jahr 2020 hat der Gesetzgeber die Voraussetzung geschaffen, die drei Pflegeberufe (Altenpflege, Gesundheits- und Krankenpflege, Gesundheits- und Kinderkrankenpflege) zur generalistisch ausgerichteten Pflegeausbildung mit dem Abschluss Pflegefachfrau bzw. Pflegefachmann zusammenzuführen. **258**

Vor dem Hintergrund der verschiedenen Abschlussmöglichkeiten nach neuem Pflegeberufegesetz und den möglichen Schwerpunktsetzungen in der generalistischen Pflegeausbildung ist es besonders herausfordernd, einheitliche, standardisierte Prüfverfahren bereitzustellen.[339] Während nach Inkrafttreten des Pflegeberufegesetzes (PflBG) im Jahr 2020 für die berufliche dreijährige Pflegeausbildung insgesamt fünf mögliche Abschlüsse vorgesehen sind, adressiert die hochschulische Pflegeausbildung diese Möglichkeiten nicht. Mit Blick auf die vertikale Durchlässigkeit sowie den vorbehaltenen Tätigkeiten laut PflBG genießen ausschließlich die dreijährige generalistische sowie die hochschulische Pflegeausbildung umfängliche Anerkennung. **259**

Abschlussprüfungen lassen zentrale Prüfungsverfahren mit einheitlichen Prüfungsaufgaben und Erwartungshorizonten ein hohes Maß an Vergleichbarkeit erwarten und tragen somit zur Qualitätssicherung bei. Dezentral verortete, nicht einheitliche Prüfungen, mit unterschiedlichen Anforderungen können hingegen zu deutlichen Einschränkungen der Vergleichbarkeit führen, was folglich negativen Einfluss auf die Qualität der Ausbildung haben kann.[340] **260**

Durch die generalistische Pflegeausbildung wird ein standardisierter Ablauf der Ausbildung bis zum Ende des zweiten Ausbildungsjahres angebahnt. Denn erstmalig ist ein bundesweiter Rahmenlehrplan implementiert worden, der Kompetenzen und Qualifikationsziele am praktischen Pflegehandeln entlang ausrichtet. Der Rahmenlehrplan sieht in seiner Empfehlung zur Umsetzung der inhaltlichen Schwerpunkte an vielen Stellen ein „Lernen in simulativer Umgebung“ vor, um ein hohes Maß an Realitätsnähe hervorzubringen.[341] Somit wird erstmalig in Deutsch- **261**

* geteilte Erstautor*innenschaft

339 Bundesministerium der Justiz: Gesetz über die Pflegeberufe (Pflegeberufegesetz – PflBG), 2017. Online: https://www.gesetze-im-internet.de/pflbg/PflBG.pdf [abgerufen am 31.3.2023].

340 Strube-Lahmann u. a.: Zentral und dezentral verortete Prüfungen in der Krankenpflege. Vergleich der Abschlussnoten der Jahre 2008–2013 im Land Berlin unter Berücksichtigung unterschiedlicher Ausbildungskonzepte. In: Z. Evid. Fortbild. Qual. Gesundh. wesen (ZEFQ) 118-119/2016, S. 56–63.

341 Fachkommission nach § 53 Pflegeberufegesetz: Rahmenpläne der Fachkommission nach § 53 PflBG. o. O. 2020. Online: https://www.bibb.de/dienst/publikationen/de/16560 [abgerufen am 31.3.2023].

land auch einheitlich anerkannt, dass durch simulationsbasiertes Lernen die learning outcomes verbessert werden können. Daraus resultiert der Anspruch und die Notwendigkeit, die Pflegeausbildung und das Pflegestudium in Bezug auf Lehr-, Lern- und Prüfungsmethoden einheitlich und standardisiert zu gestalten. Dabei rückt insbesondere das simulationsbasierte Lernen in den Vordergrund.

262 Studien liefern Hinweise darauf, dass der Einsatz von Simulationspatient*innen im Skills Lab, insbesondere die kommunikativen Kompetenzen und Selbstsicherheit bei Lernenden stärkt und dadurch der Übergang in reale berufliche Handlungssituationen erleichtert werden kann (u. a. Langhan et al. (2009) S. 535 ff.[342]; Park & Park (2018), S. 153 ff.[343]; Alsaad et al. (2017), S. 550 ff.[344]; Harris, Pittiglio, Newton & Moore (2014), S. 568 ff.[345]; Jansson et al. (2017), S. 1 ff.[346]). Darüber hinaus zeigen Vergleiche mit herkömmlichen Lehr- und Lernformen, dass sich die Fähigkeiten bei Auszubildenden in den Gesundheitsfachberufen in Bezug auf den Erwerb von Kompetenzen in Hinblick auf das Notfallhandeln deutlich verbessern lassen.[347] Zudem ließen sich deutliche Verbesserungen im Bereich der positiven Fehlerkultur und der Patient*innensicherheit beobachten.[348]

263 Neben dem Einsatz als Lehrmethode kann Simulation auch als Prüfungsformat genutzt werden. So fanden im Jahr 2020 aufgrund der COVID-19-Pandemie die Abschlussprüfungen einer Berufsfachschule für Pflege als Simulationsprüfungen statt. Der Schulleiter berichtete, dass komplexe pflegerische Handlungen in der

342 Langhan u. a.: Simulation-based training in critical resuscitation procedures improves residents'competence. In: Canadian Journal of Emergency Medicine 11(6)/2009, S. 535–539. https://doi.org/10.1017/s1481803500011805.

343 Park/Park: The effect of communication training using standardized patients on nonverbal behaviors in medical students. In: Korean Journal of Medical Education 30(2)/2018, S. 153–159. https://doi.org/10.3946/kjme.2018.90.

344 Alsaad u. a.: Central Line Proficiency Test Outcomes after Simulation Training versus Traditional Training to Competence. In: Annals of the American Thoracic Society 14(4)/2017, S. 550–554. https://doi.org/10.1513/AnnalsATS.201612-987OC.

345 Harris: Using simulation to improve the medication administration skills of undergraduate nursing students. In: Nursing Education Perspectives 35(1)/2014, S. 26–29. https://doi.org/10.5480/11-552.1.

346 Jansson u. a.: Longitudinal effects of single-dose simulation education with structured debriefing and verbal feedback on endotracheal suctioning knowledge and skills: A randomized controlled trial. In: American Journal of Infection Control 45(1)/2017, S. 83–85. https://doi.org/10.1016/j.ajic.2016.05.032.

347 Herzig: Das „Skills Lab" als Handlungsfeld Lehrender in der beruflichen Bildung der Gesundheitsberufe am Standort Hochschule – Eine Potenzialanalyse des Skills-Lab-Konzeptes im Hinblick auf Prinzipien einer kompetenzorientierten Lehr-/Lerngestaltung. 2021. Online: https://osnadocs.ub.uni-osnabrueck.de/bitstream/ds-202206147103/6/thesis_herzig.pdf [abgerufen am 31.3.2023].

348 Kahriman u. a.: The effect of theoretical and simulation training on medical errors of nurse students in karadeniz technical university, turkey. In: J Pak Med Assoc 68(11)/2018, S. 1636–1643.

Simulation abgebildet werden konnten, ebenso die damit verbundenen Risiken erfasst und somit eine verbesserte Versorgungsqualität erzielt werden konnte.[349]

Grundsätzlich wird an Prüfungen der Anspruch erhoben, dass sie objektiv, nachvollzierbar sowie valide sein sollen. Dies ist gegeben, wenn das Resultat der Prüfung unabhängig von den Prüfenden, den zu Prüfenden und den Aufgaben ist. Prüfungsformate in der Simulation könnten aufgrund der Standardisierungsmöglichkeit auch hinsichtlich der Variable Prüfungspatient*in ein Zugewinn sein. Nach den Aussagen von Feilhuber (2018) fördert die Simulation neben der psychomotorischen Kompetenz, das Fachwissen, die pflegerische und klinische Beurteilung, die Problemlösung sowie das kritische und klinische Denken.[350] Bereits 2005 beschrieb Jeffries learning outcomes für die Nutzung von Simulationen innerhalb der Pflegeausbildung, die sich mit den Aussagen von Feilhuber decken.[351] Demzufolge sollte sich die Ausrichtung der Bewertungsstandards für Prüfungen an den genannten Kompetenzbereichen orientieren und über die gezeigten Fertigkeiten hinausgehen. 264

Mit der Frage nach möglichen Prüfungsformaten für die Simulation wurde bereits in unterschiedlichen Gesundheitsberufen die OSCE-Prüfung (Objektive Structured Clinical Examination) als praxisorientiertes Prüfungsdesign beschrieben, wobei nicht von einer flächendeckenden Implementierung ausgegangen werden kann. In der Pflegeausbildung werden OSCE-Verfahren für die Überprüfung von Handlungs- und Kommunikationskompetenzen eingesetzt.[352] Ergänzend werden klinische Entscheidungsfindung und der Umgang mit den Standardisierten Patient*innen (SP) bewertet. 265

Die Kombinationen von Simulationspatient*innen mit Simulatoren, Make-up oder Prothesen in sogenannter Hybrid-Simulation bieten neue Möglichkeiten der realistischen Darstellung praktischer Pflegesettings. 266

Im Studiengang Pflege an der Evangelischen Hochschule Dresden wurden die praktischen Fertigkeiten und Kompetenzen über eine OSCE-Prüfung geprüft, um die Zulassung zum nächsten Praxissemester zu erreichen. Die Studierenden betonten die Prüfung in diesem Format als faire Prüfung von praktischen Fertigkeiten in pflegerischen praxisnahen Situationen.[353] 267

---

349 Haßberg-Kliniken: Die Prüfung am Patienten simuliert. Pflegeexamen in Corona-Zeiten. 2020. Online: https://www.hassberg-kliniken.de/informationen/unternehmen/aktuelles/presse/presse-details.html?tx_news_pi1%5Baction%5D=detail&tx_news_pi1%5Bcontroller%5D=News&tx_news_pi1%5Bnews%5D=229&cHash=1e83a5fc2cde9d3fe5e929de45225094 [abgerufen am 31.3.2023].

350 Feilhuber: Simulation in der Pflegeausbildung: Entwicklung und Förderung von Pflegekompetenzen durch die Methode der Simulation. In: PADUA 13(2)/2018, S. 129–132.

351 Jeffries: A framework for designing, implementing, and evaluating simulations used as teaching strategies in nursing. In: Nursing education perspectives 26(2)/2005, S. 96–103.

352 Schlegel: OSCE – Kompetenzorientiert Prüfen in der Pflegeausbildung. 2018, S. 2.

353 Pippel: Ein OSCE als summative Prüfung im Studiengang Pflege (Bachelor). Fallstricke und Lösungen. Pädagogik der Gesundheitsberufe 4/2022, S. 214–224.

268 Der Forschungsstand in der medizinischen Hochschulbildung in Bezug auf OSCE-Prüfungen mit Verwendung von validierten Checklisten zur Leistungsbewertung zur Qualitätssicherung ist bereits vorangeschritten. Thiesen et al. publizierten 2019 nachstehende Empfehlungen für Prüfungsmethoden innerhalb der Facharztprüfung in der D-A-CH-Region[354]:

- Einsatz verschiedener Prüfungsmethoden (Triangulation),
- Vorab Festlegung der zu prüfenden Inhalte und Kompetenzen (Blueprinting),
- Vorab Festlegung der Fragestellung und des Erwartungshorizontes,
- Ausreichende Anzahl an Fragen, Prüfer*innen, Stationen/zu prüfende Lernziele,
- Qualitätssicherung der erstellten Fragen/Aufgaben.

269 Beispiele aus anderen Bereichen im Gesundheitswesen zeigen, dass durch die Simulationen eine standardisierte Prüfung medizinischer Handlungskompetenz entsprechend den Lernzielen des Nationalen Kompetenzbasierten Lernzielkatalogs ermöglicht werden kann.[355] Im Bachelor-Studiengang Hebammenwissenschaft an der Universitätsklinik Tübingen wird die reale „Examensgeburt“ durch eine simulationsbasierte Prüfung (OSCE) ersetzt. Nach Braun et al. ist das Format „*OSCE nach vier Jahren der Implementierung zu einem vertrauten Prüfungsformat geworden*“.[356] Eine gute Vorbereitung des Szenarios sowie das Briefing der Prüfenden, aber auch der Schauspielenden sind entscheidend für die Qualität und die Vergleichbarkeit des Prüfungsformates. Damit verbunden sind aber auch zeitintensive Vorbereitungen sowie erhöhte Ressourcen (Mitarbeitende, Materialien usw.), die benötigt werden. In weiteren Studien wird geprüft, inwieweit die Gütekriterien mit diesem Prüfungsformat erfüllt werden können.[357]

270 Der Nutzen sowie die Akzeptanz von OSCE-Verfahren in der Pflegeausbildung wurden durch eine qualitative Studie von Solà-Pola et al. (2020) mit positiven Ergebnissen untersucht.[358]

271 Über die Simulation im eigentlichen Sinne hinaus zeigt sich in der aktuellen Studienlandschaft die Entwicklung von computersimulierten Szenarien mit Virtual Reality (VR) Anwendungen in der medizinischen Hochschulbildung. An der Hochschule Hannover wurde beispielsweise für Szenarien im Bereich der minimal

354 Thiesen u. a.: Prüfungsmethoden in Facharztprüfungen der DACH-Region – Übersicht, kritische Betrachtung und Empfehlungen zur Weiterentwicklung. 2019, S. 17–18.

355 Steglich u. a.: Einsatz von Simulationspersonen zur Prüfung von Handlungskompetenz im Bereich der Kinderschutzmedizin im Dritten Abschnitt der Ärztlichen Prüfung. Using simulated patients to test competency in child protection medicine in the third section of the medical examination In: Monatsschrift Kinderheilkunde 2022, S. 1–5.

356 Braun u. a.: Standardisierte simulationsbasierte Prüfung im Hebammenstudium: Simuliert und praxisnah. In: Deutsche Hebammen Zeitschrift 11/2022, S. 80.

357 Braun u. a.: Standardisierte simulationsbasierte Prüfung im Hebammenstudium: Simuliert und praxisnah. In: Deutsche Hebammen Zeitschrift 11/2022, S. 79.

358 Solà-Pola u. a.: The usefulness and acceptance of the OSCE in nursing schools. In: Nurse Education in Practice 43/2020, S. 3.

invasiven Chirurgie mit Einsatz von VR ein standardisiertes Berichts- und Bewertungssystem entwickelt, in dem durch ein Delphi-Verfahren Bewertungskriterien mit einer Gewichtung herausgearbeitet und in einem weiteren Schritt validiert wurden.[359] Weitere Entwicklungsschritte gehen in Richtung Telesimulation mit und ohne Einsatz von Augmented Reality-Brillen. So untersuchten McCoy et al. (2019) in einer Machbarkeitsstudie den Einsatz von Google Glass als Telesimulation in medizinischen Notfallkursen. Ein positives Ergebnis hinsichtlich der Triagegenauigkeit konnte durch die Analyse der Echtzeitdaten ermittelt werden.[360] Die jüngsten Entwicklungen von innovativen Hybridsystemen mit Virtual Reality Anwendung für die Telesimulation versprechen zukünftig eine effektive medizinische Ausbildung in realitätsnaher Umgebung mit der Möglichkeit der standardisierten Beurteilung und Bewertung.[361]

Mit Blick auf die pflegerische Ausbildung muss der Frage nachgegangen werden, welches Potenzial das simulationsbasierte Lernen für das neue Verständnis von Lernen sowie für die berufliche Problemlösefähigkeit hat. In Anlehnung an Dehnbostel (2007) werden die unterschiedlichen Varianten des arbeitsbezogenen Lernens herangezogen, die sich in arbeitsplatzorientiertes, arbeitsplatzgebundenes und arbeitsplatzverbundenes Lernen unterscheiden. Unter dem arbeitsplatzgebundenen Lernen wird das Lernen durch die Arbeit unter systematischer Begleitung verstanden. In den Realsituationen bestimmt der Pflegebedarf der zu pflegenden Menschen die Lernmöglichkeiten.[362] **272**

Im Gegensatz dazu beziehen sich arbeitsplatzorientiertes und arbeitsplatzverbundenes Lernen auf das Lernen in simulierten beruflichen Handlungssituationen, wobei sich das arbeitsplatzverbundene Lernen im sogenannten „dritten“ Lernort an der Berufswirklichkeit orientiert.[363] **273**

Dieser „dritte“ Lernort wird in der Forschungsliteratur als ein Ort der Integration von theoretischem und praktischem Lernen beschrieben, und ermöglicht die flexible Anpassung an den individuellen Lern- und Wissensstand der Auszubildenden. Meyer-Hänel & Umbescheidt (2006) stellen ihn als Lernbereich Training & Transfer im Bereich von Schule und Praxis dar. Dieser soll grundsätzlich eine **274**

---

359 Schmidt u. a.: The Heidelberg VR Score: development and validation of a composite score for laparoscopic virtual reality training. In: Surgical Endoscopy 33(7)/2019, S. 2093–2103.

360 McCoy u. a.: Feasibility of Telesimulation and Google Glass for Mass Casualty Triage Education and Training. In: Western Journal of Emergency Medicine 20(3)/2019, S. 512–519.

361 Almousa u. a.: Virtual Reality Technology and Remote Digital Application for Tele-Simulation and Global Medical Education: An Innovative Hybrid System for Clinical Training. In: Simulation & Gaming 52(5)/2021, S. 614–634.

362 Dehnbostel u. a. (Hrsg.): Lernen im Prozess der Arbeit in Schule und Betrieb. 2007, S. 275–290.

363 Fachkommission nach § 53 Pflegeberufegesetz: Rahmenpläne der Fachkommission nach § 53 PflBG. o. O. 2020. Online: https://www.bibb.de/dienst/publikationen/de/16560 [abgerufen am 31.3.2023].

Verzahnung zwischen den Lernorten *Schule* und *Praxis* herstellen, um die *Theorie-Praxis-* und *Praxis-Theorie*-Gaps zu minimieren.[364]

275 Hackstein et al. (2016) beschreiben, dass komplexe Arbeits- und Handlungssituationen grundsätzlich ohne Risiko erlernt und durch beliebiges Wiederholen trainiert werden können. Das Risiko durch Fehler Schäden bei den pflegebedürftigen Menschen zu verursachen, wird somit minimiert.[365]

276 Der „dritte" Lernort ist ein fehlertoleranter und geschützter Raum, in dem der Human Faktor Nervosität reduziert werden kann. In Bezug auf Prüfungssituationen etabliert sich somit ein potenzieller Vorteil für die zu Prüfenden.

277 Wie eingangs beschrieben stellt die Standardisierung der simulationsbasierten praktischen Prüfung, als zu erreichendes Gütekriterium, eine Herausforderung dar.

278 Um berufliche Handlungskompetenz in einer simulationsbasierten Handlungssituation prüfen zu können, bedarf es daher einer Neuorientierung von standardisierten Bewertungskriterien. Derzeit stehen standardisierte Prüfungsformate für Simulationen nur eingeschränkt zur Verfügung.

279 Standardisierungen sind wichtig, um Objektivität, Konsistenz und Fairness bei der Bewertung von Prüfungsleistungen zu gewährleisten. Aber wie kann es nun gelingen, ein standardisiertes praktisches Prüfungsverfahren zu entwerfen?

280 Zentrales Anliegen sollte sein, genau die Fähigkeiten und Fertigkeiten zu überprüfen, die zuvor als Qualifikationsziele und Kompetenzen in den curricularen Einheiten und den daraus extrahierten Lernsequenzen festgelegt wurden. Nach Weinert sind Kompetenzen mehr als reines Wissen.[366] Vielmehr bilden sie ein übergeordnetes Konzept von zusammenhängenden Aspekten wie Verstehen, Fertigkeiten, Handeln, Fachwissen, Erfahrungen und Motivation.[367] In üblichen Prüfungsverfahren werden erfahrungsgemäß lediglich einzelne der genannten Aspekte überprüft. Macke, Hanke und Viehmann (2012) empfehlen daher drei Bezugsnormen, welche für die Konstruktion von Bewertungsmaßstäben herangezogen werden sollten, um die Leistung von Menschen in Prüfungssituationen zu bewerten. Diese Maßstäbe werden in soziale, individuelle und kritische Bezugsnormen unterteilt.[368] Die soziale Bezugsnorm bezieht sich auf die Bewertung der

364 Meyer-Hänel/Umbescheidt: Der Lernbereich Training und Transfer – Antworten auf die Transferproblematik durch den 3. Lernort in der Ausbildung dipl. Pflegefachfrau/dipl. Pflegefachmann HF. In: Pflegewissenschaft 08/2006, S. 276–286.

365 Hackstein u. a.: Handbuch Simulation. 2016, S. 29.

366 Weinert: Vergleichende Leistungsmessung in Schulen – eine umstrittene Selbstverständlichkeit. In: Weinert (Hrsg.): Leistungsmessungen in Schulen. 2002, S. 17–31.

367 BMUKK: Kompetenzorientiertes Unterrichten an berufsbildenden Schulen. Grundlagenpapier. 2012, S. 11–12. Online:https://www.bildungsstandards.berufsbildendeschulen.at/sites/default/files/files/BBS-Bildungsstandards-KU-Grundlagenpapier-16.07.2012.pdf [abgerufen am 31.3.2023].

368 Macke u. a.: Kompetenzorientierte Hochschuldidaktik – Lehren-vortragen-prüfen-beraten. 2012, S. 144–147.

Leistung einer Person im Vergleich zur Leistung anderer Menschen. Dieser Ansatz wird beispielsweise bei Bewerbungsverfahren verwendet, bei denen nur die besten Bewerber*innen weiterkommen. In der Pflegeausbildung kann dieser Ansatz helfen, Unterschiede im Kompetenzniveau zu verdeutlichen.

Die individuelle Bezugsnorm bezieht sich auf die Betrachtung des Kompetenz- **281**
zuwachses einer Person über einen bestimmten Zeitraum. Dieser Ansatz kann motivierend wirken, ist aber für Abschlussprüfungen nicht empfehlenswert, da dieser häufig von Prüfungsteilnehmenden als ungerecht empfunden werden kann. Wenn eine Person beispielsweise zu Beginn eines Seminars oder einer Lehr-Lerneinheit niedrige und am Ende durchschnittliche Leistungen erbringt, zeigt diese Person einen höheren Kompetenzzuwachs als jemand, der sowohl zu Beginn als auch am Ende stabile hohe Leistungen erbringt. Hier ist offensichtlich der Kompetenzzuwachs der zweiten Person im Vergleich zur ersten geringer. Dabei kann die Leistung der zweiten Person deutlich besser sein als die Leistung der ersten. Dieser Ansatz ist insbesondere geeignet, um motivationale Faktoren bei lernschwächeren Personen zu stärken.

Die kritische Bezugsnorm ist am besten für die Bewertung von Leistungen in **282**
komplexen Umgebungen geeignet. Hier sind die Bewertungskriterien vorab festgelegt und operationalisiert. Dies schafft die größtmögliche Unabhängigkeit der Prüfenden und ermöglicht die Einhaltung von Qualitätskriterien, Standardisierung, Objektivität und Transparenz.[369]

In den Gesundheitsfachberufen zeigen sich wissenschaftliche Bestrebungen zur **283**
Entwicklung von Simulationsstandards. Die International Nursing Association for Clinical Simulation and Learning (INACSL) strebt mit der Entwicklung der Healthcare Simulation Standards of Best Practice eine Qualitätssicherung und Umsetzung strenger evidenzbasierter Praktiken an. Hierzu beschreibt INACSL die Notwendigkeit von formativen, summativen Bedingungen sowie Bewertungen für Szenarien in höheren Anforderungsbereichen und legt erforderliche Kriterien fest.[370]

Eine standardisierte Bewertung der Teilnehmenden in simulierten Prüfungsset- **284**
tings umfasst folgende Schwerpunkte:

- die Bestimmung des Zwecks der simulationsbasierten Erfahrung innerhalb der Prüfung,
- die Gestaltung der simulationsbasierten Erfahrung, um den Zeitpunkt der Bewertung, die Verwendung eines gültigen und zuverlässigen Bewertungsinstruments und die erforderliche Schulung der Prüfenden, sowie
- die Durchführung der Auswertung und Interpretation der Ergebnisse.

---

369 Zumbach/Astleitner: Effektives Lehren an der Hochschule. 2005, S. 221–223.
370 INACSL Standads Commitee: INACSL Standards of Best Practice: Simulation^{SM} Participant Evaluation In: Clinical Simulation. In: Nursing 12/2016, S. 26–29.

285 Zusätzlich müssen Kriterien zur Einhaltung der Bewertungsstandards eingehalten werden, um eine ungenaue Beurteilung, schlechte Erfahrungen der Teilnehmenden, schlechte Lernergebnisse, mangelnden Fortschritt, ungeeignete Auswahl von Bewertungsinstrumenten und Szenarien oder Verzerrungen während der Bewertung möglichst ausschließen zu können. Hierzu wurden folgende vier Kriterien beschrieben:

1. Bestimmen Sie die Bewertungsmethode der Teilnehmenden vor den simulationsbasierten Prüfungsszenarien.
2. Simulationsbasierte Prüfungsszenarien können für formative Bewertungen ausgewählt werden.
3. Simulationsbasierte Prüfungsszenarien können für die summative Bewertung ausgewählt werden.
4. Simulationsbasierte Prüfungsszenarien können für die Bewertung mit hohen Anforderungen (high-stakes) ausgewählt werden.

286 Unter formativer Bewertung werden individuelle Fortschritte in unterschiedlichen Kompetenzbereichen beurteilt. Somit kann diese Art der Leistungsbewertung eine Orientierung für Lernende darstellen. Hierdurch kann es gelingen, individuelle Lernprozesse darzustellen, diese zu reflektieren und die Lernmotivation zu steigern. Das Ziel einer formativen Beurteilung verfolgt die Förderung von Leistungen Lernender. Summative Beurteilungen sind dagegen ergebnisorientiert. Hier geht es hauptsächlich darum, Leistungsstände zu einem gewissen Zeitpunkt abzufragen.[371] Zudem empfehlen die INACSL-Standards (2016) summative Bewertungsformate für die Evaluation von erstellten Bewertungsinstrumenten sowie Szenarien. Für die Beurteilung von Leistungen im Sinne einer Abschlussprüfung beschreiben die Standards der INACSL High-Stakes-Bewertungen, also Bewertungen in komplexen Situationen mit hohen Anforderungen.

287 Wie im vorherigen Absatz beschrieben, ist es notwendig, bei der Konzeption simulationsbasierter Prüfungen gewisse Vorüberlegungen zu tätigen. Die hierzu empfohlenen INACLS-Standards (2016) werden in der nachfolgenden Tabelle dargestellt. Dazu wurden die Standards aus dem Englischen übersetzt und angepasst.

371 Orbàn: Innovative Bewertungsmethoden in einem PBL-basierten Lehr- und Lernkontext – das Übersetzungsprojekt als exemplarischer Fall. 2010, S. 6.

Tab. 18: Kriterien 1 bis 4 der INACLS-Standards

1. Kriterium: Bestimmen Sie die Methode der Teilnehmerbewertung vor den simulationsbasierten Prüfungsszenarien. Hierzu ist es notwendig, die Teilnehmerbewertung an den Zielen/Ergebnissen und/oder der Absicht des Prüfungssettings und an der Art der Prüfung auszurichten.
2. Kriterium: Simulationsbasierte Prüfungsszenarien können für eine formative Bewertung ausgewählt werden. Die formative Evaluation wird durchgeführt, um: • den Fortschritt beim Erreichen der Ziele zu überwachen, • während der Übungsphasen ein Feedback geben zu können, • die klinischen Kompetenzen der Teilnehmer zu fördern, • Lücken im Wissen und in den Fähigkeiten zu identifizieren und zu schließen, • Beurteilung der Bereitschaft für praktische Erfahrungen, • das Lehren und Lernen erleichtern. *Dieses Kriterium wird für Überprüfungen in kleineren Lerngruppen von drei bis fünf Personen empfohlen.*
3. Kriterium: Simulationsbasierte Prüfungsszenarien können für die summative Bewertung ausgewählt werden. Summative Bewertungen werden durchgeführt: • zu einem bestimmten Zeitpunkt (d. h. am Ende einer Lehrveranstaltung oder eines bestimmten Zeitraums), • in einer sicheren Lernumgebung, • nach einer Einweisung in die Umgebung und die Ausrüstung, • um die Verwendung eines standardisierten Formats und standardisierter Bewertungsmethoden z. B. Verwendung eines standardisierten Szenarios, Informationen über den Zeitpunkt des Szenarios, die Länge des Szenarios und andere Szenario-Details zu erproben und zu evaluieren, • um per Videoaufzeichnung die Bewertung an sich zu evaluieren, • zur Ermittlung der Interrater-Reliabilität, wenn mehrere Prüfende notwendig sind. *Dieses Kriterium fokussiert vor allem die im Debriefing stattfindende Reflexion und Evaluation von performativen Leistungen.*

Tab. 18: *(Fortsetzung)*

4. Kriterium: Simulationsbasierte Prüfungsszenarien können für die Bewertung mit hohen Anforderungen ausgewählt werden.
Eine Bewertung mit hohem Einsatz wird durchgeführt:
• am Ende des Lernprozesses, kann aber auch zu anderen Zeiten erfolgen,
• um Wissenslücken zu diagnostizieren oder signifikante Sicherheitsprobleme zu identifizieren,
• basierend auf den spezifischen Zielen der Teilnehmenden,
• nachdem den Teilnehmenden die Qualifikationsziele transparent gemacht wurden,
• mit vorher festgelegten Parametern, die für die Beendigung des Szenarios und dessen Abschluss notwendig sind,
• nachdem der Teilnehmende Erfahrungen im simulationsbasierten Lernen gemacht hat,
• durch ein evaluiertes, objektives und ein umfassendes Bewertungsinstrument (z. B. Checkliste, in welcher erwünschte und unerwünschte Verhaltensweisen konkret beschrieben sind),
• nachdem das Szenario anhand der Bewertungsinstrumente durch Prüfende getestet und evaluiert wurde,
• durch geschulte, unvoreingenommene, objektive Prüfende.

Quelle: Eigene Darstellung.

288 Insgesamt kann festgehalten werden, dass Skills- und Simulationstrainings einen positiven Einfluss auf die Kompetenzentwicklung in den Ausbildungen und Studiengängen der Gesundheitsfachberufe haben und einen wichtigen Beitrag zur Optimierung der Versorgungsqualität und Patient*innensicherheit leisten können.

289 Um eine Simulation zu strukturieren, bedarf es eines standardisierten Simulationsdesigns. Wie real die Simulation erscheint, ist unter anderem abhängig von der Detailtreue des Szenarios sowie den eingesetzten Materialien und Modellen. Grundlage dafür ist die evidenzbasierte Pflegepraxis.[372]

290 Grundsätzlich zeigt sich, dass die Simulation durchaus als Prüfungsformat von Abschlussprüfungen geeignet ist. Wünschenswert wäre die Umsetzung eines einheitlichen, standardisierten, strukturierten Prüfungsverfahrens für die Ausbildung in der Pflege. In diesem Szenario hätten alle zu Prüfenden die gleiche Ausgangssituation (sowie die gleichen Stör-/Risikofaktoren, die zuvor definiert werden), was zur besseren Reliabilität und Vergleichbarkeit beiträgt. Weiterhin können verschiedene Stationen und damit unterschiedliche Fallsituationen innerhalb kurzer Zeit durchlaufen und geprüft werden. Unter Hinzunahme von klar definierten Bewertungs- und Prüfungskriterien wird die objektive Beurteilung gewährleistet.

372 Schermann/Loewenhardt: SimNAT Pflege – Simulations-Netzwerk Ausbildung und Training in der Pflege. In: Kerres (Hrsg.): Skillslab in Pflege- und Gesundheitsfachberufen. Intra- und interprofessionelle Lehrformate. 2021, S. 1–11.

Demnach kann festgestellt werden, dass nach INACSL-Standards (2016) formative Bewertungen für Gruppen- und Übungsszenarien, summative Bewertungen für die Erarbeitung und Evaluationen von Szenarien und Bewertungsinstrumenten sowie zur Verbesserung der Kompetenzen auf Seiten der Prüfungsteilnehmenden und der Prüfenden geeignet sind. 291

10.1 Literaturverzeichnis

Almousa, O. u. a.: Virtual Reality Technology and Remote Digital Application for Tele-Simulation and Global Medical Education: An Innovative Hybrid System for Clinical Training. In: Simulation & Gaming 52(5)/2021, S. 614–634. https://doi.org/10.1177/10468781211008258

Alsaad, A. A./Bhide, V. Y./Moss, J. L. u. a.: Central Line Proficiency Test Outcomes after Simulation Training versus Traditional Training to Competence. In: Annals of the American Thoracic Society 14(4)/2017, S. 550–554. https://doi.org/10.1513/AnnalsATS.201612-987OC.

Braun, L. u. a.: Standardisierte simulationsbasierte Prüfung im Hebammenstudium: Simuliert und praxisnah. In: Deutsche Hebammen Zeitschrift 11/2022 S. 76–80.

Bundesministerium für Familie, Senioren, Frauen und Jugend (BMFSFJ): Ausbildungs- und Prüfungsverordnung für den Beruf der Altenpflegerin und des Altenpflegers (Altenpflege-Ausbildungs- und Prüfungsverordnung – AltPflAPrV). 2002. Online: https://www.bmfsfj.de/resource/blob/77748/ba6555c7056db46c24137ba09b7dddfe/ausbildungs-und-pruefungsverordnung-data.pdf [abgerufen am 31.3.2023].

Bundesministerium für Unterricht, Kunst und Kultur (BMUKK): Kompetenzorientiertes Unterrichten an berufsbildenden Schulen. Grundlagenpapier. 5. Aufl. Wien 2012. Online: https://www.bildungsstandards.berufsbildendeschulen.at/sites/default/files/files/BBS-Bildungsstandards-KU-Grundlagenpapier-16.07.2012.pdf [abgerufen am 31.3.2023].

Bundesministerium der Justiz: Ausbildungs- und Prüfungsverordnung für die Pflegeberufe, 2018. Online: https://www.gesetze-im-internet.de/pflaprv/BJNR157200018.html [abgerufen am 31.3.2023].

Bundesministerium der Justiz: Gesetz über die Pflegeberufe (Pflegeberufegesetz – PflBG), 2017. Online: https://www.gesetze-im-internet.de/pflbg/PflBG.pdf [abgerufen am 31.3.2023].

Dehnbostel, P. u. a. (Hrsg.): Lernen im Prozess der Arbeit in Schule und Betrieb. Münster u. a. 2007, S. 275–290.

Fachkommission nach § 53 Pflegeberufegesetz: Rahmenpläne der Fachkommission nach § 53 PflBG. o. O. 2020. Online: https://www.bibb.de/dienst/publikationen/de/16560 [abgerufen am 31.3.2023].

Feilhuber, M.: Simulation in der Pflegeausbildung: Entwicklung und Förderung von Pflegekompetenzen durch die Methode der Simulation. In: PADUA 13(2)/2018, S. 129–132. https://doi.org/10.1024/1861-6186/a000426

Hackstein, A. u. a. (Hrsg.): Handbuch Simulation. Edewecht 2016.

Harris, M. A./Pittiglio, L./Newton, S. E. u. a.: Using simulation to improve the medication administration skills of undergraduate nursing students. In: Nursing Education Perspectives 35(1)/2014, S. 26–29. https://doi.org/10.5480/11-552.1.

Haßberg-Kliniken: Die Prüfung am Patienten simuliert. Pflegeexamen in Corona-Zeiten. 2020. Online: https://www.hassberg-kliniken.de/informationen/unternehmen/aktuelles/presse/presse-details.html?tx_news_pi1%5Baction%5D=detail&tx_news_pi1%5Bcontroller%5D=News&tx_news_pi1%5Bnews%5D=229&cHash=1e83a5fc2cde9d3fe5e929de45225094 [abgerufen am 31.3.2023].

Herzig, T. C.: Das „Skills Lab" als Handlungsfeld Lehrender in der beruflichen Bildung der Gesundheitsberufe am Standort Hochschule – Eine Potenzialanalyse des Skills-Lab-Konzeptes im Hinblick auf Prinzipien einer kompetenzorientierten Lehr-/Lerngestaltung. 2021. Online: https://osnadocs.ub.uni-osnabrueck.de/bitstream/ds-202206147103/6/thesis_herzig.pdf [abgerufen am 31.3.2023].

INACSL Standards Committee: INACSL standards of best practice: Simulation^{SM} Participant evaluation. In: Clinical Simulation in Nursing 12/2016, S. 26–29. http://dx.doi.org/10.1016/j.ecns.2016.09.009

Jansson, M. M./Syrjälä, H. P./Ohtonen, P. P. u. a.: (2017). Longitudinal effects of single-dose simulation education with structured debriefing and verbal feedback on endotracheal suctioning knowledge and skills: A randomized controlled trial. In: American Journal of Infection Control 45(1)/2017, S. 83–85. https://doi.org/10.1016/j.ajic.2016.05.032.

Jeffries, P. R.: A framework for designing, implementing, and evaluating simulations used as teaching strategies in nursing. In: Nursing education perspectives 26(2)/2005, S. 96–103.

Kahriman, I./Öztürk, H./Bahcecik, N. u. a.: The effect of theoretical and simulation training on medical errors of nurse students in karadeniz technical university, turkey. In: J Pak Med Assoc 68(11)/2018, S. 1636–1643.

Langhan, T. S./Rigby, I. J./Walker, I. W.: Simulation-based training in critical resuscitation procedures improves residents'competence. In: Canadian Journal of Emergency Medicine 11(6)/2009, S. 535–539. https://doi.org/10.1017/s1481803500011805.

Macke, G. u. a.: Hochschuldidaktik. 2. Aufl. Weinheim 2012.

McCoy, E. u. a.: Feasibility of Telesimulation and Google Glass for Mass Casualty Triage Education and Training. In: Western Journal of Emergency Medicine 20(3)/2019, S. 512–519. https://doi.org/10.5811/westjem.2019.3.40805

Meyer-Hänel, P./Umbescheidt, R.: Der Lernbereich Training und Transfer – Antworten auf die Transferproblematik durch den 3. Lernort in der Ausbildung dipl. Pflegefachfrau/dipl. Pflegefachmann HF. In: Pflegewissenschaft 08/2006, S. 276–286.

Orbàn, W.: Innovative Bewertungsmethoden in einem PBL-basierten Lehr- und Lernkontext – das Übersetzungsprojekt als exemplarischer Fall. Trier 2010.

Park, K. H./Park, S. G.: The effect of communication training using standardized patients on nonverbal behaviors in medical students. In: Korean Journal of Medical Education 30(2)/2018, S. 153–159. https://doi.org/10.3946/kjme.2018.90.

Pippel, E: Ein OSCE als summative Prüfung im Studiengang Pflege (Bachelor). Fallstricke und Lösungen. In: Pädagogik der Gesundheitsberufe 4/2022. S. 214–224.

Schermann, M./Loewenhardt, Ch.: SimNAT Pflege – Simulations-Netzwerk Ausbildung und Training in der Pflege. In: Kerres, A. u. a. (Hrsg.): Skillslab in Pflege- und Gesundheitsfachberufen. Intra- und interprofessionelle Lehrformate. Berlin 2021, S. 1–11.

Schlegel, C.: OSCE – Kompetenzorientiert Prüfen in der Pflegeausbildung. Bern 2018.

Schmidt, M. u. a.: The Heidelberg VR Score: development and validation of a composite score for laparoscopic virtual reality training. In: Surgical Endoscopy 33(7)/2019, S. 2093–2103. https://doi.org/10.1007/s00464-018-6480-x

Solà-Pola, M.: The usefulness and acceptance of the OSCE in nursing schools. In: Nurse Education in Practice 43/2020, S. 1–6. https://doi.org/10.1016/j.nepr.2020.102736

Steglich, J. u. a.: Einsatz von Simulationspersonen zur Prüfung von Handlungskompetenz im Bereich der Kinderschutzmedizin im Dritten Abschnitt der Ärztlichen Prüfung. In: Monatsschrift Kinderheilkunde 2022, S. 1–5. https://doi.org/10.1007/s00112-022-01674-7

Strube-Lahmann, S. u. a.: Zentral Und Dezentral Verortete Prüfungen in Der Krankenpflege. Vergleich Der Abschlussnoten Der Jahre 2008 – 2013 Im Land Berlin Unter Berücksichtigung Unterschiedlicher Ausbildungskonzepte. In: Zeitschrift für Evidenz, Fortbildung und Qualität im Gesundheitswesen 118-119/2016, S. 56–63. https://dx.doi.org/https://doi.org/10.1016/j.zefq.2016.10.010

Thiesen, N. u. a.: Prüfungsmethoden in Facharztprüfungen der DACH-Region – Übersicht, kritische Betrachtung und Empfehlungen zur Weiterentwicklung. In: GMS Journal for Medical Education 36(6)/2019 S. 12–23.

Weinert, F.: Vergleichende Leistungsmessung in Schulen – eine umstrittene Selbstverständlichkeit. In: Weinert, F. (Hrsg.): Leistungsmessungen in Schulen, Basel 2002, S. 17–31.

Zumbach, J./Astleitner, H.: Effektives Lehren an der Hochschule. Stuttgart 2016.

11 Kompetenzbildung in Mangelbereichen mit spezifischen hochkomplexen Anforderungen: Simulationsbasierte Lehre in der Pädiatrie

Theresa A. Forbrig, Prof. Dr. Katja Boguth, Lisa Beck

Simulationsbasierte Lehre zeigt eine wachsende Bedeutung für die Pflegebildungslandschaft in Deutschland.[373] Die besondere Chance der Simulationslehre liegt für die Pflegebildungslandschaft insbesondere auch in der Schaffung von Ausgleichsstrukturen für sogenannte Mangelbereiche. Auf diese Chance geht der vorliegende Beitrag für das Feld der pädiatrischen Pflege ein. **292**

Die generalistische Ausbildung in der Pflege versteht sich als Grundausbildung, welche spezifische Einarbeitungsphasen in den unterschiedlichen Bereichen der pflegerischen Versorgung nach dem Abschluss erfordert. Darüber hinaus bedarf es für hochspezialisierte Bereiche, wie z. B. die neonatologische Versorgung, Weiterbildungskonzepte oder klinische Masterangebote, um den besonderen Bedarfen dieser Bereiche nachkommen zu können. Das Pflegeberufegesetz sieht für die generalistische Ausbildung zur Pflegefachfrau/-mann (im Weiteren Pflegefachperson) vor, dass ein Pflichteinsatz von 120 h im pädiatrischen Setting vor der Zwischenprüfung erfolgt.[374] Das Gesetz ermöglicht dabei bis zum 31. Dezember 2024 einen Spielraum von 60–120 h. Damit werden die Ausbildungsbetriebe vor ein Kapazitätsproblem gestellt, da eine größere Anzahl an Auszubildenden und Studierenden für kürzere Einsatzzeiten in der Praxis angeleitet werden müssen – es entsteht eine Mangelsituation an praktischen Ausbildungsplätzen. **293**

Gleichsam leidet auch die pädiatrische Pflege in Deutschland unter Fachkräftemangel, was in den besonders personalintensiven Bereichen der Kinderversorgung dazu führt, dass die Qualität der Versorgung beeinträchtigt ist. Eine verminderte Versorgungsqualität stellt jedoch eine schlechte Grundlage für eine gute Ausbildung dar, da die Inhalte der an Evidenz orientierten theoretischen Ausbildung im Widerspruch zu der tatsächlich erbrachten pflegerischen Leistung im Praxiseinsatz stehen können. **294**

Aufgrund bestehender Probleme in dem Feld und einem geringen zeitlichen Umfang des Einsatzes liegen die Zielstellungen laut der Rahmenausbildungspläne für die praktische Ausbildung „neben dem Umgang mit gesundheitlichen und entwicklungsbedingten Selbstpflegeerfordernissen, stark auf Begegnung mit Kindern und Jugendlichen, ihre Entwicklung, ihre familiäre und soziale Bindung und die Beziehungsgestaltung mit dem Kind oder in der Triade mit den Bezugsper- **295**

373 Steinacker u. a.: Simulationsszenarien für Aus- und Weiterbildung in der Pflege. Mit ausgearbeiteten Szenarien für die praktische Umsetzung. 2022, S. V.

374 PflBG – Pflegeberufegesetz vom 17. Juli 2017 (BGBl. I S. 2581); Anlage 7 Pflegeberufe-Ausbildungs- und -Prüfungsverordnung – PflAPrVo vom 2. Oktober 2018 (BGBl. I S. 1572).

sonen […]".[375] Dabei soll die Kompetenzentwicklung auf der Mikroebene der direkten Versorgung und Interaktion erfolgen.

296 Mit der Novellierung der Ausbildungsstrukturen kann auf Antrag entsprechend § 38 Abs. 3 PflBG ein geringer Anteil der Praxiseinsätze in Einrichtungen durch praktische Lerneinheiten wie Skills Trainings oder Simulationen in der hochschulischen Pflegeausbildung ersetzt werden. Dieser geringe Anteil wird in Anlage 5 PflAPrV mit fünf Prozent näher ausgeführt. Auch für die berufliche Ausbildung sieht das Pflegeberufegesetz simulationsbasiertes Lernen als Möglichkeit vor, wenn diese als praktischer Unterricht im von der Pflegeschule zu erstellenden schulinternen Curriculum verankert wird.[376]

297 International ist die Simulationslehre bereits viel stärker in den Ausbildungsstrukturen verankert. Hayden et al. kommen in ihrer Studie zu dem Ergebnis, dass bis zu 50 % der praktischen Ausbildung in den Einrichtungen des Gesundheitswesens in den USA – d. h. der klinischen Zeit durch Skills Trainings oder Simulationen ersetzt werden können, wenn bestimmte Bedingungen erfüllt sind:[377]

- Die Lehrenden verfügen über eine formale Ausbildung in der Simulationspädagogik,
- es gibt eine angemessene Anzahl von Lehrpersonen zur Unterstützung der Lernenden,
- Fachexpert*innen, die für die Durchführung theoriebasierter Nachbesprechungen zur Verfügung stehen, sind im Lehrkörper vorhanden,
- es gibt angemessene Ressourcen zur Schaffung einer realistischen Umgebung

298 In der Umsetzung dieser Empfehlungen für das Feld der pädiatrischen Pflege heißt das auf struktureller Ebene, dass Lehrende eine formale Erstausbildung im Bereich Simulationspädagogik absolviert haben sollten. Diese sollte für das Einsatzfeld Pädiatrie spezifiziert und durch das regelmäßige Absolvieren von Fachtrainings in der pädiatrischen Pflege ergänzt werden. Ein wichtiger Weg, um eine qualitativ hochwertige Simulation zu gewährleisten, ist die Einbeziehung von Best Practice in ein Simulationsprogramm.[378] Für das Feld Pädiatrie sollten die Lehrenden sich entsprechend regelmäßig auf den neuesten Stand der aktuellen Pflegekompetenz bringen und sowohl pflegepraktische Erfahrungen durch Prak-

375 Fachkommission nach § 53 Pflegeberufegesetz (2020). Rahmenpläne der Fachkommission nach § 53 PflBG. 2. Aufl. Bundesinstitut für Berufsbildung (BiBB): Bonn.

376 § 6 Abs. 2 PflBG PflBG – Pflegeberufegesetz vom 17. Juli 2017 (BGBl. I S. 2581); Anlage 7 Pflegeberufe-Ausbildungs- und -Prüfungsverordnung – PflAPrVo vom 2. Oktober 2018 (BGBl. I S. 1572).

377 Hayden u. a.: The NCSBN National Simulation Study: A Longitudinal, Randomized, Controlled Study Replacing Clinical Hours with Simulation in Prelicensure Nursing Education 2014, S. 3–40.

378 Hayden u. a.: The NCSBN National Simulation Study: A Longitudinal, Randomized, Controlled Study Replacing Clinical Hours with Simulation in Prelicensure Nursing Education 2014, S. 3–40.

tika in verschiedenen Feldern der pädiatrischen Versorgung sammeln, als auch mit Expert*innen aus den pädiatrischen Feldern regelmäßig Trainings absolvieren, da das partizipative Lernen eine hohe Bedeutung für die simulationsbasierte Lehre hat.[379]

11.1 Was ist das Besondere in der pädiatrischen Pflege und welche Kompetenzen sollten angebahnt werden?

Um die Frage, was ist das Besondere in der pädiatrischen Pflege, zu beantworten, **299**
könnte kurz erwidert werden: Eigentlich alles, denn Kinder sind keine kleinen Erwachsenen. Wie in der Einleitung bereits erwähnt, sind die zu erreichenden Kompetenzen von Pflegefachpersonen für den pädiatrischen Bereich in den Rahmenpläne der Fachkommission nach § 53 PflGB beschrieben.[380] Hierbei werden Aufgabenstellungen aufgeführt, die den Kompetenzen in Anlage 2 der PflAPrV zugeordnet sind. Für die simulationsbasierte Lehre in Ausbildung und Studium bietet es sich an, diese Aufgabenstellungen weiter auszudifferenzieren und ggf. um weitere wissenschaftsbasierte Inhalte zu erweitern. Im Folgenden werden die Aufgabenstellungen des Rahmenausbildungsplan für die simulationsbasierte Lehre anhand von Beispielen konkretisiert.

Die Wahrnehmung und Interpretation von Informationen von und über ein **300**
krankes Kind und der Familie als erster Schritt im pflegediagnostischen Prozess, haben in der pädiatrischen Pflege einen besonderen Stellenwert. Es müssen Verhaltensweisen, Reaktionen und Zustände immer vor dem Hintergrund der natürlichen Entwicklungsprozesse interpretiert werden. So erfordert allein die Interpretation der Vitalzeichen besondere Kenntnisse, da sich diese im Verlauf der physiologischen Entwicklung verändern. Die Lernenden müssen wissen in welchem Alter eine Herzfrequenz von 120 Schlägen in der Minute physiologisch und ab wie viel Jahren man von einer Tachykardie sprechen würde. Anderseits benötigen die angehenden Pflegefachpersonen Wissen und Methodenkompetenz im Umgang mit pädiatrischen Pflegeassessments (z. B. FLACC oder KISS zur Schmerzerfassung). Oftmals erleben Pflegende kranke Kinder in einem völlig veränderten Zustand und es bedarf deshalb vieler Informationen durch Eltern und Bezugspersonen um die kindliche Pflegesituation klinisch einschätzen zu können. Aber auch diese müssen wiederrum als das interpretiert werden was sie sind: Informationen Dritter und diese können durch Eltern unbeabsichtigt verzerrt, unvollständig oder gar nicht vermittelt werden. Diesbezüglich ist eine besondere Form der Gesprächsführung aber auch der Biografiearbeit und Beob-

379 Forstrønen u. a.: Developing facilitator competence in scenario-based medical simulation: Presentation and evaluation of a train the trainer course in Bergen, Norway. In: Nurse Education in Practice. 47/2020, S. 5.

380 Fachkommission nach § 53 Pflegeberufegesetz (2020). Rahmenpläne der Fachkommission nach § 53 PflBG. 2. Aufl. Bundesinstitut für Berufsbildung (BiBB): Bonn.

achtungskompetenz notwendig. Daraus ergeben sich vielfältige Möglichkeiten anhand von konstruierten Szenen für Simulation diese Kompetenzen zu trainieren und zu reflektieren.

301 Die klinische Beurteilung der Reaktionen eines Kindes und seiner Familie auf aktuelle oder potenzielle Gesundheitsprobleme/Lebensprozesse – wie durch die NANDA-I (2020) im pflegediagnostischen Prozess definiert – umfasst auch die Entwicklungsförderung des Kindes. Das nachfolgende Beispiel soll dazu dienen, diesen Aspekt zu verdeutlichen:

302 Ein Säugling, der wegen einer Infusionstherapie eine Armschiene erhält, kann dadurch empfindlich in der sensomotorischen Entwicklung gestört werden. Durch die Schiene ist das Kind in seinem natürlichen Bedürfnis, sich zu bewegen, behindert. Wichtige Lernerfahrungen, die durch die Hand-Auge-, Hand-Mund- und Hand-Hand-Koordination entstehen, bleiben aus; das Kind wird vom Lernen abgehalten. Pflegenden muss dieses Hemmnis bewusst sein und sie müssen nach Möglichkeiten suchen, die Bewegungsfreiheit auch unter diesen Umständen so gut wie möglich aufrecht zu erhalten. Es muss also ein Weg gefunden werden, der einen möglichst sicheren Ablauf der Therapie ermöglicht bei gleichzeitiger Beachtung der kindlichen Entwicklung und des Wohlbefindens. Aufgabe einer professionellen Pflege ist es nun nach individuellen Lösungen zu suchen. Diese könnten beispielsweise darin liegen eine Punktionsstelle zu wählen und dem ärztlichen Teammitglied vorzuschlagen, die das Kind weniger in seiner freien Bewegung beeinträchtigt. Oder den Verband so anzulegen, dass ein Verrutschen des peripheren Venenkatheters verhindert wird und das Kind trotzdem mit beiden Händen spielen kann. Gleichzeitig sind die Eltern und etwaige Geschwister einzubeziehen. Diese Kompetenzen können gezielt durch eine entsprechende Aufgabenstellung in der Simulationslehre angebahnt und reflektiert werden.

303 Aus Beobachtungen der familiären Situation können sich pflegerische Edukationsanlässe ergeben z. B., wenn Pflegende beobachten, dass ein Säugling einen großen Teil seiner wachen Zeit in einer Sitzschale liegt oder (Klein-)Kinder Videospiele oder Filme auf den Smartphones oder Tablets der Eltern konsumieren. Hier sollten die Eltern eine sensible Aufklärung durch Pflegende erhalten, die sachlich erfolgt, Zusammenhänge der frühkindlichen Entwicklung erklärt und frei von Schuldzuweisungen ist. Eltern sollten bessere Alternativen vorgestellt bekommen, wie sich das Kind selbst beschäftigen kann. Informationen über die kindlichen Entwicklungsprozesse müssen adressatengerecht aufbereitet und formuliert werden. Dies ist ebenfalls eine Thematik der pädiatrischen Pflege, die sich sehr gut in der Simulationslehre abbilden lässt.

304 Eine besondere Tätigkeit in der pädiatrischen Pflege ist die Begleitung von Kindern bei medizin-diagnostischen und therapeutischen Maßnahmen. Das Begleiten zielt darauf ab, ein Kind so gut zu halten, dass unangenehme, beängstigende und zum Teil schmerzhafte Prozeduren überhaupt erfolgen können. Hier bilden kinästhetische Methoden gute Ansätze, wie ein Kind in einer entspannten Haltung positioniert werden, wie es beruhigt und altersgerecht aufgeklärt werden kann. Zudem benötigen die Lernenden genügend Selbstbewusstsein und kommunikative Kompetenz, so dass sie sich im Zweifelsfall auch gegenüber Ärztinnen und Ärzten durchsetzen, wenn die Voraussetzungen für eine möglichst schonende Behandlung nicht oder noch nicht gegeben sind, es geht dabei gleichermaßen um Kompetenzen, die für das Arbeiten im interprofessionellen Team bedeutsam sind.

Weitere pädiatrische Themen, die besonders in der Simulationslehre gut verortet 305
werden können, sind:

- besondere Kommunikationskompetenzen: Beobachtung des Kindes, eingebettet in der familiären Situation,
- Beziehungsaufbau und Umgang mit Emotionen und Heimweh,
- Spielen als besonderes Bedürfnis,
- Ernährungsberatung in der Pädiatrie,
- Schlafförderung,
- Kontinenztraining, Unterstützung bei der eigenen Hygiene,
- Gender- und Diversity-Sensibilität in der Pädiatrie.

11.2 Vielfalt der pädiatrischen Pflege – abgebildet im Skills Lab

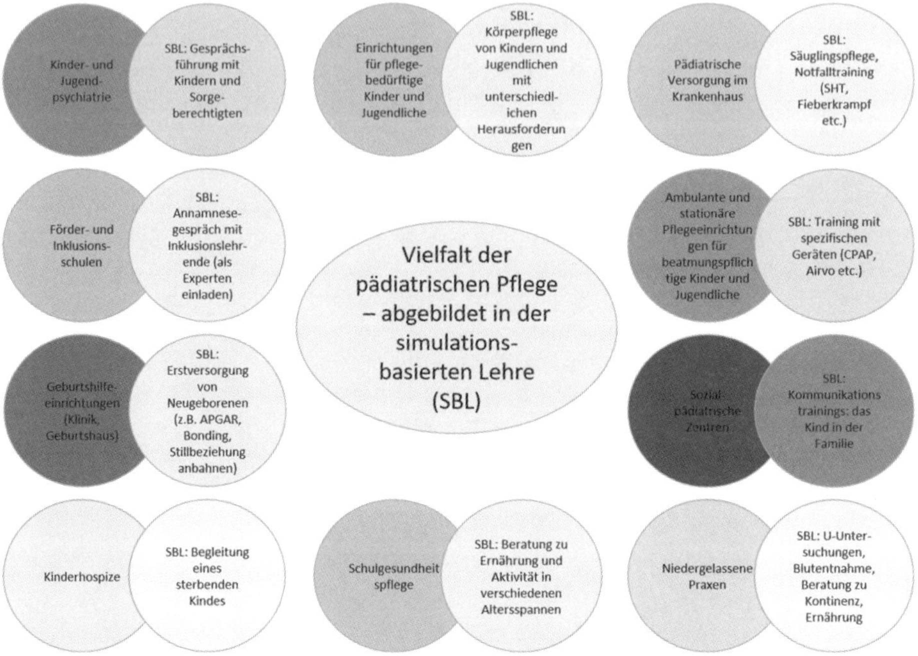

Abb. 8: Vielfalt der pädiatrischen Pflege – abgebildet im Skills Lab

Quelle: Eigene Darstellung in Anlehnung an Rohde/Bohrer: Der pädiatrische Pflichteinsatz in der neuen Pflegeausbildung. Kompetenzen im Kontakt zu Kindern und Jugendlichen stärken – eine Arbeitshilfe für Praxiseinrichtungen. 2021.

306 In Abb. 8 werden mögliche pädiatrische Einsatzfelder aufgeführt, die in Form von Praktika oder Praxiseinsätzen erlebbar gemacht werden können. Das Skills Lab/ Sim Lab bietet als wandlungsfähiger Ort die Möglichkeit des Ausgleichs von geringen Einblicken in die Praxis. In der Abbildung jeweils im linken Kreis sind die potenziellen Praxisorte aufgeführt, dazugehörig im jeweils rechten Kreis mögliche Szenarien oder Trainingsfelder, die für das jeweilige Setting im Skills Lab vorbereitet werden können. Die Studierenden und Auszubildenden erlangen hierbei einen Einblick in die Vielfalt der Pädiatrie und erwägen möglicherweise auch Einsatzfelder für die spätere berufliche Tätigkeit.

11.3 Wie kann simulationsbasierte Lehre für die pädiatrische Pflege konzeptionell verankert werden?

Im Folgenden werden mögliche Inhalte für simulationsbasiertes Lernen in der berufsfachschulischen und hochschulischen Ausbildung aufgezeigt und Besonderheiten der Ausstattung erörtert. Unter näherer Betrachtung der Abbildung 8 zur Vielfalt der pädiatrischen Pflege fällt auf, wie heterogen sich die pflegerische Zielgruppe der pädiatrischen Pflege gestaltet. Die Altersspanne von 0 – zum vollendeten 17. Lebensjahr stellt eine große Herausforderung für die angehenden Pflegefachpersonen dar. 307

11.3.1 Simulationsbasierte Lehre am Lernort Berufsfachschule

Die Herausforderungen der zu pflegenden Gruppe zeigen sich besonders in den einzelnen Teilbereichen der Lehre. Die Spezifika der berufsfachschulischen Lehre lassen sich mit Blick auf die curricularen Einheiten herausarbeiten. 308

Tab. 19: Curriculare Einheiten der generalistischen Pflegeausbildung

CE 01	Ausbildungsstart – Pflegefachfrau/Pflegefachmann werden
CE 02	Zu pflegende Menschen in der Bewegung und Selbstversorgung unterstützen
CE 03	Erste Pflegerfahrungen reflektieren – verständigungsorientiert kommunizieren
CE 04	Gesundheit fördern und präventiv handeln
CE 05	Menschen in kurativen Prozessen pflegerisch unterstützen und Patientensicherheit stärken
CE 06	In Akutsituationen sicher handeln
CE 07	Rehabilitatives Pflegehandeln im interprofessionellen Team
CE 08	Menschen in kritischen Lebenssituationen und in der letzten Lebensphase begleiten
CE 09	Menschen in der Lebensgestaltung lebensweltorientiert unterstützen
CE 10	Entwicklung und Gesundheit in Kindheit und Jugend in Pflegesituationen fördern
CE 11	Menschen mit psychischen Gesundheitsproblemen und kognitiven Beeinträchtigungen personenzentriert und lebenswelt-bezogen unterstützen

Quelle: Fachkommission nach § 53 Pflegeberufegesetz 2020, S. 272.

Die simulationsbasierte Lehre lässt sich curricular in alle oben aufgeführten curricularen Einheiten (CE's) einbetten. Skills Training wird vermehrt in den niederen Basiskompetenzen verortet, welche sich spiralförmig im Curriculum abbilden lassen (siehe Tab. 19). Eine Kombination mit verschiedenen Skills (Fähigkeiten und Fertigkeiten) bilden die Grundlage für Simulationen. Nur wenn diese im Vorhinein erlernt werden, können sie in einer Simulation angewendet und vernetzt werden. 309

Skills Trainings bilden die Grundlage für die Vernetzung von Skills im Rahmen einer Simulation. Im Rahmen des pädiatrischen Settings wäre exemplarisch ein Aufnahme- und Anamnesegespräch zum Eintritt eines Kindes ins Krankenhaus mit allen relevanten kommunikativen Skills im ersten Ausbildungsdrittel als Skills 310

Training denkbar. Eine Simulation, welche die Aufnahme- und Anamnesesituation mit weiteren Skills aus anderen CE's vernetzt, sind im weiteren Ausbildungsverlauf möglich. Zum Beispiel eine Fallsituation im zweiten Ausbildungsdrittel, welche die Kommunikationsfähigkeit der Lernenden fördert und mit einer pflegerischen Handlung verknüpft wird (z. B. die Inkontinenzversorgung mit geeigneten Materialien).

311 Mit dem Kompetenzstufenmodell nach Olbrich können die Inhalte der simulationsbasierten Lehre nochmal an einem Beispiel ausgeführt werden:

312 Im regelgeleiteten Handeln können einzelne Skills in der Theorie gelernt und in der Praxis eingeübt werden z. B. das Katheterisieren der Harnblase. Im situativbeurteilenden Handeln werden diese bereits erlernten Skills in verschiedenen Pflegesituationen angewendet (z. B. das Katheterisieren der männlichen/weiblichen Harnblase, bei anatomischen Besonderheiten wie z. B. bei Frauen mit Uterusprolaps oder bei Kindern/Jugendlichen). Ab dieser Kompetenzstufe ist die Durchführung im Rahmen einer Simulation möglich. Im anschließenden reflektierenden Handeln können die Lernenden Besonderheiten/Abweichungen erkennen und ihr Handeln entsprechend der Beobachtung anpassen. Im Beispiel wäre dies das aseptische und vorsichtige Handling und die Anpassung der Kathetergröße, -material oder -art bei Säuglingen mit neurogenen Blasenstörungen. In der vierten Stufe des Kompetenzmodells wird das aktiv-ethische Handeln beschrieben. Hierbei können die bereits gelernten Skills individuell an die Patient*innensituation und -bedürfnisse angepasst werden, unter Einbezug der bestehenden Rahmenbedingungen (z. B. Kommunikation der durchzuführenden Tätigkeit und Einbezug der Eltern).[381]

313 Die in der Tab. 19 dargestellten curricularen Einheiten bilden die Grundlage für die Stoffverteilung im Rahmen der generalistischen Pflegeausbildung. Im Anwendungsbeispiel, welches im späteren Verlauf beschrieben wird, werden folgende CE's einbezogen[382]:

- CE 01: Umgang mit Pflegediagnostik (NANDA International, Inc.; NANDA-I), Pflegeinterventionsklassifikation (Nursing Intervention Classification; NIC), Pflegeergebnisklassifikation (Nursing Outcome Classification; NOC).
- CE 02B: Gesundheits- oder entwicklungsbedingte Beeinträchtigungen in der Selbstversorgung (insb. Ausscheidung); Pflegephänomene wie z. B. Hilflosigkeit, Ekel und Scham; Beeinträchtigte Harnausscheidung.
- CE 03: Grundsätze der verständigungs- und beteiligungsorientierten Gesprächsführung.
- CE 07: Informationen für Menschen aller Altersstufen und deren Bezugspersonen zu gesundheits- und pflegebezogenen Fragen: Beeinträchtigte ver-

381 Olbrich: Pflegekompetenz 2022, S. 184 ff.
382 Fachkommission nach § 53 Pflegeberufegesetz (2020). Rahmenpläne der Fachkommission nach § 53 PflBG. 2. Aufl. Bundesinstitut für Berufsbildung (BiBB): Bonn.

bale Kommunikation; Beeinträchtigtes Wohlbefinden; Beeinträchtigte Urin- und Stuhlausscheidung.

- CE 08: Pflegebedarf bei Menschen aller Altersstufen und deren Bezugspersonen in kritischen Lebenssituationen, ausgelöst durch chronische, onkologische oder andere, auch angeborene, lebenslimitierende Erkrankungen; soziale Isolation.
- CE 10: Gefahr einer kognitiven und sozialen Entwicklungsverzögerung, Veränderungen im Entwicklungsverlauf; soziale Isolation; Rollenüberlastung der pflegenden Bezugspersonen.

11.3.2 Simulationsbasierte Lehre am Lernort Hochschule

In den Pflegestudiengängen müssen die gesetzlichen Vorgaben des Pflegeberufegesetzes und der Ausbildungs- und Prüfungsverordnung in Modulhandbücher übersetzt werden. Ein Rahmenlehrplan der Fachkommission, wie er für die berufsfachschulische Ausbildung entwickelt wurde, existiert für das Studium nicht. Das spiralförmige Lernen kann nicht immer konsequent angewendet werden, da Module komplette thematische Lehreinheiten abbilden und mit einer Prüfung abgeschlossen werden. Darüber hinaus müssen erweiterte Kompetenzen vermittelt werden, die insbesondere analytische und problemlösungsorientierte Fähigkeiten umfassen. Die Generalistik ist in allen Modulen verankert, zusätzlich sind in den Studiengängen oftmals ein oder mehrere Module zur pädiatrischen Pflege konzipiert und Praxiszeiten vorgesehen. Da sich in Deutschland die akademische Pflege in der direkten Versorgung noch nicht in Form von Tätigkeits- und Aufgabenprofilen etabliert hat, müssen in den Studiengängen stärker neue akademische Rollenprofile curricular hinterlegt werden. 314

In einem generalistischen Studium werden die biomedizinischen Grundlagen wie Anatomie und Physiologie, Pathologie und Pharmakologie oft ausgehend von Erwachsenen gelehrt. Der kindliche Organismus, der sich in der Entwicklung befindet und Reifeprozesse durchlaufen muss, weist jedoch viele Besonderheiten auf. Gleichermaßen ist die Kindheit von psychischen und sozialen Entwicklungsprozessen geprägt. Mit dem Blick auf den Bereich Pädiatrie muss also zunächst die physiologische bio-psycho-soziale Entwicklung des Kindes gelehrt werden und wie sie im pflegerischen Setting gefördert werden kann. Einerseits erfolgt dies durch die Vermittlung theoretischer Ansätze wie Theorien aus der Entwicklungspsychologie und Pädagogik aber auch durch professionsspezifische Pflegetheorien und Modelle wie z. B. die Transitionstheorie, familienzentrierte Ansätze oder sehr spezifische Modelle wie NICAP (Newborn Individualized Developmental Care and Assessment Program). Alle Ansätze dienen dazu, die pflegerische Perspektive und ein professionelles pädiatrisches Pflegeverständnis zu entwickeln. 315

Ein pädiatrisches Schwerpunktmodul könnte zum Beispiel ausgewählte Spezifika der pädiatrischen Pflege aufgreifen und ergänzt damit die Pflege von Kindern und 316

Jugendlichen als Querschnittsthema, dass in allen Modulen auftaucht. Spezifisch innerhalb des pädiatrischen Schwerpunktmoduls werden zunächst Vorlesungen und Seminare zu pädiatrischen Themen abgehalten, in der simulationsbasierten Lehre wird darauf aufbauend vertieft angewandt und erprobt. Folgende Themen werden dabei näher betrachtet:

1. **Neugeborenenpflege und Pflege im Wochenbett:** Dabei stehen insbesondere die Beobachtung der Adaption von Neugeborenen und wie diese durch Pflegeinterventionen unterstützt werden kann, die professionelle Gesprächsführung unter Einbezug aller Bezugsgruppen (z. B. innerhalb eines Übergabegesprächs aus dem Kreißsaal) sowie Beratungsaspekte (z. B. die Selbstpflege im Wochenbett sowie die Versorgung des Neugeborenen) im Vordergrund. Ein weiterer Schwerpunkt ist die Elternberatung vor der Entlassung, wobei hier insbesondere eine unterstützende, emphatische Haltung eingenommen werden soll, die sowohl allgemeine Maßnahmen der Neugeborenen- und Säuglingspflege, also auch rechtliche Aspekte sowie Unterstützungsmöglichkeiten bei Überforderung oder herausfordernden Lebensumständen umfasst.
2. **Ernährung des Säuglings:** Diese Schwerpunkteinheit umfasst neben den Grundzügen einer Stillberatung wie Beratung und Anleitung inkl. Hintergrundinformationen und der aktuellen Studienlage zum Stillen auch Trainings zum Handling bei der Anreichung von Flaschen(-Nahrung), Magensondenernährung und Schmerzhandling bei Säuglingen und Kleinkindern.
3. **Pflege und entwicklungsförderndes Handling bei Neugeborenen und Säuglingen:** In dieser Einheit trainieren die Studierenden sowohl das Handling in Bezug auf das Neugeborene, als auch die Mitnahme aller Bezugspersonen hinsichtlich einer wertschätzenden, zeitgebenden Beratung und Anleitung. Themen sind dabei ebenfalls diagnostische Beobachtung (Ausscheidungen, Haut, Neugeborenen-Ikterus, Nabelpflege) sowie Aspekte der Sicherheit des Neugeborenen (Schlaf, Ernährung, Temperatur, Unfallprävention etc.).
4. **Arzneimittelmanagement und Arzneimittelverabreichung bei Säuglingen und Kindern sowie klinische Assessments und Screening im pädiatrischen Setting:** Dieses Themenfeld umfasst diagnostische Trainingseinheiten (wie Blutentnahme, Urinentnahme etc.), unter Berücksichtigung der besonderen Kommunikationsanforderungen in der pädiatrischen Pflege, als auch Trainings zur Berechnung von Medikamentendosierungen und die besondere Sorgfalt im Hinblick auf das Arzneimittelmanagement.
5. **Pädiatrische und neonatologische Notfälle sowie Säuglinge, Kinder und Jugendliche bei medizindiagnostischen Verfahren und medizinischen Therapien begleiten und unterstützen:** Dieses Schwerpunktthema legt erneut den Fokus auf die Beobachtung von Kindern und Jugendlichen, unter Beachtung der Besonderheiten der verschiedenen Altersgruppen, im Hinblick auf die Vitalzeichen und das Verhalten. Gleichsam liegt auch hier der Fokus auf der Mitnahme der Sorgenden und deren Einbezug und Beratung.

Die Lehreinheiten werden auf Basis von zuvor konzipierten Simulationseinheiten, bestehend aus Skills Trainings (mithilfe von Checklisten) und Simulationen durchgeführt, die gerahmt durch eine Handlungssituation sind. Die Studierenden erhalten im Vorfeld theoretische Vertiefungsmaterialien zur Verfügung gestellt. Die Durchführung der simulationsbasierten Lehre erfolgt auf Basis der Empfehlungen der INACSL Standards of Best Practice. 317

11.4 Exemplarisches Anwendungsbeispiel Pädiatrie

Die Anwendung der simulationsbasierten Lehre in der Pädiatrie stellt derzeit noch an beiden Lernorten eine große Herausforderung dar. Im Folgenden wird eine Lernsituation im Rahmen des pflegediagnostischen Prozesses mit NANDA, NIC und NOC exemplarisch dargestellt. 318

Simulationsfall in der Pädiatrie

Die 8-jährige Antonia Maier leidet seit drei Tagen an einem fieberhaften Harnwegsinfekt und starken Schmerzen im Flankenbereich. Sie wurde heute Nachmittag von ihren Eltern in die Notaufnahme der Kinderklinik zur Abklärung gebracht und auf der Kinderstation aufgenommen.

Wichtige Befunde der pflegerischen Anamnese sind, dass Antonia mit einer Trisomie 21 drei Wochen vor errechnetem Geburtstermin geboren wurde. Ihre kognitive, aber auch soziale Beeinträchtigung wurde schon in den ersten Lebensjahren festgestellt. Ihre Kindergarten- und Schulzeit verbringt sie an einer Schule für geistig beeinträchtigte Kinder und Jugendliche. Antonia ist in der Lage ihre Toilettengänge tagsüber überwiegend selbständig durchzuführen. Nachts kommt es gelegentlich zu Inkontinenzereignissen, deshalb trägt sie nachts eine Inkontinenzvorlage. Ein nephrologisches Konsil, welches vor einem halben Jahr erstellt wurde, konnte keine physischen Einschränkungen beim Wasserlassen aufdecken.

In den letzten Tagen hatte Antonia in der Schule häufiger kleine Mengen an Urin verloren und die Hygiene beim Toilettengang vernachlässigt. Sie schämt sich sehr, wenn andere Kinder oder Lehrpersonen sie auf das Einnässen und den Uringeruch aufmerksam machen.

Antonias Eltern wurden von Lehrpersonen der Schule informiert und sind verzweifelt mit der Situation. Ihre Mutter berichtet, dass sie nicht mehr weiß, wie sie das Problem ihrer Tochter noch angehen soll.

Antonia ist das zweite Kind der Familie. Die Eltern sind verheiratet, der Vater ist Vollzeit als Ingenieur tätig, die Mutter arbeitet stundenweise in einem Steuerbüro und übernimmt hauptsächlich die Betreuung und Pflege von Antonia. Der große Bruder Johannes hat mit seinen 13 Jahren gelernt, früh selbstständig zu werden und die Eltern bei der Versorgung der Schwester so gut es geht zu unterstützen.

Anhand dieser Informationen können Pflegediagnosen, Pflegeinterventionen und Outcomes gewählt werden, was nachfolgend dargestellt wird. 319

Tab. 20: Pflegediagnostische Überlegungen

Pflegediagnose nach NANDA 2021-2023: 00297: Behinderungsassoziierte Harninkontinenz (früher: funktionelle Harninkontinenz) *Zutreffende bestimmende Merkmale:* • Adaptive Verhaltensweisen, damit die Harninkontinenz von anderen nicht erkannt wird. • Braucht zu lange, um nach dem Bemerken des Harndrangs die Toilette zu erreichen • Anwendung von Techniken zur Vermeidung von Urinieren. • Blasenentleerung vor Erreichen der Toilette (NANDA 2022, S. 287).
Mögliche Pflegeinterventionen (NIC)[383]: • 0570 Blasentraining • 0600 Toilettentraining. • 0610 Urininkontinenzpflege • 0640 Blasenentleerungsanregung • 1806 Selbstversorgungsunterstützung: Transfer
Mögliche Pflegeoutcomes (NOC)[384]: • 0310 Selbstversorgung: Toilettenbenutzung. • 0502 Urinkontinenz • 0503 Urinausscheidung • 2103 Symptomstärke

Quelle: Eigene Darstellung.

320 Selbstverständlich sind in der Betrachtung dieses Beispiels weitere diagnostische Herangehensweisen denkbar. Die endgültige Validierung der gewählten Pflegediagnosen, -interventionen und -outcomes findet mit den Patientinnen und Patienten in der Pflegepraxis bzw. mit Simulationspatient*innen in der Simulation/im Skills Training statt.

321 Die in Tab. 20 vorgenommene Zuteilung von Maßnahmen zur Kontinenzförderung erfolgte in Anlehnung an die aus den USA stammende Nursing Intervention Classification (NIC). Diese umfasst insgesamt 554 Pflegeinterventionen und legt für diese auch den erforderlichen Ausbildungsgrad fest. Pflegefachpersonen weisen in den USA einen Bachelor- oder Post-Bachelor Abschluss auf, Pflegeassistenzberufe werden in Form einer ein- bis zweijährigen Berufsausbildung qualifiziert. Die dreijährige berufsfachschulische Ausbildung, wie sie in Deutschland existiert, ist in der NIC nicht vorgesehen.

383 Bulechek u. a.: Pflegeinterventionsklassifikation (NIC). 2013.
384 Moorhead u. a.: Pflegeergebnisklassifikation (NOC). 2. Aufl. 2013.

Am Beispiel der Kontinenz-Förderung in einem pädiatrischen Setting könnten die Rollengestaltungen nun so aussehen: 322

Pflegediagnose: Behinderungsassoziierte Harninkontinenz (NANDA 2022, S. 287) (früher: funktionelle Harninkontinenz) (insbesondere in der Nacht) bei einem achtjährigen weiblichen Kind mit Trisomie 21 und fieberhaften Harnwegsinfekt. 323

Tab. 21: Übersicht Tätigkeiten der Pflege bei behinderungsassoziierter Harninkontinenz

Pflegeassistenz	Pflegefachfrau/Pflegefachmann	Pflegefachfrau/Pflegefachmann (B. Sc., M. Sc.)
Fieber messen	Körperliche Untersuchung, Durchführung von Assessments Risikoeinschätzung Antipyretika und ggf. Antibiotika nach ärztlicher Anordnung verabreichen, ggf. nichtmedikamentöse fiebersenkende Mittel anwenden und Eltern in der Durchführung anleiten	
	Edukation der Eltern zum Flüssigkeitsmanagement und zur Infektionsprävention	Auswertung von Assessmentergebnissen, ggf. weitere Fokus-Assessments zur differenzierten Einschätzung anwenden, spezielle körperliche Untersuchungen durchführen
Kind in Abwesenheit der Eltern bei der Intimpflege unterstützen und zu hygienischen Maßnahmen anleiten	Elternedukation zum Führen eines Miktionsprotokolls Uringewinnung für medizindiagnostische Verfahren	Entwicklung eines Kontinenzförderungsprogramms mit den Eltern und ggf. im interprofessionellen Team Elternedukation zum Toilettentraining beim Kind
Toilettenbegleitungsplan umsetzen		Verordnung von evidenzbasierten Hilfsmitteln (z. B. Weckapparat), Eltern bei der Beantragung bei der Krankenkasse unterstützen
		Edukation der Eltern zur apparativen Verhaltenstherapie mit einem Weckapparat

Quelle: NANDA 2022, S.287.

In dieser Zuteilung sind klare Rollenprofile erkennbar. Selbstverständlich sind im Rahmen eines Pflegestudiums auch die Interventionen zu vermitteln, die in späteren Skill- und Grademixverteilungen in der Durchführungsverantwortung von Pflegefachmännern und -frauen ohne Bachelorabschluss oder Pflegefach- 324 assistenz liegen. Gleiches gilt für die Ausbildung, auch hier müssen Interventionen, die gleichsam in der Pflegeassistenzausbildung Inhalte darstellen, erlernt werden. Aus diesen Interventionen könnten nun für jede Ausbildungsform weitere Aufgaben für die simulationsbasierte Lehre konstruiert werden.

11.5 Darstellungshinweise der simulationsbasierten Lehre im pädiatrischen Setting

325 Zur realitätsnahen Darstellung von pädiatrischen Simulationen bedarf es nicht nur die detaillierte Beschreibung der Patient*innensituation, sondern auch den Einsatz von (High Fidelity) Simulatoren und Modellen in sämtlichen Altersstufen (Frühgeborene, Neugeborene, Kleinkinder, Schulkinder, Jugendliche).[385] Diese ermöglichen, dass sich die Lernenden besser in eine Lernsituation hineinversetzen können. Zur Abbildung von lebensnahen Beratungssituationen mit Eltern und deren Kindern können Simulationspatient*innen eingesetzt werden. Der Einsatz von Kinderschauspieler*nnen ist hierbei ab dem 12. Lebensjahr empfohlen, da dieselben Voraussetzungen hinsichtlich des (standardisierten) Rollenspiels und der Feedback-Kompetenz erwartet werden, wie bei erwachsenen Schauspieler*innen.[386] Durch den Einsatz von gut geschulten Kinderschauspieler*innen im Skills Lab werden die Lernenden der Pflege auf den Mangelbereich Pädiatrie vorbereitet, auch wenn sie nicht die Vielfalt der pädiatrischen Pflege in der Praxis erleben. Eine weitere Möglichkeit der realitätsnahen Darstellung ist die Hybridsimulationen mit (Profi-) Schauspieler*innen und einem Kinder-Simulator in der jeweiligen Altersstufe.[387]

326 Zusätzlich tragen die Kleidungsstücke der Simulationspatient*innen und die Requisiten im Simulationsraum zur alltagsnahen Abbildung einer Fallsituation im Rahmen des simulationsbasierten Lernens bei. Aber auch die kreative Darstellung von Körperflüssigkeiten und Hautveränderungen mittels Moulage kann die Beobachtungsgabe der Lernenden zusätzlich fördern und den Lerneffekt steigern.[388]

11.6 Fazit

327 Vor dem dargestellten Hintergrund, dass ein Einblick in die pädiatrische Pflege in der Regel bei 120 h liegt, der auf Grund des bestehenden Fachkräftemangels zusätzlich durch erschwerte Anleitungsbedingungen vor Ort leiden kann, ist die pädiatrische Simulationslehre ein wichtiger Baustein, um pflegerisch-pädiatrische Kompetenzen anzubahnen und die Auszubildenden und Studierenden für die pädiatrische Pflegetätigkeit vorzubereiten. Besonderheiten des Settings soll-

385 Schlegel u. a.: High-Fidelity-Simulationen in der Pflegeausbildung. 2020, S. 7 ff.
386 Peters/Thrien: Simulationspatienten. 2018, S. 231 ff.
387 Peters/Thrien: Simulationspatienten. 2018, S. 262.
388 Steinacker, A. C. u. a.: Simulationsszenarien für Aus- und Weiterbildung in der Pflege. Mit ausgearbeiteten Szenarien für die praktische Umsetzung. 2022, S. 164 ff.

ten dabei so wahrheitsgetreu wie möglich simuliert werden, damit die erforderlichen Lerneffekte entstehen können. Lehrende sollten das Setting gut kennen, Szenarien und Aufgaben sollten auf den theoretischen Inhalten fundieren, praxistauglich und kreativ sein.

11.7 Literaturverzeichnis

Bulechek, G. M u. a.: Pflegeinterventionsklassifikation (NIC). Bern 2013.

Fachkommission nach § 53 Pflegeberufegesetz: Rahmenpläne der Fachkommission nach § 53 PflBG. Bonn 2020.

Forstrønen u. a.: Developing facilitator competence in scenario-based medical simulation: Presentation and evaluation of a train the trainer course in Bergen, Norway. In: Nurse Education in Practice 47/2020. https://doi.org/10.1016/j.nepr.2020.102840.

Hayden, J. K. u. a.: The NCSBN National Simulation Study: A Longitudinal, Randomized, Controlled Study Replacing Clinical Hours with Simulation in Prelicensure Nursing Education. In: Journal of Nursing Regulation 5(2)/2014, S. 3–40. https://doi.org/https://doi.org/10.1016/S2155-8256(15)30062-4.

Kirsten, A./Kagermann, D.: Simulation in der Berufsbildung der Pflege. In: St. Pierre, M./Breuer, G. (Hrsg.). Simulation in der Medizin. Grundlegende Konzepte. Klinische Anwendung. Heidelberg 2018.

Moorhead, S. u. a.: Pflegeergebnisklassifikation (NOC). 2. Aufl. Bern 2013.

Herdman, T. u. a.: NANDA-I-Pflegediagnosen: Definitionen und Klassifikation 2021–2023. Kassel 2022.

Olbrich, C.: Pflegekompetenz. Bern 2022.

Peters, T./Thrien, C.: Simulationspatienten. Bern 2018.

PflAPrV: Pflegeberufe-Ausbildungs- und -Prüfungsverordnung vom 2. Oktober 2018 (BGBl. I S. 1572), die durch Artikel 10 des Gesetzes vom 19. Mai 2020 (BGBl. I S. 1018) geändert worden ist.

PflBG: Pflegeberufegesetz vom 17. Juli 2017 (BGBl. I S. 2581), das zuletzt durch Artikel 9a des Gesetzes vom 11. Juli 2021 (BGBl. I S. 2754) geändert worden.

Rohde, K./Bohrer, A.: Der pädiatrische Pflichteinsatz in der neuen Pflegeausbildung. Kompetenzen im Kontakt zu Kindern und Jugendlichen stärken – eine Arbeitshilfe für Praxiseinrichtungen. 2021. Online: https://www.eh-berlin.de/fileadmin/Redaktion/2_PDF/FORSCHUNG/Projekt_CurAP/Didaktische_Impulse_Handreichungen/Der_paediatrische_Pflichteinsatz_CurAP_Arbeitshilfe.pdf [abgerufen am 31.3.2023].

Saul, S./Jürgensen, A.: Handreichung für die Pflegeausbildung am Lernort Pflegeschule. Bundesinstitut für Berufsbildung (BiBB): Bonn 2021.

Schlegel, C. u. a.: High-Fidelity-Simulationen in der Pflegeausbildung. Bern 2020.

Steinacker, A. C. u. a.: Simulationsszenarien für Aus- und Weiterbildung in der Pflege. Mit ausgearbeiteten Szenarien für die praktische Umsetzung. Stuttgart 2022.

12 Kompetenzbildung in Mangelbereichen mit spezifischen hochkomplexen Anforderungen: Simulationsbasierte Lehre in der Psychiatrie

Steffen Dißmann

Mit der Reform der Pflegeberufe ist der Anteil an psychiatrischen Stunden innerhalb der generalistischen Ausbildung um ein Vielfaches erhöht worden. Darüber hinaus stellt der praktische Einsatz in der Psychiatrie im Umfang von mindestens 120 Stunden für alle Auszubildenden und Studierenden ein Pflichtpraktikum dar, wenngleich dieser auch sehr gering im Verhältnis zur Komplexität des Fachbereichs ausfällt.[389] Im Rahmenlehrplan der Fachkommission ist ein Stundenanteil von 160 Stunden für die CE11 ausgewiesen.[390] Das bedeutet, dass dem lang gehegten Wunsch nach mehr Sichtbarkeit psychiatrischer Aspekte und Themen innerhalb der pflegerischen Ausbildung Rechnung getragen wird.[391] **328**

Wie in den vorangegangenen Kapiteln beschrieben, bekommt das simulationsbasierte Lernen in der beruflichen und hochschulischen Pflegeausbildung eine zunehmende Relevanz. Auch die Psychiatrie als besonderer Fachbereich kann die Auszubildenden und Studierenden auf die besonderen Belange und die herausfordernden Verhaltensweisen von Menschen mit psychischen Störungen und kognitiven Beeinträchtigungen vorbereiten. Ebenso ist es denkbar, dass ein Perspektivwechsel, also das Erleben, Denken und Fühlen psychischer Störungen eine tragende Rolle im Skills Lab einnehmen kann. **329**

Die Tatsache, dass nun alle Auszubildenden und Studierenden im dritten Abschnitt ihrer Ausbildung bzw. des Studiums ein Praktikum in einem psychiatrischen Bereich absolvieren, stellt die Praxisstellen vor große organisatorische Probleme, die mit Kooperationen gelöst werden müssen. Die Pflegeschulen begleiten die Praxispartner bei dieser Aufgabe und stehen selbst vor der Herausforderung psychiatrische Themen inhaltlich und unter Beachtung vorbehaltlicher Aufgaben adäquat zu vermitteln. **330**

Die beschriebenen Entwicklungen können aus Sicht der psychiatrischen Versorgung als durchaus positiv bewertet werden. Denn aktuelle Zahlen zeigen auf, dass gerade einmal 36 % aller Krankenhäuser die notwendige Personalausstattung **331**

---

389 Pflegeberufegesetz – PflBG. Pflegeberufegesetz vom 17. Juli 2017 (BGBl. I S. 2581); Anlage 7 Pflegeberufe-Ausbildungs- und -Prüfungsverordnung – PflAPrVo vom 2. Oktober 2018 (BGBl. I S. 1572).

390 Fachkommission nach § 53 Pflegeberufegesetz: Rahmenpläne der Fachkommission nach § 53 PflBG. 2. Aufl. 2020. Online: https://www.bibb.de/dienst/publikationen/de/16560 [abgerufen am 31.3.2023].

391 Schulz: Rekonzeptionalisierung als wesentliches Element einer qualitativ hochwertigen psychiatrischen Pflege. In: Pflege und Gesellschaft 4/2003, S. 133–160.

vorweisen können.[392] Ein denkbarer Grund für diesen eklatanten Fachkräftemangel, kann die mangelnde Sichtbarkeit sein, die die psychiatrische Pflege in den Vorjahren in der Pflegeausbildung erfahren hat. In der NEXT-Studie (2005) wurde international erhoben, welche Gründe es für den Berufsausstieg gibt. Für den Bereich der Psychiatrie lässt sich zusammenfassen, dass vor allem herausfordernde Verhaltensweisen eine enorme Belastung für psychiatrisch Pflegende darstellen.[393] Daneben werden allgemeine Probleme wie gesellschaftliche Anerkennung, mangelnder Informationsfluss und das Verhältnis zu anderen Professionen oder Vorgesetzten angeführt, die einen Personalschwund bedingen.

332 Für simulationsbasiertes Lernen psychiatrischer Inhalte ergeben sich mehrere Herausforderungen:

- ein geeignetes simuliertes Umfeld erzeugen, welches die Besonderheiten im Umgang mit zunächst schwer interpretierbarem Verhalten darstellt,
- das Erleben, Fühlen und Denken psychischer Störungen erlebbar machen,
- Psychiatrie als Setting häufig eskalierender Situationen, in denen Gewalt, körperliche Zwangsmaßnahmen und Zustände extremer Agitiertheit auftreten können, abbilden.

333 Schon die Beschreibung dieser Perspektiven lässt erahnen, dass an alle beteiligten Akteure große Ansprüche gestellt werden. Lehrende sind insbesondere zu sensibilisieren, in reflexiver Art und Weise mit den Emotionen der Simulationsteilnehmenden umzugehen und um ein hohes Maß an Fachlichkeit zu ergänzen. Psychiatrisch tätiges Personal wäre in diesem Zusammenhang eine wünschenswerte Bereicherung in der Lehre.

12.1 Was ist das Besondere in der psychiatrischen Pflege und welche Kompetenzen sollten angebahnt werden?

334 Psychiatrische Pflege hat seit je her ein Imageproblem. Bis in die 1970er hinein agierten psychiatrisch Pflegende eher als Wärter von Menschen, die zum Teil ein Leben lag in Irrenanstalten verwahrt wurden. Mit der Psychiatrie-Enquete im Jahre 1975 sollte sich das grundlegend ändern.[394] Die Psychiatrie erhielt ein humanes Profil und man unterstrich die Notwendigkeit, Wissen und Fertig-

---

392 Deutsches Krankenhausinstitut: Psychiatriebarometer – Umfrage 2021/2022. 2022. Online: https://www.dki.de/sites/default/files/2022-07/2022_Final_Psych-Barometer_web.pdf [abgerufen am 31.3.2023].

393 Simon: Auswertung der ersten Befragung der NEXT-Studie in Deutschland. 2005 S. 10. Online: https://www.researchgate.net/profile/Michael-Simon-4/publication/325908204_Auswertung_der_ersten_Befragung_der_NEXT-Studie_in_Deutschland/links/5b2bf38fa6fdcc8506bc6c3d/Auswertung-der-ersten-Befragung-der-NEXT-Studie-in-Deutschland.pdf [abgerufen am 31.3.2023].

394 Häfner: Psychiatriereform in Deutschland. Vorgeschichte, Durchführung und Nachwirkungen der Psychiatrie-Enquête. Ein Erfahrungsbericht. In: Heidelberger Jahrbücher Online 1/2016, S. 119–145.

keiten anzuhäufen, um Menschen mit psychischen Störungen ein würdevolles Leben zu ermöglichen.

Doch die psychiatrische Pflege leidet unter einer gewissen Orientierungslosigkeit, wenn es darum geht ein eigenständiges Aufgabenprofil zu entwickeln.[395] Schulz (2003) führt aus, dass der enorme und schnell voranschreitende Wandel im Gesundheitswesen besondere Anforderungen hervorbringt. So sind der Wissenszuwachs und die Akademisierung der Pflegeberufe zu bewältigende Herausforderungen. **335**

Pflege in der Psychiatrie kennzeichnet sich durch andere erforderliche Skills und Kompetenzen, die sich von der Versorgung von Menschen mit somatischen Problemen deutlich unterscheiden. **336**

So kann man das Wesen psychiatrischer Pflege wie folgt zusammenfassen[396]: **337**

- die Beziehung zu sich selbst, anderen und der Umgebung stabilisieren und wiederherstellen,
- Förderung alltagspraktischer und sozialer Kompetenzen,
- Förderung von Selbstbestimmung, Eigenverantwortung und Autonomie,
- das Erlernen von Bewältigungsstrategien.

Um diese Aufgaben bewältigen zu können, benötigt es spezifisches Fachwissen, zu psychischen Störungen und ihren Auswirkungen auf das Verhalten, Fühlen und Denken sowie die Beziehung zu sich selbst und der Umwelt. Darüber hinaus stellt die Arbeit in einem interdisziplinären Team die Grundlage jeglicher Behandlungskonzepte dar. Auch ist die Integration von An- und Zugehörigen ein elementarer Bestandteil von Therapie und Genesung. Die Kommunikation mit An- und Zugehörigen sowie psychisch kranken Menschen ist dabei ein entscheidendes Element psychiatrischer Pflege. Es wird ein sicheres Bewegen auf unsicherem Terrain erwartet.[397] In diesem Zusammenhang verweisen Genge et al. (2013) auf die Notwendigkeit psychiatrischer Pflegeexpert*innen, die den beschriebenen Aufgaben unter wachsendem Druck, wie dem demographischen Wandel, chronifizierten Krankheitsverläufen, wachsenden Ökonomisierungszwängen und dem rasanten Anwachsen pflegewissenschaftlicher Erkenntnisse, professionell begegnen können. **338**

Zu diesen besonderen Kompetenzen haben Hamric et al. (2004) folgende besondere Kompetenzen einer Advanced Nursing Practice beschrieben[398]: **339**

- evidenzbasierte Versorgungspraxis,
- Anleitung und Edukation von Patient*innen,

395 Schulz: Rekonzeptionalisierung als wesentliches Element einer qualitativ hochwertigen psychiatrischen Pflege. In: Pflege und Gesellschaft 4/2003, S. 133–160.
396 Schädle-Deininger: Psychiatrische Pflege. 2008, S. 12.
397 Genge u. a.: Pflegeexperten in der Psychiatrie. In: PPH 19(05)/2013, S. 247–253.
398 Hamric: Advanced Nursing Practice: An integrative Approach. 3. Aufl. 2004.

- Beratung von Patient*innen und Kolleg*innen (Leadership),
- Zusammenarbeit mit Patient*innen und dem interdisziplinären Team,
- ethische Entscheidungsfindung.

340 Das Pflegeberufegesetz (2020) trägt diesen Erfordernissen in mehrerlei Hinsicht Rechnung. Neben der eingangs beschriebenen Erhöhung theoretischer Stunden und einem Pflichteinsatz in der Psychiatrie, werden nun mehr pflegewissenschaftliche Erkenntnisse, als Wissensgrundlage viel stärker betont, als zuvor. Auch die in § 37 beschriebene hochschulische Pflegeausbildung fokussiert erstmalig die grundständige Ausbildung akademisierter Pflegefachpersonen für alle Versorgungsbereiche.[399]

341 Im Rahmenlehrplan werden für die CE11 (Menschen mit psychischen Gesundheitsproblemen und kognitiven Beeinträchtigungen personenzentriert und lebensweltbezogen unterstützen) folgende anzubahnende Kompetenzen beschrieben:

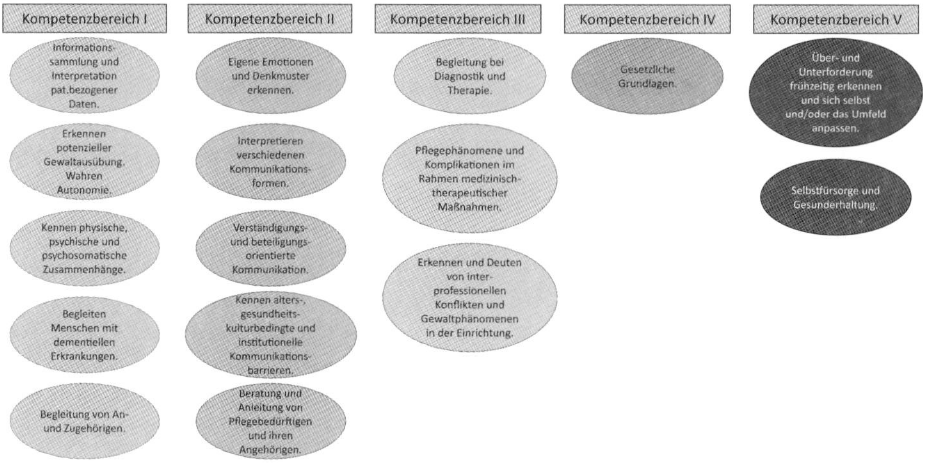

Abb. 9: Kompetenzen nach Anlage 1 PflAPrVO

Quelle: Eigene Darstellung.

342 Ausgehend von den Kompetenzen aus der Anlage 1, lassen sich bereits Themen identifizieren, die sich in anderer Form im simulationsbasierten Lernen bewährt haben.[400] Dazu zählen die Erhebung patient*innenbezogener Daten oder Gesprächssituationen mit An- und Zugehörigen, oder auch validative Ansätze im Umgang mit dementiell Erkrankten. Andere bewährte praxisnahe Inhalte

399 Pflegeberufegesetz – PflBG. Pflegeberufegesetz vom 17. Juli 2017 (BGBl. I S. 2581); Anlage 7 Pflegeberufe-Ausbildungs- und -Prüfungsverordnung – PflAPrVo vom 2. Oktober 2018 (BGBl. I S. 1572).

400 Fachkommission nach § 53 Pflegeberufegesetz: Rahmenpläne der Fachkommission nach § 53 PflBG. 2. Aufl. 2020. Online: https://www.bibb.de/dienst/publikationen/de/16560 [abgerufen am 31.3.2023].

sind beispielsweise Deeskalationsmaßnahmen, insbesondere aus dem Bereich der körperlichen Fixierungen.

Im zweiten Ausbildungsdrittel sollen dann zusätzlich folgende Kompetenzen angebahnt werden: 343

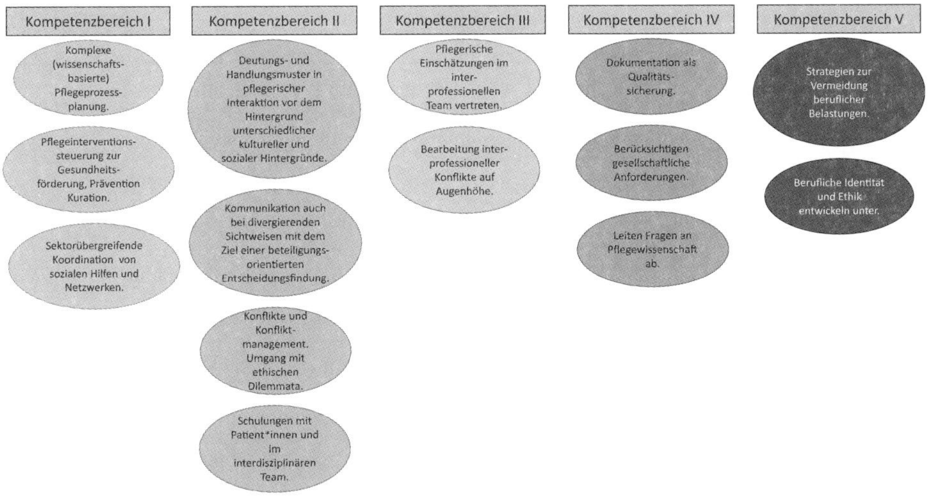

Abb. 10: Auswahl Kompetenzen nach der Anlage 2 PflAprVO

Quelle: Eigene Darstellung.

Aus der Anlage 2 wird deutlich, dass der Komplexitätsgrad im letzten Ausbildungsdrittel deutlich gesteigert ist.[401] Dem folgend sind simulierte interprofessionelle Fallbesprechungen, Konfliktmanagement, Patient*innenschulungen unter Einbezug der An- und Zugehörigen denkbar. Auch Überschneidungen mit anderen Methoden bieten sich als praxisnahes Lerninstrument an, wie z. B. Pro-Kontra-Debatten. 344

12.2 Simulationsbasiertes Lernen in der psychiatrischen Pflege

Ein besonderes Augenmerk bei der Planung simulativer Lernsequenzen im Bereich psychiatrischer Pflege sollte eine besondere ethische Auseinandersetzung mit der Thematik darstellen. Psychisch kranke Menschen leiden im doppelten Sinne unter Stigmatisierung. Zum einen durch die Gesellschaft und zum anderen durch sich selbst, die sich zum eigentlichen Krankheitsgeschehen aufsummieren.[402] Diese 345

401 Fachkommission nach § 53 Pflegeberufegesetz: Rahmenpläne der Fachkommission nach § 53 PflBG. 2. Aufl. 2020. Online: https://www.bibb.de/dienst/publikationen/de/16560 [abgerufen am 31.3.2023].

402 Rüsch u. a.: Das Stigma psychischer Erkrankung: Strategien gegen Diskriminierung und Ausgrenzung. 2020.

Tatsache und die eingangs beschriebenen Belastungen, durch das Verhalten psychisch kranker Menschen, erfordern ein hohes Maß an Sensibilität und Reflexionsvermögen der Simulationsteilnehmenden, insbesondere der Lehrenden. Denn besonders in der Phase des Debriefings ist ein professioneller Umgang mit subjektiven Theorien und Vorurteilen seitens der Auszubildenden und Studierenden notwendig.

346 Weitere psychiatrische Szenarien, die im Rahmen simulationsbasierter Lehre denkbar sind:

- frei flottierende wie zielgerichtete Patient*innenbeobachtung (Diagnosefindung),
- Beziehungsaufbau und Umgang mit Emotionen und Erregungszuständen,
- soziales Kompetenztraining,
- Anleitung von Patient*innengruppen,
- deeskalatives Skills Training (z. B. bei Borderline),
- zielgerichtete Fragetechniken anwenden,
- problemzentrierte oder lösungsorientierte Beratungstechniken.

12.3 Wie kann simulationsbasierte Lehre für die psychiatrische Pflege konzeptionell verankert werden?

347 Nach dem im vorangegangenen Abschnitt der Zugang zum simulationsbasierten psychiatrischen Lernen beschrieben wurde, soll nun die konzeptionelle Umsetzung simulationsbasierter Lehre in den Fokus genommen werden.

348 Psychiatrische Pflege findet in verschiedensten Settings statt. Dazu zählen:

- klinische Versorgung: Suchtkliniken, Allgemeinpsychiatrien, psychosomatische Abteilungen,
- Kinder- und Jugendpsychiatrien,
- Gerontopsychiatrie,
- forensische Psychiatrien,
- Tageskliniken,
- psychiatrische Ambulanzen und Pflegedienste,
- Wohn- und Beschäftigungsgruppen.

349 Die Vielfalt der Settings spielt in der Planung von Simulationsszenarien eine eher untergeordnete, wenn auch nicht zu vernachlässigende Rolle. Wichtiger für die Planung sollte das Störungsbild mit den entsprechenden Auswirkungen auf das sichtbare Verhalten der Betroffenen und der Beziehung zu sich und der Umwelt sein. Denn die Vielfalt der Symptome stellt mitunter die größte Herausforderung im Rahmen des Patient*innenverhaltens dar.

350 Es empfiehlt sich an dieser Stelle Szenarien zu planen, die auf den am häufigsten vorkommenden Störungsbildern basieren. Dazu zählen Angst- und Zwangsstö-

rungen, Demenzen, Depressionen und auch schizophrene Erkrankungen. Wündrich et al. (2008) testeten in einer Pilotstudie innerhalb des Medizinstudiums darüber hinaus Alkoholabhängigkeit, die Borderline-Persönlichkeitsstörung, manische Episoden und Panikstörungen mit vielversprechenden Ergebnissen[403] mittels Simulationspatient*innen. In einer weiteren Untersuchung konnte festgestellt werden, dass der Einsatz dieser auch innerhalb des Pflegestudiums positive Effekte erzielen konnte[404]. Dies bedingt eine umfangreiche Vorbereitung durch eine detaillierte Fallskizze und ein intensives Briefing. Der Vorteil dieses Vorgehens liegt vor allem darin, dass der Einsatz echter psychiatrischer Patient*innen umgangen werden kann, was ethische Barrieren minimiert.

Ein anderer bereits angedeuteter Zugangsweg ist das Einnehmen der Erkrankten- **351** perspektive. Ein bereits in der forensischen Psychiatrie erprobtes Konzept stellt dabei das Erleben schizophrener Symptome dar. So werden an der LWL-Akademie für Forensische Psychiatrie (AFoPs) seit ein paar Jahren Schizophrenie-Simulationen mit VR erfolgreich erprobt[405]. Im Fokus steht dabei das Erleben, welches ein besseres Verständnis für die Perspektive der Betroffenen herstellen und somit eine Verhaltensmodifikation seitens der Pflegenden bewirken soll.

Kolbe (2021) führt aus, dass die Teilnehmenden sogenannte Wearables aufgesetzt **352** bekommen. Diese imitieren mit Hilfe von VR Stimmen, Kontaktverlust, Konzentrationsstörungen, Störungen des Zeit- und Raumgefühls, Dissoziationen, Gleichgewichtsstörungen, Halluzinationen und Wahnvorstellungen.

Um dem ethischen Druck dieser Methode entgegenzuwirken, wird die Psychose **353** durch einen virtuellen Patienten oder eine virtuelle Patientin imitiert. Der Ablauf soll in folgender Tabelle kurz dargestellt werden:

Tab. 22: Simulationsablauf Psychose-Simulation nach Kolbe (2021)

Schritt	Ablauf
1	Selbstreflexionsbogen (Vorerfahrungen, Glaubenssätze, Störungsbild) *15 Minuten*
2	Einführung in die Wearable-Nutzung *15 Minuten*
3	Selbstgesteuerte Nutzung des Wearables mit Simulation von bis zu 31 Symptomen (jederzeit unterbrechbar) *15 bis 17 Minuten*
4	Begleitete Refokussierung auf die Gegenwart (Herstellung gewohnter Wahrnehmungsmuster) *10 bis 20 Minuten*

403 Wündrich u. a.: Einsatz von Simulationspatienten in den Lehrfächern Psychiatrie und Psychotherapie. In: Der Nervenarzt 79(11)/2008 S. 1273–1282.
404 Lang/Pfeilstecher: Simulation ermöglicht soziale und interaktive Lernprozesse: Ein neues Teaching-Tool in der Pflegeausbildung. In: Psychiatrische Pflege 6(3)/2021, S. 35–38.
405 Kolbe: Psychose-Simulationen: Lernen durch Fühlen. In: PPH 27(01)/2021, S. 44–50.

Tab. 22: *(Fortsetzung)*

5	Selbstreflexionsbogen (kritischer Abgleich mit Vorannahmen und Entwicklung von Handlungsalternativen) *Mindestens 30 Minuten*
6	Pause
7	Offenes Plenum zum Erfahrungsaustausch (mit Expert*innen mit und ohne Psychose-Erfahrung zur Verhaltensadaption)
8	Abschluss

Quelle: Eigene Darstellung.

12.4 Simulationsbasierte Lehre am Lernort Pflegeschule

354 Um psychiatrische Simulationstrainings am Lernort Pflegeschule nachhaltig implementieren und etablieren zu können, bedarf es guter curricularer Vorbereitungen. Die Erfahrung hat gezeigt, dass das Schnüren von Lerneinheiten zu bestimmten Inhalten sinnvoll ist und Überschaubarkeit herstellt. Eine Strukturierungshilfe bietet an der Stelle der RLP mit seinen didaktischen Kommentaren.

355 Denkbare Themen für Lerneinheiten und entsprechende Simulationen für das erste Ausbildungsdrittel wären demnach:

- ein alter Mensch mit herausfordernden Verhaltensweisen bei fortgeschrittener Demenz,
- ein jugendlicher Mensch mit Wahnerleben und der drohenden Gefahr von Selbst- oder Fremdgefährdung,
- ein Mensch mittleren Alters mit Bewältigungsproblemen durch eine psychiatrische Diagnose (z. B. Depression oder Abhängigkeit).

356 Im letzten Ausbildungsabschnitt sind dann weitere simulierte Sequenzen zu nachfolgenden Themen angeraten:

- ein jugendlicher Mensch mit einer stoffgebundenen Abhängigkeit,
- ein traumatisiertes Kind,
- ein Kind im dysfunktionalen Familiensystem (Bindungsstörung, Schulproblematik),
- ein jugendlicher Mensch mit Essstörung (Anorexia nervosa, Bulimia nervosa, Binge-Eating-Disorder)[406].

357 Die fallorientierten Hinweise sollten in ein gutes didaktisches Gesamtkonzept einer Lerneinheit eingebettet sein, so dass den Auszubildenden die Möglichkeit gegeben wird, besprochene pflegerisch-psychiatrische Aspekte in ein professionelles Handeln zu überführen und ggf. kritisch zu hinterfragen.

406 Fachkommission nach § 53 Pflegeberufegesetz: Rahmenpläne der Fachkommission nach § 53 PflBG. 2. Aufl. 2020. Online: https://www.bibb.de/dienst/publikationen/de/16560 [abgerufen am 31.3.2023].

12.5 Simulationsbasierte Lehre am Lernort Hochschule

Für den Lernort Hochschule steht besonders das wissenschaftsorientierte Begründungs- und Handlungswissen im Vordergrund, welches über die erweiterten Ausbildungsziele im § 37 PflBG[407] geregelt ist. Das stellt für das simulationsbasierte Lernen einen erweiterten Anspruch dar. Die logische Herangehensweise zur Konzeption von Simulationsszenarien lässt sich je nach Konzeption des Studiengangs nicht standardisieren. Aber eine Herangehensweise, wie im vorigen Unterkapitel ist auch hier denkbar. Hinzu kommt die Möglichkeit auch Prüfungsleistungen als Performanzprüfung zu absolvieren. Dies setzt jedoch voraus, dass das praktische Handeln zuvor trainiert wurde. Der Anspruch sollte sein, besonders im Debriefing best-practice-Alternativen zu besprechen und ggf. zu demonstrieren.[408] Auch sollte der Aspekt des Erlernens und Anwendens evidenzbasierter Pflegetechniken aus dem Bereich der Psychiatrie fokussiert werden, also das Erproben leitliniengestützten Handelns, konkreten Vorgehens oder dem Stellen von Forschungsfragen, die durch das aktive Tun im Skills Lab oder der Versorgungspraxis entstehen. 358

12.6 Fazit

Psychiatrische Pflege als ein Themenfeld simulationsbasierter Lehre stellt die Simulationsanwender*innen und -teilnehmer*innen vor verschiedenste Herausforderungen. Die generalistische Ausbildung bringt zwar einen erhöhten Anteil an theoretischen Stunden mit sich, die auch in Teilen am dritten Lernort stattfinden sollen, jedoch ist der praktische Stundenanteil zwar für jeden Auszubildenden und jede Auszubildende verpflichtend, aber mit bisher 120 Stunden sehr gering. Die lange Einarbeitungs- und Orientierungsphase in einem psychiatrischen Umfeld verhindert ein effektives Lernen in der Praxis. Der dritte Lernort kann hier eine gewisse Unterstützung darstellen. Die gilt insbesondere für die ethische Auseinandersetzung im Umgang mit psychisch kranken Menschen, die mit Hilfe von VR und Simulationspatient*innen abgemildert werden kann. Von den Lehrenden verlangt es ein hohes Maß an psychiatrischem Fachwissen und kommunikativ-reflexive Fähigkeiten, die sich vor allem im Debriefing empfehlen. 359

407 Pflegeberufegesetz – PflBG. Pflegeberufegesetz vom 17. Juli 2017 (BGBl. I S. 2581); Anlage 7 Pflegeberufe-Ausbildungs- und -Prüfungsverordnung – PflAPrVo vom 2. Oktober 2018 (BGBl. I S. 1572).

408 Lang/Pfeilstecher: Simulation ermöglicht soziale und interaktive Lernprozesse: Ein neues Teaching-Tool in der Pflegeausbildung. In: Psychiatrische Pflege 6(3)/2021, S. 35–38.

12.7 Literaturverzeichnis

Deutsches Krankenhausinstitut: Psychiatriebarometer – Umfrage 2021/2022. 2022. Online: https://www.dki.de/sites/default/files/2022-07/2022_Final_Psych-Barometer_web.pdf [abgerufen am 31.3.2023].

Fachkommission nach § 53 Pflegeberufegesetz: Rahmenpläne der Fachkommission nach § 53 PflBG. Rahmenlehrpläne für den theoretischen und praktischen Unterricht Rahmenausbildungspläne für die praktische Ausbildung 2. Aufl. 2020. Online: https://www.bibb.de/dienst/publikationen/de/16560 [abgerufen am 31.3.2023].

Genge, U. u. a.: Pflegeexperten in der Psychiatrie. In: PPH 19(05)/2013, S. 247–253.

Häfner, H.: Psychiatriereform in Deutschland. Vorgeschichte, Durchführung und Nachwirkungen der Psychiatrie-Enquête. Ein Erfahrungsbericht. In: Heidelberger Jahrbücher Online 1/2016, S. 119–145.

Hamric, A. B.: Advanced Nursing Practice: An integrative Approach. 3. Aufl. Philadelphia 2004.

Kolbe, H. J.: Psychose-Simulationen: Lernen durch Fühlen. In: PPH 27(01)/2021, S. 44–50.

Lang, M./Pfeilstecher, M.: Simulation ermöglicht soziale und interaktive Lernprozesse: Ein neues Teaching-Tool in der Pflegeausbildung. In: Psychiatrische Pflege 6(3)/2021, S. 35–38.

Pflegeberufegesetz – PflBG. Pflegeberufegesetz vom 17. Juli 2017 (BGBl. I S. 2581).

Rüsch, N. u. a.: Das Stigma psychischer Erkrankung: Strategien gegen Diskriminierung und Ausgrenzung. 2020.

Schädle-Deininger, H.: Psychiatrische Pflege. 2008.

Simon, M. u. a.: Auswertung der ersten Befragung der NEXT-Studie in Deutschland. 2005. Online: https://www.researchgate.net/profile/Michael-Simon-4/publication/325908204_Auswertung_der_ersten_Befragung_der_NEXT-Studie_in_Deutschland/links/5b2bf38fa6fdcc8506bc6c3d/Auswertung-der-ersten-Befragung-der-NEXT-Studie-in-Deutschland.pdf [abgerufen am 31.3.2023].

Schulz, M.: Rekonzeptionalisierung als wesentliches Element einer qualitativ hochwertigen psychiatrischen Pflege. In: Pflege und Gesellschaft 4/2003, S. 133–160.

Wündrich, M. u. a.: Einsatz von Simulationspatienten in den Lehrfächern Psychiatrie und Psychotherapie. In: Der Nervenarzt 79(11)/2008 S. 1273–1282.

13 Positiv älter werden – Ein Sensibilisierungsfilm für die diversitätssensible Pflege HIV-positiver Menschen

Dr. Christoph Imhof, Prof. Dr. Sibylle Nideröst

Diversitätssensible Pflege umfasst ein breites Themenfeld. Für Artner u. a. zeigt sich die „Diversitätsforschung in der Pflegeforschung [...] als eine sehr vielseitige Debatte, die sehr unterschiedliche Bereiche und Ansätze tangiert“.[409] Sie stellen jedoch fest, dass Diversität in der Pflege bisher sehr stark auf Fragen einer transkulturellen Pflege fokussiert (z. B. Arbeit mit Menschen mit Migrationshintergrund).[410] Aber gerade bezüglich der Diversität älterer Menschen werden die Einrichtungen der Alters- und Pflegehilfe „[...] mit ihren unbewusst wirkenden normativen Strukturen“[411] auch durch andere Betroffenengruppen vor neue Herausforderungen gestellt. **360**

Dieser Beitrag befasst sich mit der Situation von Menschen, die mit dem menschlichen Immunschwäche-Virus (HIV) infiziert sind. Weltweit leben knapp 38 Millionen mit dem HI-Virus. In Nordamerika, West- und Zentraleuropa beträgt die Anzahl HIV-positiver Personen rund 2,2 Millionen[412]. Deutschland verzeichnete Ende 2019 rund 91.400 Personen mit HIV,[413] in der Schweiz sind es schätzungsweise 17.350 Personen.[414] Zwischen 48 und 50 % dieser Menschen sind mittlerweile 50 Jahre und älter.[415] Eine HIV-Infektion wird heute dank der antiretroviralen Kombinationstherapie (ART) weitgehend als eine unsichtbare chronische Krankheit verstanden.[416] Auch haben HIV-positive Menschen unter Behandlung **361**

409 Artner/Asselmeyer/Oelker: Diversitätssensible Hochschullehre in der Pflegequalifizierung und -forschung. In: Kergel/Heidkamp (Hrsg.): Praxishandbuch Habitussensibilität und Diversität in der Hochschullehre. 2019, S. 394.

410 Artner/Asselmeyer/Oelker: Diversitätssensible Hochschullehre in der Pflegequalifizierung und -forschung. In: Kergel/Heidkamp (Hrsg.): Praxishandbuch Habitussensibilität und Diversität in der Hochschullehre. 2019, S. 393–411.

411 Lottmann: Sexuelle und geschlechtliche Vielfalt in der Altenhilfe – Intersektionale Perspektiven und die Relevanz von Situationen und Kontexten. In: Z Gerontol Geriat (53)/2020, S. 216.

412 UNAIDS: Global HIV and AIDS statistic. Fact Sheet 2020. Online: https://www.unaids.org/en/resources/fact-sheet [abgerufen am 31.3.2023].

413 Robert Koch-Institut (RKI): Schätzung der Zahl der HIV-Neuinfektionen im Jahr 2020 und der Gesamtzahl von Menschen, die Ende 2020 mit HIV in Deutschland leben. In: Epidemiologisches Bulletin 47/2021, S. 3–17.

414 Bundesamt für Gesundheit (BAG): HIV und Aids in der Schweiz im Jahr 2020. In: BAG-Bulletin 48/2021, S. 21–29.

415 Robert Koch-Institut (RKI): Schätzung der Zahl der HIV-Neuinfektionen im Jahr 2020 und der Gesamtzahl von Menschen, die Ende 2020 mit HIV in Deutschland leben. In: Epidemiologisches Bulletin 47/2021, S. 3–17; Swiss HIV Cohort Study (SHCS): SHCS Key Data. Current Status. 2021; Wing: HIV and aging. In: International Journal of Infectious Diseases 53/2016, S. 61–68.

416 Brennan/Karpiak: HIV stigma and disclosure of serostatus. In: Brennan u. a. (Hrsg.): Older adults with HIV: An in-depth examination of an emerging population. 2009, S. 51–60.

eine ähnlich hohe Lebenserwartung wie HIV-negative Personen.[417] Dies hat dazu geführt, dass der Anteil älterer HIV-positiver Menschen in Hocheinkommensländern in den letzten Jahren stark gestiegen ist und weiter zunimmt.[418] Studien zeigen aber, dass ältere HIV-positive Personen häufiger und früher von altersbedingten Beschwerden betroffen sind als HIV-negative Personen und oft auch Einschränkungen hinsichtlich physischer, psychischer und sozialer Lebensqualität erfahren.[419] So ist davon auszugehen, dass ältere HIV-positive Menschen früher und intensiver auf medizinische Einrichtungen und Unterstützungsangebote angewiesen sind als die ältere Allgemeinbevölkerung. Kliniken, Dienste und Institutionen der Altenpflege und Altenhilfe werden sich zukünftig vermehrt mit älteren HIV-positiven Menschen „konfrontiert" sehen. Bisher wurde allerdings die besondere Situation älterer HIV-positiver Personen kaum berücksichtigt. Dieses fehlende Bewusstsein mag nicht zuletzt damit zusammenhängen, dass HIV noch immer häufig als eine Krankheit jüngerer Menschen wahrgenommen wird. Zudem ist das Thema HIV in der öffentlichen Wahrnehmung in den Hintergrund getreten. Auch ist die Betreuung und Pflege älterer HIV-positiver Personen komplex und umfasst neben einer frühzeitigen Diagnose und Behandlung von kardiovaskulären, renalen, neurokognitiven, onkologischen und osteoporotischen Erkrankungen auch Maßnahmen zur Prävention dieser Krankheiten und zur Vermeidung von Polypharmazie. Schließlich ist auch die Frage der Lebensqualität und die Betreuung am Lebensende immer wichtiger, je älter die HIV-positive Person wird.[420] Studien haben jedoch gezeigt, dass die erforderte Sensibilität und das notwendige Wissen in diesen Institutionen nicht überall ausreichend vorhanden ist.[421] Geriater, Pflegefachpersonen und Sozialarbeitenden mangelt es häufig an Erfahrung und Wissen bezüglich Behandlung, Pflege und Betreuung von HIV-positiven Menschen.[422] Entsprechende Kurse sowie die Integration von HIV-spezifischem Wissen bezüglich älteren Betroffenen ins Curriculum der entsprechenden Studiengänge sind daher notwendige Schritte hin zur besseren Versorgung dieser Bevölkerungsgruppe.

---

417 Brennan-Ing: Diversity, stigma, and social integration among older adults with HIV. In: European Geriatric Medicine 10(2)/2019, S. 239–246.

418 Guaraldi u. a.: Aging with HIV. In: Current HIV/AIDS reports 16(6)/2019, S. 475–481; Wing: HIV and aging. In: International Journal of Infectious Diseases 53/2016, S. 61–68.

419 Guaraldi u. a.: Aging with HIV. In: Current HIV/AIDS reports 16(6)/2019, S. 475–481; Milic u. a.: European cohorts of older HIV adults: POPPY, AGEhIV, GEPPO, COBRA and FUNCFRAIL. In: European Geriatric Medicine 10(2)/2019, S. 247–257; Nideröst/Imhof: Aging with HIV in the era of antiretroviral treatment: Living conditions and quality of life of people living with HIV/AIDS aged over 50 in Switzerland. In: Gerontology and Geriatric Medicine 2/2016, S. 1–9.

420 Wing: HIV and aging. In: International Journal of Infectious Diseases 53/2016, S. 61–68.

421 Guex u. a.: Menschen mit HIV in Alters- und Pflegeheimen: Eine Bestandesaufnahme im Kanton Bern. Fachhochschule Nordwestschweiz, Hochschule für Soziale Arbeit, Olten 2014.

422 Jones/Barber: How do geriatricians feel about managing older people living with HIV? A scoping review. In: European Geriatric Medicine 13/2022, S. 987–997.

Eine Sensibilisierung für von HIV betroffene ältere Menschen in Kliniken, Alters- und Pflegeeinrichtungen ist jedoch nicht nur in Bezug zu aktuellem medizinischem Wissen zu HIV relevant, sondern auch bezüglich der Diskriminierungserfahrungen, die viele HIV-positive Menschen nach ihrer HIV-Diagnose erlebten. Diesbezüglich besteht auch die Gefahr, dass HIV-positive Personen Mehrfachdiskriminierungen ausgesetzt sind, oftmals aufgrund der Zugehörigkeit zu bestimmten Personengruppen, wie beispielsweise zu Männern, die Sex mit Männern haben, Drogen injizierenden Personen oder Migrant*innen aus Ländern mit hoher HIV-Prävalenz.[423] Es sind diese intersektionalen Diskriminierungen, mit denen viele HIV-positive Menschen im Verlauf ihres Lebens in irgendeiner Weise zurechtkommen mussten. Dies wird wieder besonders problematisch, wenn sie aufgrund von Krankheit und Pflegebedürftigkeit auf Betreuungsdienste und Versorgungseinrichtungen angewiesen sind. Ängste und Überlegungen hinsichtlich einer angemessenen Pflege als HIV-Positive treten bei vielen Betroffenen in den Vordergrund. 362

Dabei geht es weniger um „technische" pflegerische Skills, als vielmehr um die Haltung von Pflegefachkräften gegenüber HIV-positiven Menschen. Eine Sensibilisierung für die lebensweltlichen Erfahrungen HIV-positiver Menschen ist daher wichtig. Dies ist vergleichbar mit Studienergebnissen zu schwulen und lesbischen Senioren und Seniorinnen, wo „[...] erst ein tieferes Verständnis der Lebenswelten [bewirkt], dass diese und deren Angehörige sich nicht verstecken müssen und gute Lebensbedingungen auch in Pflegeeinrichtungen vorfinden."[424] 363

13.1 Filmprojekt: „Positiv älter werden"

Unsere Ausführungen und Überlegungen zur simulationsbasierten Lehre basieren auf einer qualitativen Studie aus den Jahren 2016–2017, in der wir HIV-positive Personen ab 50 Jahren nach ihren Vorstellungen und Wünschen zum Leben im Alter befragt haben[425] sowie der Weiterentwicklung dieses Projektes (Filmprojekt „Positiv älter werden") in Form eines Sensibilisierungsfilmes zum Einsatz im Hochschulkontext und in der Praxis. 364

423 Emlet: „You're awfully old to have this disease": Experiences of stigma and ageism in adults 50 years and older living with HIV/AIDS. In: Gerontologist 46(6)/2006, S. 781–790; Shen u. a.: The Intersectionality of Stigmas among Key Populations of Older Adults Affected by HIV: a Thematic Analysis. In: Clinical Gerontologist 42(2)/2019, S. 137–149; Wallach/Brotman: The intimate lives of older adults living with HIV: a qualitative study of the challenges associated with the intersection of HIV and ageing. In: Ageing & Society 38(12)/2018, S. 2490–2518.

424 Lottmann/Kollak: Eine diversitätssensible Pflege für schwule und lesbische Pflegebedürftige – Ergebnisse des Forschungsprojekts GLESA. In: International Journal of Health Professions 5(1)/2018, S. 56.

425 Imhof u. a.: Älterwerden mit HIV. Vorstellungen und Bedürfnisse HIV-positiver Menschen ab 50 Jahren zum Leben im Alter. In: Pflege und Gesellschaft. Zeitschrift für Pflegewissenschaften 27(2)/2022, S. 151–166.

365 Wir hatten bei der qualitativen Studie bereits an die Notwendigkeit einer Sensibilisierung im pflegerischen Bereich, resp. im Altenbereich gedacht und uns im Hinblick auf eine möglichst anschauliche Schulung, die sowohl Verständnis als auch Betroffenheit auszulösen vermag, für das Medium Film entschieden. In Zusammenarbeit mit der Hochschule für Gestaltung und Kunst FHNW haben wir Videoaufnahmen der Interviews erstellt, wobei jeweils auf die unterschiedlichen Wünsche nach Anonymisierung eingegangen wurde.

366 Das Ziel des Filmprojekts „Positiv älter werden" war die Produktion und Evaluation eines Films zur Sensibilisierung von professionell Pflegenden und Organisationen im Bereich Unterstützung und Betreuung im Alter hinsichtlich der Herausforderungen und Bedürfnisse von Menschen mit HIV bezüglich Leben im Alter. Die Projektorganisation bestand aus der Aids Hilfe Bern, die als Auftraggeberin fungierte sowie dem interdisziplinär zusammengesetzten Projektteam der Hochschule für Soziale Arbeit FHNW (HSA) und der Hochschule für Gestaltung und Kunst FHNW (HGK). Die Realisierung des Films erfolgte dabei in enger Zusammenarbeit zwischen Wissenschaft und Praxis und folgte dem an der Hochschule für Soziale Arbeit FHNW entwickelten Verfahren zur Sozialen Innovation. Durch kooperative Wissensbildung werden die unterschiedlichen Wissensformen wie die Erkenntnisse aus unserem Forschungsprojekt, Handlungs- und Methodenwissen, Erfahrungswissen, Kontextwissen etc. unserer Praxispartnerin gleichberechtigt zusammengeführt und zueinander in Relation gebracht.[426] Diese Wissensproduktion umfasst einen Prozess, der von der wissenschaftlichen Wissensgenerierung und der Konzeptentwicklung bis zur Implementation oder Umsetzung des Konzepts und deren Evaluation reicht.[427] Die Erkenntnisse aus der Evaluation liefern sowohl Hinweise für die Praxis zur möglichen Optimierung der Intervention als auch empirische Daten für die Wissenschaft. Dieser Prozess ist als ein wissenschaftlich begründeter Praxis-Optimierungs-Zyklus (POZ) zu verstehen.[428]

367 Wie oben beschrieben, dienten als Basis für das Drehbuch und das Filmmaterial die Forschungsergebnisse aus dem Projekt „Älterwerden mit HIV" und die darin digital aufgezeichneten Interviews mit insgesamt 15 HIV-positiven Personen im Alter zwischen 51 und 83 Jahren (6 Frauen, 9 Männer). Sechs der Studienteilnehmenden bezeichneten sich als homosexuell, einer als bisexuell, die restlichen 8 Studienteilnehmenden als heterosexuell. Alle leben bereits seit längerem –

426 Gredig: The co-evolution of knowledge production and transfer. Evidence-based intervention development as an approach to improve the impact of evidence on social work practice. In: Sommerfeld (Hrsg.): Evidence-based social work – Towards a new professionalism? 2005, S. 175–200.

427 Nideröst/Gredig/Baur: Forschungsbasierte Interventionsentwicklung zu HIV/Aids-Prävention. Entwicklung und Implementation eines Handlungskonzepts zur Präventionsarbeit mit Männern. In: Sommerfeld/Hüttemann (Hrsg.): Evidenzbasierte Soziale Arbeit. Nutzung von Forschung in der Praxis. 2007, S. 116–132.

428 Gredig/Sommerfeld: Neue Entwürfe zur Erzeugung und Nutzung lösungsorientierten Wissens. In: Otto u. a. (Hrsg.): What works – Welches Wissen braucht die Soziale Arbeit? Zum Konzept evidenzbasierter Praxis. 2010, S. 83–98.

zwischen 20 und 35 Jahren – mit dem HI-Virus.[429] Zusätzlich zu den bereits vorhandenen Interviews mit den Betroffenen, sollte die Sicht von drei Fachrichtungen in den Film integriert werden. So wurden ein Experte aus der Medizin (Infektiologe und HIV-Spezialist), eine Expertin aus der Sozialen Arbeit (Sozialarbeiterin einer regionalen Aidshilfe) und zwei Experten aus der Pflege (Pflegefachkräfte, die eine private schwule Spitex betreiben) zum Thema Älterwerden von HIV-positiven Personen befragt, resp. zu den Herausforderungen und Chancen von älteren Menschen mit HIV in der Schweiz. Alle drei Expert*inneninterviews wurden professionell mittels Videokamera aufgezeichnet und Ausschnitte daraus in den Film integriert.

Das Videomaterial aus dem ursprünglichen Forschungsprojekt wurde entlang der 368
zentralen Ergebnisse ausgewählt und mit Aussagen aus den nachträglich geführten Expert*inneninterviews gespiegelt. So wurden insgesamt 14 Interviews mit Betroffenen und vier mit Expert*innen für den Film aufbereitet. Ein Storyboard sollte als Vorlage dienen, das in fünf thematische Blöcke unterteilt war: die ersten Momente direkt nach der HIV-Diagnose, das weitere Leben danach, Diskriminierungserfahrungen, momentane Lebenssituation und Erwartungen, Vorstellungen und Befürchtungen hinsichtlich des Älterwerdens. Für die Aufbereitung und den Schnitt des Films waren hauptsächlich eine Bachelor-Studentin sowie teilweise weitere Studierende der Hochschule für Gestaltung und Kunst FHNW zuständig, die inhaltlich seitens des Teams der Hochschule für Soziale Arbeit FHNW begleitet wurden. Allerdings schien die erste Rohfassung noch zu wenig geeignet, Personen in der Alterspflege und Altershilfe für die Wahrnehmung von Diskriminierungen gegenüber Menschen mit HIV zu sensibilisieren und Informationen zu den Vorstellungen von Menschen mit HIV zum Leben im Alter zu vermitteln. Zudem war die erste Fassung für einen Film zu Schulungszwecken noch zu lang. Im Projektteam waren wir uns bald einig, dass ein längerer zusammenhängender Film für Sensibilisierungszwecke im sozialen und pflegerischen Bereich aufgrund knapper zeitlicher Ressourcen in der Ausbildung eher weniger geeignet war. Wir gliederten daher den Film in drei Teile, die modular eingesetzt werden können. Der 1. Teil handelt von der HIV-Diagnose und dem Leben unmittelbar danach. Der 2. Teil erzählt von den unterschiedlichen Diskriminierungen, mit denen die Betroffenen im Verlauf ihres Lebens konfrontiert worden sind. Der 3. Teil berichtet von den Bedürfnissen und Bedenken hinsichtlich Wohnens im höheren Alter. Die zweite Fassung wurde vom Gesamtteam und einer weiteren Person aus der Pflege gesichtet. Die einzelnen Filmteile umfassten noch zwischen 45 und 60 Minuten. Entsprechendes Feedback seitens des Gesamtteams wurde eingearbeitet und die drei Teile auf je 20 Minuten gekürzt.

429 Imhof u. a.: Älterwerden mit HIV. Vorstellungen und Bedürfnisse HIV-positiver Menschen ab 50 Jahren zum Leben im Alter. In: Pflege und Gesellschaft. Zeitschrift für Pflegewissenschaften 27(2)/2022, S. 151–166.

13.2 Evaluation des Sensibilisierungsfilms

369 Diese Filmteile wurden Studierenden des Bachelor-Studiums Soziale Arbeit der FHNW (Teil 1 „Diagnose und Leben danach“, Teil 2 „Mehrfachdiskriminierungen“ und Teil 3 „Wohnvorstellungen im Alter“) und angehenden Pflegefachkräften der höheren Fachschule für Gesundheit und Soziales Aarau (Teil 2 und 3) vorgeführt und entlang ausgewählter Kriterien beurteilt. Gegenstände der Evaluation waren einerseits die Beurteilung und Wahrnehmung des Films durch die Studierenden (Informationsgehalt, Dramaturgie/Tempo, Emotionalität/Betroffenheit), andererseits die Überprüfung der Zielerreichung, d. h. der Sensibilisierung für die Bedürfnisse von HIV-positiven Menschen im Alter. Dabei kamen sowohl qualitative wie auch quantitative Methoden zum Einsatz.

370 Im Anschluss an die Vorführung jedes Filmteils wurde bei allen Teilnehmenden eine mündliche Rückmeldung in zwei Schritten eingeholt. Der erste Schritt beinhaltete die Beantwortung von vier zentralen Fragen:

1. Wie groß ist für Sie der Informationsgehalt?
2. Wie schätzen Sie das Tempo ein?
3. Wie beurteilen Sie die Dramaturgie?
4. Wie stark berührt Sie der Film emotional?

371 Zu diesen Fragen konnten die Befragten jeweils auf einem Flipchart auf einer Skalierung entlang semantischer Gegensatzpaare von gering bis hoch, von zu langsam bis zu schnell, von langweilig bis spannend, von zu emotional bis gerade richtig ihre Antwort ankreuzen. Der zweite Schritt war als offene Feedbackrunde angelegt, die einerseits der Präzisierung auf den Flipcharts und andererseits der Nennung weiterer wichtiger Aspekte diente. Die Rückmeldungen der Studierenden wurden entsprechend notiert.

372 Als Ergänzung zu den offenen Rückmeldungen füllten die Studierenden einen zehnminütigen schriftlichen standardisierten Fragebogen aus. Dieser enthielt zwölf Items der HIV-Stigma Skala von Visser, Kershaw, Makin und Forsyth[430], die leicht angepasst wurden. Ebenfalls in den Fragebogen integriert wurden Items zu wahrgenommener Diskriminierung von Menschen mit HIV (drei Items) sowie die Haltung gegenüber der Gleichbehandlung von Menschen mit HIV (vier Items) aus der HIV-Stigma Skala von Genberg u. a.[431] Zusätzlich wurden die im Film gemachten Aussagen zu Bedürfnissen von älteren Menschen mit HIV aufgenommen (sechs Items). Alle Antwortmöglichkeiten rangierten auf einer sieben-stufigen Likert-Skala. Zur Überprüfung der Erreichung des Wirkungsziels „Studierende kennen die Bedürfnisse und Herausforderungen von Menschen mit HIV im

430 Visser u. a.: Development of Parallel Scales to Measure HIV-Related Stigma. In: Aids and Behavior 12(5)/2008, S. 759–771.

431 Genberg u. a.: A comparison of HIV/AIDS-related stigma in four countries: Negative attitudes and perceived acts of discrimination towards people living with HIV/AIDS. In: Social Science & Medicine 68(12).2009, S. 2279–2287.

Alter" folgte die Evaluation einem quasi-experimentellen Design.[432] Dazu wurden die Studierenden der HSA FHNW zufällig in eine Interventionsgruppe und eine Kontrollgruppe aufgeteilt. Die Kontrollgruppe (N=24) füllte den zehnminütigen schriftlichen standardisierten Fragebogen vor der Vorführung der Filmteile aus, die Interventionsgruppe (N=24) nach der Präsentation der Filme.

Die Auswertung des mündlichen Feedbacks erfolgte im Team HSA FHNW und HGK FHNW. Die Auswertung des schriftlichen Fragebogens erfolgte mittels deskriptiver und inferentieller Statistik unter Verwendung von SPSS 25.0. **373**

Insgesamt wurden 146 Personen befragt, darunter 55 Studierende des Bachelor-Studiums der Hochschule für Soziale Arbeit FHNW in Muttenz (HSA) und 91 Auszubildende der Pflegeausbildung an der Höheren Fachschule für Gesundheit und Soziales in Aarau (HFGS). Das mittlere Alter der Befragten lag bei 22 Jahren. Rund 82 % (n=120) der Studierenden waren Frauen und 17,1 % (n=25) Männer. Die Rückmeldungen zu den einzelnen Filmteilen waren grundsätzlich positiv. Geschätzt wurde insbesondere, dass der Film eher ruhig und nicht aufschreiend sei sowie authentisch und realistisch daherkomme. Auch wurden die erzählten Geschichten als spannend und vielseitig erlebt. Im Teil „Diskriminierung" fanden manche es schwierig zu verstehen, was sich auf früher und was auf heute bezieht und vermissten Informationen zu Maßnahmen gegen Diskriminierung. Auch vermisst wurde die Sicht von Pflegenden in Altersheimen oder teilweise mehr Fakten zu HIV. Einzig Teil 1 „HIV-Diagnose und Leben danach" wurde als etwas zu langsam und auch unstrukturierter erlebt. Diesen Teil haben wir im Anschluss an die Evaluation nochmals kritisch geprüft und entsprechende Kürzungen vorgenommen. **374**

Die statistische Auswertung der schriftlichen Fragebögen zeigte, dass die Teilnehmenden an den Filmvorführungen durch die Auseinandersetzung mit dem Film ihre Haltung gegenüber älteren Menschen mit HIV reflektiert haben, resp. für die Stigmatisierung von älteren Menschen mit HIV sensibilisiert wurden. So nahmen die Studierenden, die den Fragebogen nach Sichtung der Filme ausgefüllt hatten, deutlich mehr Diskriminierung von Menschen mit HIV wahr und kannten die Bedürfnisse von älteren Menschen mit HIV besser als diejenigen Studierenden, die vor der Filmvorführung zu diesen Themen befragt wurden. Kommentare im schriftlichen Fragebogen bestätigten diesen Reflexionsprozess und den Wissenszuwachs, wie folgende Anmerkung exemplarisch verdeutlicht: **375**

„Sehr informativ. Wusste vieles nicht, zum Beispiel, dass es [HIV] mit den Medikamenten nicht unbedingt ansteckend ist. Zu hören, wo und wie die Personen Diskriminierung erfahren haben, ist schon erschreckend. Vor dem Film hatte ich Vorurteile und hätte anders auf eine Person mit HIV reagiert". (Studentin, Soziale Arbeit)

432 Diekmann: Empirische Sozialforschung. Grundlagen, Methoden, Anwendungen. 1995.

13.3 Einsatz der Filme in Lehre und Weiterbildung

376 Bisher wurden die Filmteile im Rahmen von Schulungen eingesetzt. Erste Erfahrungen konnten im Rahmen von zwei Schulungen für das Pflegepersonal in Pflegeheimen gewonnen werden, durchgeführt im Rahmen des Schulungsangebotes der Aids Hilfe Bern, zusammen mit der Stiftung logisplus, welche u. a. mehrere Alters- und Pflegeheime im Raum Bern betreibt. Ausgewählte Filmausschnitte aus Teil 2 (Diskriminierung) und Teil 3 (Wohnvorstellungen) flossen in die Schulung ein. Zwei Schulungen fanden zudem an der höheren Fachschule für Gesundheit und Pflege (HFGS Aarau) statt, durchgeführt von einem unserer Projektmitarbeiter.

377 Es zeigt sich, dass sich die Filmteile sehr gut im Sinne einer Sensibilisierung für die Bedürfnisse von Menschen mit HIV bezüglich Leben im Alter bei Studierenden der Sozialen Arbeit und angehenden Pflegefachkräften einsetzen lassen. Die drei Filmteile können einzeln, je nach Ziel der Veranstaltung bzw. Bedarf der Zielgruppe, eingesetzt werden. Es wurde aber deutlich, dass sich Teil 1 eher als Einleitung oder Vorbereitung auf die beiden anderen Teile eignet. Zudem macht Teil 1 ohne Teil 2 oder Teil 3 bei den Schulungen im Bereich der Alterspflege wenig Sinn, könnte aber für Settings mit Kursteilnehmenden, die sich bisher noch wenig mit dem Thema HIV beschäftigt haben, als guter Einstieg dienen. Gleichzeitig scheint es wichtig, die Schulung mit Informationsvermittlung zu rahmen, etwa zur Epidemiologie, zu Ansteckungswegen, zu Prävention, zu Test und Behandlung von HIV, der rechtlichen Situation oder Diskriminierungsmeldungen, um damit auch dem Wunsch nach mehr Fakten, Rechnung zu tragen. Aussagen im Film können in der Schulung weiter vertieft und diskutiert werden (z. B. die Angst vor Altersheimen bzw. Möglichkeiten, Ängste abzubauen oder alternative Wohnformen anzubieten). Weiteres Material kann beigezogen werden, um die im Film dargestellten Erfahrungen und Bedürfnisse aus unterschiedlichen Perspektiven zu betrachten (z. B. weitere Studien zu Stigma oder zu älteren Menschen mit HIV). Der im Rahmen der Evaluation entwickelte und eingesetzte standardisierte schriftliche Fragebogen bzw. einzelne Fragen des Fragebogens können ebenfalls gut in die Schulung integriert werden und als Instrument zur Reflexion der eigenen Haltung genutzt werden.

13.4 Einsatz der Filme im Rahmen simulationsbasierter Lehre

378 Bisher wurde mit dem Filmmaterial nicht spezifisch im Rahmen simulationsbasierter Lehre gearbeitet. Dies wäre jedoch vielversprechend, indem in der simulierten Auseinandersetzung anhand von Fallbeispielen die eigene Haltung gegenüber HIV-positiven Menschen noch gezielter reflektiert werden könnte. Im Folgenden werden drei Fallbeispiele aus den Filmen rekonstruiert und Überlegungen angestellt, wie diese in der simulationsbasierten Lehre eingesetzt werden könnten.

Fallbeispiel 1
Herr Iten, damals 42-jährig, befindet sich nach einer Herzoperation, die zu Komplikationen und einer Lungenentzündung führte, seit mehreren Wochen in Spitalbehandlung. Er ist in einem Einzelzimmer untergebracht. 1986, mit 21 Jahren, wurde bei ihm HIV diagnostiziert. Er hat im Verlauf der Jahre verschiedene medikamentöse Behandlungen durchgemacht. Seine Herzerkrankungen führt er auf eine Nebenwirkung eines früher verabreichten Medikamentes zurück. Er genießt es zwar, dass er für sich ein Einzelzimmer hat, fragt sich jedoch, wer eigentlich wen und aus welchem Grund abschirmt, da er bei einigen Pflegepersonen eine Distanziertheit ihm gegenüber wahrnimmt, die sich auch in der Art der Pflege bemerkbar macht. Er weiß nicht, ob das zufällig ist, oder ob ihnen gesagt wurde, dass sie bei ihm „aufpassen" sollen. Er ist sensibilisiert darauf, wie jemand auf ihn reagiert: „Du merkst das sofort. […] Wenn du etwas zu tun hast mit so Pflege, also seien es Arzthelferinnen, seien es Krankenschwestern, Pflegeassistentinnen, du merkst das, ob sie ein Problem haben mit Dir oder nicht."

In der simulationsbasierten Lehre auf dieses Fallbeispiel einzugehen, würde sich 379
gut dazu eignen eine innere Haltung als Pflegeperson im Umgang mit diesem Patienten zu reflektieren. Das Skills Lab würde räumlich ein Einzelzimmer darstellen. Idealerweise würde die Rolle des Patienten von einem Schauspieler eingenommen. Die auszubildende Pflegeperson erhält den Auftrag, die Verbände zu kontrollieren und sich zu erkundigen, wie es dem Patienten geht. Die Interaktion wird gefilmt. In einem zweiten Schritt wird die Filmaufnahme angeschaut und besprochen. Dabei ist es wichtig zu betonen, dass es nicht darum geht, auf Fehler hinzuweisen, sondern das Augenmerk darauf zu richten, ob sich Hinweise zeigen, ob sich im Umgang mit diesem Patienten irgendwelche Besonderheiten im Pflegeverhalten zeigen. Vielleicht zeigen sich Besonderheiten, die der Pflegeperson gar nicht bewusst waren oder gar nicht beabsichtigt wurden. Hier kann ein Bewusstwerden einsetzen. Vielleicht zeigen sich Besonderheiten, welche die Pflegeperson absichtlich vorgenommen hat. Hier kann mit Klären der Fakten (ob berechtigt oder nicht) eine gezielte Wissensvermittlung ansetzen.

Fallbeispiel 2
Frau Gross, 51-jährig, erhielt ihre HIV-Diagnose im Jahr 1986, mit Anfang zwanzig. Sie war damals heroinabhängig. Ihre Einstellung gegenüber dem Gesundheitswesen ist geprägt von Skepsis und Misstrauen, verursacht durch viele negative Erlebnisse mit dem Gesundheitssystem, angefangen beim aufgedrängten Schwangerschaftsabbruch unmittelbar nach der HIV-Diagnose: „Und ich habe das Pech gehabt vom Umfeld in diesem Kanton, dass es einfach sofort geheißen hat, sie stirbt in einem Jahr, fertig, tschüss, das Kind muss weg." Sie kritisiert, dass ihr Informationen vorenthalten wurden, sie als (Ex-)Junkie stigmatisiert wurde und es noch heute vorkommt, dass medizinische Fachpersonen sie nicht ernst nehmen. Sie engagiert sich ehrenamtlich in einer kirchlichen Institution, wo sich HIV-positive Menschen treffen, den sozialen Austausch pflegen können und je nach Möglichkeit Unterstützung erhalten. In diesem Rahmen beschäftigt sie sich auch mit Themen zu Altersheimen und Pflege und hatte schon mit einigen Diskriminierungsfällen zu tun. Für sich persönlich kann sich Frau Gross nicht vorstellen, einmal in ein Altersheim zu ziehen. Zu groß ist ihre Skepsis und ihre Angst vor Bevormundung, Zwang und mangelnder Transparenz. Sie ist überzeugt, dass aufgrund von Personal- und Zeitmangel Leute hintergangen und mit Medikamenten ruhiggestellt werden. Eine weitere Befürchtung bezüglich Alters- und Pflegeinstitution besteht für Frau Gross darin, dass sie sich bei den anderen Patientinnen und Patienten mit Krankheiten anstecken könnte, die für sie als HIV-positive Person mit größeren Risiken verbunden sind als bei HIV-negativen Menschen und ihr schlimmstenfalls „den Tod

bringen“ könnten. Sie fragt sich, ob sich die Pflegenden der vielen ansteckenden Krankheiten, die in diesem Umfeld vorkommen, bewusst sind, und wirklich genug auf Hygiene bedacht sind, um diese nicht zu verschleppen.
All diese Vorbehalte gegenüber den Altersheimen führen bei Frau Gross dazu, dass sie sagt, wenn sie wüsste, sie müsste ins Altersheim gehen und hätte keine Möglichkeit, sich zu Hause oder im Ausland (aus ökonomischen Gründen z. B. Thailand) pflegen zu lassen, würde sie eine Sterbehilfe in Anspruch nehmen: „Weil ich einfach dem System hier in der Schweiz nicht traue. Weil hier in der Schweiz wirst du schlussendlich äh, wie soll ich sagen, äh bevormundet und wirst eingewiesen und sobald du in diesem Teufelskreis drin bist, bekommst du Medikamente. Und wenn du niemand hast, der für dich einsteht, bist du ausgeliefert“.

380 Fallbeispiel 2 kann provozierend auf die Auszubildenden im Pflegebereich wirken, hinterfragt es doch die gesamten Alters- und Pflegeinstitutionen sowie allgemein das Gesundheitswesen in der Schweiz. Gleichzeitig bietet es jedoch reichhaltigen Diskussionsstoff, da verschiedene existenzielle Probleme angesprochen werden, welche in Simulationen im Skills Lab aufgenommen werden könnten. Dies sind:

- HIV und Schwangerschaft
- Spitalhygiene
- Übermedikation in Alterseinrichtungen
- Wunsch nach Sterbehilfe

381 Die Auszubildenden/Studierenden könnten sich auf eines oder mehrerer dieser Themen zunächst inhaltlich im Rahmen des begleiteten Selbststudiums vorbereiten. Eine entsprechende Situation könnte dann nachgestellt werden, z. B. Beratungssituation im Vorfeld eines Eintritts einer HIV-positiven Frau in eine Pflegeeinrichtung. In der Simulation der Beratung könnten jeweils einzelne Themen angesprochen werden mit dem Ziel, adäquat auf die Befürchtungen der Betroffenen zu reagieren und deren Ängste abzubauen. Eine weitere Option wäre auch, eine Szene aus den oben geschilderten Erfahrungen von zwei Studierenden nachspielen zu lassen. Im Anschluss analysieren die Mitstudierenden diese Szene und formulieren Fragen zum Fall, denen sie dann in eigener Recherche nachgehen sollen.

382 Bei den Schulungen der angehenden Pflegefachkräfte der HFGS zeigten sich die Auszubildenden sehr interessiert am Thema Datenschutz und rechtlicher Situation. Auch hier vermochten Ausschnitte aus dem Film (Teil 2: Diskriminierungen), ergänzt durch weitere Fallbeispiele, eine Reflektion anzuregen.

Fallbeispiel 3
Frau Nauer, 60-jährig, begibt sich aufgrund von Rückenschmerzen notfallmäßig ins Krankenhaus. Anstelle einer vertieften Untersuchung und Behandlung werden ihre Beschwerden mit den Worten abgetan: „Sie haben ja so eine schwere Grunderkrankung, also was wollen sie da noch mehr." Der Hinweis auf die Grunderkrankung spielt auf ihre HIV-Infektion an. Frau Nauer fühlt sich nicht ernst genommen und kann nicht verstehen, wie eine medizinische Fachperson eine solche Verbindung herstellen kann. Erst später wird sie in einem anderen Krankenhaus wegen eines Bandscheibenvorfalls operiert. Solche und weitere diskriminierende Erlebnisse erschweren Frau Nauer den Prozess der Offenlegung ihres HIV-Status. Sie überlegt es sich heute zweimal, ob sie ihn überhaupt mitteilen soll. Tendenziell eher nicht mehr. Da es jedoch in ihrer Krankenakte vermerkt ist, kann sie es im Kontakt innerhalb des Gesundheitssystems nicht umgehen: „Als Person hast du da keine Möglichkeiten, oder. Da wirst du automatisch, schon vom System wirst du in eine Schranke gedrückt, oder." Sie fühlt sich dadurch auf etwas Minderwertiges reduziert: „Also man ist mit Aids oder HIV ist man nicht mehr vollwertig. [...] Man ist havarierte Ware, oder, also irgendwie so."

Meistens gingen die Auszubildenden davon aus, dass sie als Pflegende das Recht **383**
darauf hätten, den HIV-Status des*r Klienten*in zu kennen. Aber ist das wirklich so? In der Schweiz beispielsweise dürfte eine Information zum HIV-Status theoretisch nicht ohne Einwilligung der betroffenen Person stattfinden. Und hat das Kennen des HIV-Status einen Einfluss auf die Art der Pflege? Wie sehen also die Datenschutzbestimmungen aus und wie wird dies in der Praxis gehandhabt? Wie wird dies von HIV-Positiven erlebt? Diesen Fragen könnten die Studierenden in eigener Recherche nachgehen und deren Ergebnisse ihren Mitstudierenden präsentieren.

13.5 Diskussion und weiterführende Überlegungen

HIV-positive Menschen bilden mitnichten eine homogene Gruppe, vielmehr **384**
besteht diese Gruppe wiederum aus Dimensionen der Vielfalt (Geschlecht und Geschlechtsidentität, sexuelle Orientierung, ethnische Zugehörigkeit, soziale Schicht, Generationenzugehörigkeit, um nur einige zu nennen). Fragen zu Krankheitsverlauf, zur Offenlegung und damit zusammenhängend Fragen der Diskriminierung betreffen jedoch alle. Viele hegen Befürchtungen und Vorbehalte gegenüber Altersheimen und Pflegeinstitutionen. Diese Befürchtungen entstanden nicht zuletzt im Zusammenhang mit den Lebenserfahrungen auf Grund der HIV-Infektion (negative Reaktionen, Abwendung von Freund*innen etc.). In einer Pflegeinstitution und mit dem Verlust der Selbstbestimmung werden sie aus einem privaten geschützten Raum herausgerissen und sind dem Wohlwollen des neuen sozialen Umfeldes ausgeliefert. Frühere negative Erlebnisse drohen sich zu wiederholen. Die Frage nach assistierter Sterbehilfe stellt sich bei einigen vermehrt.

Der Kompetenzgewinn für eine diversitätssensible Pflege bezüglich HIV-positiver **385**
Menschen besteht in der Bewusstwerdung, dass es diese Patient*innengruppe mit ihren spezifischen Bedürfnissen gibt und der Arbeit an den eigenen Einstellungen gegenüber HIV/Aids. Beim Durchspielen der Fallübungen im Skills Lab/Sim Lab

geht es nicht um das Üben von Fertigkeiten, sondern von Haltungen. Zudem bietet das Skills Lab/Sim Lab die Möglichkeit, eine „geschützte Atmosphäre der positiven Fehlerkultur“[433] zu gestalten, „[...] in der Fehler erlaubt, unvermeidlich und als Möglichkeit des Erkenntnisgewinns durchaus erwünscht sind.“[434] Situationen lassen sich simulieren, per Video aufnehmen, Handlungen vor und nach einer Schulung/Weiterbildung vergleichen und analysieren.

386 Dies ist jedoch auch zeitintensiv und die Hochschulen sind gefordert, in ihren Lehrplänen genügend zeitliche Ressourcen auch fürs Thema HIV als Beitrag für eine diversitätssensible Pflege zur Verfügung zu stellen.

387 Grundsätzlich empfehlen wir den interessierten Hochschulen und weiteren Institutionen für Schulungen und Weiterbildungen, in denen die Filme (oder Ausschnitte daraus) vorgeführt werden, Expert*innen unserer Hochschule und der Aids-Hilfen miteinzubeziehen.

13.6 Danksagung

388 Wir danken den Studienteilnehmenden und den Fachpersonen für ihre Bereitschaft zu den Interviews. Ein großer Dank geht an die Aids Hilfe Bern, insbesondere an Béatrice Aebersold, an Fabian Kempter von der Hochschule für Gestaltung und Kunst FHNW und seine Studierenden, insbesondere Nora Fisher sowie an Patrick Weber, wissenschaftlicher Mitarbeiter der Hochschule für Soziale Arbeit FHNW. Das Filmprojekt wurde von der Aids-Hilfe Schweiz, Gilead und viiv Healthcare finanziell unterstützt.

13.7 Literaturverzeichnis

Artner, L./Asselmeyer, H./Oelker, B.: Diversitätssensible Hochschullehre in der Pflegequalifizierung und -forschung. In: Kergel, D./Heidkamp, B. (Hrsg.): Praxishandbuch Habitussensibilität und Diversität in der Hochschullehre. Wiesbaden 2019, S. 393–411.

Brennan-Ing, M.: Diversity, stigma, and social integration among older adults with HIV. In: European Geriatric Medicine 10(2)/2019, S. 239–246. DOI: 10.1007/s41999-018-0142-3.

Brennan, M./Karpiak, S. E.: HIV stigma and disclosure of serostatus. In: Brennan, M. u. a. (Hrsg.): Older adults with HIV: An in-depth examination of an emerging population. New York 2009, S. 51–60.

Bundesamt für Gesundheit (BAG): HIV und Aids in der Schweiz im Jahr 2020. In: BAG-Bulletin 48/2021, S. 21–29.

433 Wissing/Spies: Simulation in der Weiterbildung Praxisanleitung. In: Kerres u. a. (Hrsg.): Skillslab in Pflege und Gesundheitsfachberufen. Intra- und interprofessionelle Lehrformate. 2021, S. 95.

434 Wissing/Spies: Simulation in der Weiterbildung Praxisanleitung. In: Kerres/Wissing/Wershofen (Hrsg.): Skillslab in Pflege und Gesundheitsfachberufen Intra- und interprofessionelle Lehrformate. 2021, S. 95.

Diekmann, A.: Empirische Sozialforschung. Grundlagen, Methoden, Anwendungen. Reinbek bei Hamburg 1995.

Emlet, C. A.: „You're awfully old to have this disease": Experiences of stigma and ageism in adults 50 years and older living with HIV/AIDS. In: Gerontologist 46(6)/2006, S. 781–790.

Genberg, B. L. u. a.: A comparison of HIV/AIDS-related stigma in four countries: Negative attitudes and perceived acts of discrimination towards people living with HIV/AIDS. In: Social Science & Medicine 68(12)/2009, S. 2279–2287. DOI: https://doi.org/10.1016/j.socscimed.2009.04.005.

Gredig, D.: The co-evolution of knowledge production and transfer. Evidence-based intervention development as an approach to improve the impact of evidence on social work practice. In: Sommerfeld, P. (Hrsg.): Evidence-based social work – Towards a new professionalism? Bern 2005, S. 175–200.

Gredig, D./Sommerfeld, P.: Neue Entwürfe zur Erzeugung und Nutzung lösungsorientierten Wissens. In: Otto, H.-U./Polutta, A./Ziegler, H. (Hrsg.): What works – Welches Wissen braucht die Soziale Arbeit? Zum Konzept evidenzbasierter Praxis. Opladen, Farmington Hills 2010, S. 83–98.

Guaraldi, G. u. a.: Aging with HIV. In: Current HIV/AIDS reports 16(6)/2019, S. 475–481. URL: https://doi.org/10.1007/s11904-019-00464-3.

Guex, S. u. a.: Menschen mit HIV in Alters- und Pflegeheimen: Eine Bestandesaufnahme im Kanton Bern. Fachhochschule Nordwestschweiz, Hochschule für Soziale Arbeit, Olten 2014.

Imhof, C. u. a.: Älterwerden mit HIV. Vorstellungen und Bedürfnisse HIV-positiver Menschen ab 50 Jahren zum Leben im Alter. In: Pflege und Gesellschaft. Zeitschrift für Pflegewissenschaften 27(2)/2022, S. 151–166.

Jones, H. T./Barber, T. J.: How do geriatricians feel about managing older people living with HIV? A scoping review. In: European Geriatric Medicine 13/2022, S. 987–997. URL: https://doi.org/10.1007/s41999-022-00642-4.

Lottmann, R.: Sexuelle und geschlechtliche Vielfalt in der Altenhilfe – Intersektionale Perspektiven und die Relevanz von Situationen und Kontexten. In: Zeitschrift für Gerontologie und Geriatrie (53)/2020, S. 216–221. DOI: https://doi.org/10.1007/s00391-020-01704-7.

Lottmann, R./Kollak, I.: Eine diversitätssensible Pflege für schwule und lesbische Pflegebedürftige – Ergebnisse des Forschungsprojekts GLESA. In: International Journal of Health Professions 5(1)/2018, S. 53–63. DOI: 10.2478/ijhp-2018-0005.

Milic, J. u. a.: European cohorts of older HIV adults: POPPY, AGEhIV, GEPPO, COBRA and FUNCFRAIL. In: European Geriatric Medicine 10(2)/2019, S. 247-257. URL: https://doi.org/10.1007/s41999-019-00170-8.

Nideröst, S./Imhof, C.: Aging with HIV in the era of antiretroviral treatment: Living conditions and quality of life of people living with HIV/AIDS aged over 50 in Switzerland. In: Gerontology and Geriatric Medicine 2/2016, S. 1–9. DOI: 10.1177/2333721416636300.

Nideröst, S./Gredig, D./Baur, R.: Forschungsbasierte Interventionsentwicklung zu HIV/Aids-Prävention. Entwicklung und Implementation eines Handlungskonzepts zur Präventionsarbeit mit Männern. In: Sommerfeld, P./Hüttemann, M. (Hrsg.): Evidenzbasierte Soziale Arbeit. Nutzung von Forschung in der Praxis. Baltmannsweiler 2007, S. 116–132.

Robert Koch-Institut (RKI): Schätzung der Zahl der HIV-Neuinfektionen im Jahr 2020 und der Gesamtzahl von Menschen, die Ende 2020 mit HIV in Deutschland leben. In: Epidemiologisches Bulletin 47/2021, S. 3–17.

Shen, M. J. u. a.: The Intersectionality of Stigmas among Key Populations of Older Adults Affected by HIV: a Thematic Analysis. In: Clinical Gerontologist 42(2)/2019, S. 137–149. DOI: 10.1080/07317115.2018.1456500.

Swiss HIV Cohort Study (SHCS) (2021). SHCS Key Data. Current Status. Online: https://www.shcs.ch/232-current-status. [abgerufen am 31.3.2023].

UNAIDS: Global HIV and AIDS statistic. Fact Sheet 2020. Online: https://www.unaids.org/en/resources/fact-sheet [abgerufen am 31.3.2023].

Visser, M. J. u. a.: Development of Parallel Scales to Measure HIV-Related Stigma. In: Aids and Behavior 12(5)/2008, S. 759–771. URL: https://doi.org/10.1007/s10461-008-9363-7

Wallach, I./Brotman, S.: The intimate lives of older adults living with HIV: a qualitative study of the challenges associated with the intersection of HIV and ageing. In: Ageing & Society 38(12)/2018, S. 2490–2518. DOI: 10.1017/s0144686x17000068x.

Wing, E. J.: HIV and aging. In: International Journal of Infectious Diseases 53/2016, S. 61–68. DOI: https://doi.org/10.1016/j.ijid.2016.10.004.

Wissing, C./Spies, J.: Simulation in der Weiterbildung Praxisanleitung. In: Kerres, A./Wissing, C./Wershofen, B. (Hrsg.): Skillslab in Pflege und Gesundheitsfachberufen. Intra- und interprofessionelle Lehrformate. Berlin 2021, S. 89–98.

14 Entwicklung von Beratungskompetenzen im Skills Lab

Anke Kochems-Becker, Prof. Dr. Dagmar Renaud

Beratung in den Pflegeberufen hat als eigenständige Aufgabe sowohl im akut- und langzeitstationären als auch ambulanten Sektor zunehmend an Bedeutung gewonnen. So können Beratung, Schulung oder Anleitung entscheidend zur Bewältigung von Pflegebedürftigkeit beitragen[435]. Laut dem PflBG soll Beratung und Anleitung die „zu pflegenden Menschen bei der individuellen Auseinandersetzung mit Gesundheit und Krankheit sowie bei der Erhaltung und Stärkung der eigenständigen Lebensführung und Alltagskompetenz unter Einbeziehung ihrer sozialen Bezugspersonen" unterstützen[436]. **389**

Im Pflegealltag zeigen sich unterschiedlichste Beratungsanlässe. Entsprechende Kompetenzen der Beratung und Anleitung werden bei examinierten Pflegefachpersonen laut PflAPrV vorausgesetzt und sind entsprechend als Ausbildungsziel verankert[437]. **390**

Unter dem Begriff der Beratung werden häufig Maßnahmen subsummiert, die allgemein als pädagogisches Handeln in der Pflege betrachtet werden können, wie Information oder Schulung. Zudem finden beratende Tätigkeiten in der beruflichen Praxis oft spontan, ungeplant und eher „nebenbei" statt[438]. Ein professionelles Beratungshandeln erfordert hingegen ein geplantes zielgerichtetes Vorgehen im Rahmen eines Beratungsprozesses. In Abgrenzung zu Information, Aufklärung und Schulung zielt Beratung darauf ab, Patient*innen bzw. Pflegebedürftige darin zu unterstützen, Lösungsstrategien und Bewältigungskompetenzen zu existierenden oder drohenden Problemsituationen zu erlangen[439]. In der Literatur wird Beratung häufig als „eine Interaktion zwischen zumindest zwei Beteiligten, bei der die beratende(n) Person(en) die Ratsuchende(n) – mit Einsatz von kommunikativen Mitteln – dabei unterstützen, in Bezug auf eine Frage oder ein Problem mehr Wissen, Orientierung oder Lösungskompetenz zu gewinnen" **391**

435 Zentrum für Qualität in der Pflege (ZQP) (Hrsg.): Qualitätsrahmen für Beratung in der Pflege. 2016.

436 PflBG 2021: 2583. „Pflegeberufegesetz vom 17. Juli 2017 (BGBl. I S. 2581), das zuletzt durch Artikel 9a des Gesetzes vom 11. Juli 2021 (BGBl. I S. 2754) geändert worden ist". Zuletzt geändert durch Art. 9a G v. 11.7.2021 I 2754.

437 „Pflegeberufe-Ausbildungs- und -Prüfungsverordnung vom 2. Oktober 2018 (BGBl. I S. 1572), die durch Artikel 10 des Gesetzes vom 19. Mai 2020 (BGBl. I S. 1018) geändert worden ist" Stand: Geändert durch Art. 10 G v. 19.5.2020 I 1018.

438 Petter-Schwaiger: Beratung in der Pflege für die Aus-, Fort- und Weiterbildung. Reihe Pflegiothek. 2011.

439 Engel: Gesundheitsberatung in der professionellen Gesundheits- und Krankenpflege. Einführende Elemente, Methoden und Beispiele. 2. überarb. Aufl. 2020; Zentrum für Qualität in der Pflege (ZQP) (Hrsg.): Qualitätsrahmen für Beratung in der Pflege. 2016; Petter-Schwaiger: Beratung in der Pflege für die Aus-, Fort- und Weiterbildung. Reihe Pflegiothek. 2011.

definiert[440]. Die Aufgabe der beratenden Person besteht demnach darin, den Ratsuchenden orientierungsförderndes und handlungspraktisches Wissen zu vermitteln. Dies soll dem Einzelnen helfen, seine Situation besser zu deuten und Handlungsstrategien zu entwickeln[441].

392 Anleitung bezieht sich auf zu erlernende praktisch-technische Handlungen, die ebenfalls in einem geplanten, zielgerichteten Prozess vermittelt werden. Die Handlung wird in einer praktischen Unterweisung demonstriert, das Vorgehen dabei erläutert. Der Anzuleitende übt dabei, bis er selbstständig handeln kann. Darüber hinaus wird Hintergrundwissen weitergegeben[442]. Anleitung kann somit in den Beratungsprozess integriert oder als eigenständiger Prozess gestaltet werden[443].

393 Pflegefachpersonen müssen bereits in der Ausbildung hinreichend qualifiziert werden, Aufgaben der Beratung und Anleitung professionell wahrzunehmen. Dazu sind unterschiedliche Kompetenzen erforderlich, die sich nicht in allen Aspekten formal prüfen lassen, sondern in Handlungsvollzügen angesichts konkreter Herausforderungen zeigen. Daher sollten entsprechend den Empfehlungen des Qualitätsrahmens für Beratung in der Pflege Beratungskompetenzen handlungsorientiert im Rahmen situativer und reflexiver Lernanlässe vermittelt werden[444]. Diese Handlungskompetenzen umfassen Fachkompetenz, Methodenkompetenz, Sozial- und Personalkompetenz, die als miteinander verwoben und nicht isoliert zu betrachten sind, aber im Folgenden differenziert dargestellt werden. Vertiefende Darstellungen finden sich an anderer Stelle[445].

394 Fachkompetenz beinhaltet die Fachkenntnisse zum Beratungsbedarf, bezieht sich auf ein breites Wissen und praktische Erfahrungen zu den Anforderungen der Pflegesituation und den Unterstützungsmöglichkeiten. Darüber hinaus wird darunter auch das Wissen und die Fertigkeiten zur Gestaltung des Beratungs-

440 Sickendiek u. a.: Beratung. Eine Einführung in sozialpädagogische und psychosoziale Beratungsansätze. 2002, S. 13.

441 Schaeffer/Dewe: Zur Interventionslogik von Beratung in Differenz zu Information, Aufklärung und Therapie. In: Schaeffer/Schmidt-Kaehler (Hrsg.): Lehrbuch Patientenberatung. 2006.

442 Petter-Schwaiger: Beratung in der Pflege für die Aus-, Fort- und Weiterbildung. Reihe Pflegiothek. 2011.

443 London: Informieren, Schulen, Beraten. Praxishandbuch zur pflegebezogenen Patientenedukation. 2003.

444 Zentrum für Qualität in der Pflege (ZQP) (Hrsg.): Qualitätsrahmen für Beratung in der Pflege. 2016.

445 Zentrum für Qualität in der Pflege (ZQP) (Hrsg.): Qualitätsrahmen für Beratung in der Pflege. 2016; Petter-Schwaiger: Beratung in der Pflege für die Aus-, Fort- und Weiterbildung. Reihe Pflegiothek. 2011; Hummel-Gaatz/Doll: Unterstützung, Beratung und Anleitung in gesundheits- und pflegerelevanten Fragen fachkundig gewährleisten. In: Warmbrunn: Werkstattbücher zu Pflege heute. Themenbereich 3. 2007; Lay: Beratungskompetenz in der Pflege. PrInterNet – Zeitschrift für Pflegewissenschaft 9/2001, S. 195–200.

bzw. Anleitungsprozesses und alle damit zusammenhängenden kommunikativen Fähigkeiten verstanden.

Personale Kompetenz betrifft das eigene Beratungsverständnis und die reflexive Auseinandersetzung mit den persönlichen Haltungen und dem eigenen professionellen Beratungshandeln. Dazu zählt u. a. Empathiefähigkeit, die Akzeptanz fremder Werte, Reflexion ethischer Normen und Wertvorstellungen, aber auch eine Frustrationstoleranz und das Bewahren eines angemessenen Nähe-Distanz-Verhältnisses. **395**

Die soziale Kompetenz bezieht sich auf die Fähigkeit, Beziehung und gegebenenfalls Kooperation herzustellen und dabei die Autonomie der Patient*innen sowie deren Bezugspersonen stets zu respektieren. Hier sind kommunikative Fähigkeiten auch insbesondere im Umgang mit Widerstand notwendig. **396**

Methodische Kompetenzen betreffen die Auswahl und Anwendung einer geeigneten Beratungsstrategie und das Beherrschen von Gesprächstechniken. Darüber hinaus benötigt es aber auch die Fähigkeit des hermeneutischen Fallverstehens, um darauf basierend den Beratungsprozess zu planen, durchzuführen und zu evaluieren. **397**

Über alle Kompetenzbereiche hinweg wird die Bedeutsamkeit kommunikativer Kompetenzen deutlich. Der Kompetenzbereich Kommunikation ist eine der fünf Kompetenzsäulen der neuen beruflichen Pflegeausbildung und ist mit einem Stundenanteil von 280 Stunden theoretischen und praktischen Unterrichts ausgestattet. **398**

Im Rahmen der praktischen Ausbildung sind diesem Kompetenzbereich keine speziellen Einsatzorte zugeordnet, auch wenn die Möglichkeit besteht, 80 Stunden in einem speziell auf Beratung fokussierten Setting zu planen. Vielmehr wird erwartet, dass der Erwerb von Beratungskompetenz in allen pflegerischen Settings stattfindet, da Information, Schulung und Beratung in jedem Versorgungssetting zu finden sind. **399**

Somit birgt die Förderung der Entwicklung von Handlungskompetenz im Bereich Kommunikation die Herausforderung, den Prozess des Kompetenzerwerbs, unabhängig vom Lernort, erfahrbar zu machen. **400**

Mögliche Instrumente, um Lernende beim Theorie-Praxis-Transfer und der Wahrnehmung des Kompetenzzuwachses im Bereich Kommunikation zu unterstützen, sind sowohl die Übung von gezielten Gesprächssituationen (z. B. simulierte Interviews) als auch die Durchführung von Planspielen, Rollenspielen mit Schauspielpatient*innen, aber auch die Anwendung realistischer, in einem speziellen Setting angesiedelte Fallszenarien geeignet[446]. Im Folgenden **401**

446 Hackstein u. a. (Hrsg.): Handbuch Simulation. 2016, S. 23–24.

wird die Entwicklung eines realitätsnahen Szenarios für die Durchführung im Skills Lab beschrieben.

402 Für die Erstellung von Fallbeispielen wurde eine Formatvorlage entwickelt, die auf einem Template der EMSIMCASES.COM und den Emergency Medicine Simulation Education Researchers of Canada (EM-SERC) basiert[447]. Die Formatvorlage enthält bereits strukturelle und inhaltliche Vorgaben. So unterstützt sie die Lehrenden einerseits beim Erstellen, Erfassen und praktischen Vorbereiten von Szenarien, andererseits gibt die optisch einheitliche Vorgabe Studierenden Orientierung im Fallszenario. Integriert sind räumliche und materielle Gegebenheiten eines fiktiven Skills Labs, wie sie für das Training in der (hochschulischen) Pflegeausbildung angenommen werden können.

403 Das Thema des Szenarios wurde ausgewählt, da es sich für das Erproben kommunikativer Kompetenzen zu Beginn der Pflegeausbildung, über die Anwendung von Anleitungsfertigkeiten bis hin zum Training der Skills zur Ausübung heilkundlicher Aufgaben (z. B. Shared Decision making) eignet. Durch das Integrieren oder Weglassen von Simulationsvariablen kann die Komplexität im Szenarienverlauf flexibel an das Niveau des Lernenden angepasst werden[448]. Im unten dargestellten Szenarienskript nicht enthalten ist das klassische themenbezogene Beratungsgespräch (zum Beispiel Beratung zur Organisation der häuslichen Versorgung), da sich diese Art von Beratungsgespräch auch in weniger aufwendigen Settings gut trainieren lässt.

404 Das hier dargestellte Szenario basiert auf einem realen Fall, der so verändert wurde, dass keine Rückschlüsse auf echte Personen gezogen werden können. Inhaltlich wurden die einschlägigen Leitlinien verwendet. Anwendungsbasierte Erfahrungen aus der Lehre flossen in die Ausgestaltung ein. In dieser Form ist das Szenario nicht evaluiert.

14.1 Empfehlungen zum Umgang mit dem Szenarienskript

405 Zur Vorbereitung ist es für Lehrende essenziell, mit den Gegebenheiten im verwendeten Skills Lab vertraut zu sein. Das Skript kann sodann an die Möglichkeiten und Ausstattung vor Ort angepasst werden.

406 Im ersten Abschnitt finden sich Angaben zum Thema des Szenarios, den Lernzielen und Kompetenzen. So können Dozierende bei der Auswahl einzelner

447 EMSIMCASES.COM and the Emergency Medicine Simulation Education Researchers of Canada (EM-SERC): Simulation Scenario Template. 2019. Online: https://emsimcases.com/template/ [abgerufen am 31.3.2023].

448 Fachkommission nach § 53 Pflegeberufegesetz: Begleitmaterialien zu den Rahmenplänen der Fachkommission nach § 53 PflBG. 2020, S. 30. Online: https://www.bibb.de/dienst/veroeffentlichungen/de/publication/show/16560 [abgerufen am 31.3.2023].

Szenarien schnell einen ersten Eindruck über die Eignung des Falls für die eigenen Zwecke gewinnen.

Im zweiten Abschnitt ist ein Formularsatz aufgeführt, welcher Daten einer fiktiven Patientenakte enthält. Er dient einerseits den Lehrenden zur Vorbereitung des Szenarios. Andererseits unterstützt er die Dokumentationsarbeit im Szenarienverlauf. Hier finden sich Aufnahmedaten, die ärztliche und pflegerische Dokumentation des Falls sowie ärztliche Anordnungen und Untersuchungsergebnisse. Ein Medikamentenplan, der sich am bundeseinheitlichen Medikationsplan der Kassenärztlichen Bundesvereinigung (KBV) orientiert, ist in die Akte integriert[449]. Weitere Dokumentationsvorlagen werden hier nicht aufgeführt, können jedoch zum Training des Umgangs mit Dokumentationssystemen ergänzt werden. Ergänzend sind in diesem Teil noch weitere Informationen aufgeführt, die erst im Verlauf des Szenarios bekannt werden können, sofern sich dies in der Kommunikation mit den Schauspielpatient*innen ergibt. 407

Im dritten Abschnitt finden sich Anforderungen an Raum, Technik und Ausstattung. 408

Der vierte Abschnitt beinhaltet die ausformulierten Rollenanweisungen für die Schauspieler*innen und Zusatzmaterialien für die Rollen (ISBAR Schichtübergabe). Im Szenarienskript wird der schematische Ablauf des Rollenspiels konkretisiert. So sind jeder Phase bestimmte Erwartungen an den Lernenden zugeordnet. Auch mögliche Variationen im Ablauf sind hier aufgeführt. Zur Orientierung für den/die Moderator*in der Übung sind weitere Notizen eingefügt. 409

Im fünften Abschnitt werden Hinweise zum Debriefing des Simulationstrainings gegeben. Das Debriefing dient der Reflexion der stattgefundenen Übung. Hierbei können ganz unterschiedliche Themen auf Ebene des Lerngegenstands, der Lernhandlung oder des Lernvermögens beleuchtet werden[450]. Diese sind zu Beginn der Reflexion zu benennen und einzugrenzen, um einen zeitlich vertretbaren Rahmen (max. 30 Min.) nicht zu überschreiten. 410

449 Kassenärztliche Bundesvereinigung: 2018. Muster bundeseinheitlicher Medikationsplan. Stand: 1.7.2018. Online: https://www.kbv.de/html/medikationsplan.php [abgerufen am 31.3.2023].

450 Hilzensauer: Theoretische Zugänge und Methoden zur Reflexion des Lernens. Ein Diskussionsbeitrag. In: Bildungsforschung 5/2008, S. 9. Online: https://www.pedocs.de/volltexte/2014/4597/pdf/bf_2008_2_Hilzensauer_Theoretische_Zugaenge.pdf [abgerufen am 31.3.2023].

14.1.1 Informationen zum Fallbeispiel

Tab. 23: Informationen zum Fallbeispiel

Titel des Szenarios:	Beratungsbedarfe bei COPD
Schlagwörter:	Entlassungsmanagement; Information; Anleitung; Beratung; COPD; Therapieadhärenz
Fallzusammenfassung:	Ein 54 Jahre alter Mann wurde aufgrund einer Exazerbation bei COPD als Notfall aufgenommen. Die Entlassung soll zeitnah erfolgen. Im Gespräch zeigt er Wissensdefizite, aber auch die Motivation zur Aneignung vermehrten Wissens. Die Lernenden sollen Informations-, Anleitungs- und Beratungsbedarfe erkennen, erfasste Informationen einschätzen und je nach Ausbildungsstand geeignete Maßnahmen der Anleitung und Beratung planen und einleiten. Dabei wird erwartet, dass Sie ihr Handeln situationssensibel an den Bedürfnissen des Patienten ausrichten.
Zielsetzungen	
Lernbasierte Ziele:	Anwendung theoretischen Wissens zum Krankheitsbild in der Kommunikation mit dem Patienten. Erkennen von Wissensdefiziten und Lernbereitschaft in Bezug auf das Gesundheitsverhalten.
Krankheitsspezifische und patientenzentrierte Lernziele:	Umsetzung evidenzbasierter Versorgungsleitlinien in die Praxis, insbesondere im Hinblick auf Anleitungs- und Schulungsbedarfe im Krankheitsmanagement; Bedienen medizinischer Geräte (Pulsoxymeter, O2-Wandanschluss); Anleitung von Patienten beim korrekten Umgang mit Medizinprodukten (O2-Brille und Inhalationsmedikamente); Organisation von Untersuchungsabläufen im Sinne eines klinischen Behandlungspfads.
geförderte Kompetenzen:	Die Studierenden nutzen ein vertieftes und kritisches pflege- und bezugswissenschaftliches Wissen in hochkomplexen Kommunikations-, Interaktions- und Beratungssituationen, analysieren, reflektieren und evaluieren kritisch Kommunikations-, Interaktions- und Beratungsprozesse in der Pflegepraxis auf der Grundlage pflege- und bezugswissenschaftlicher Methoden sowie unter ethischen Gesichtspunkten[451].
Zielgruppe, Setting und personelle Ausstattung	
Zielgruppe	( ) Stud. B. Sc. 6. Sem. ( ) Exam. PFP ( ) Praxisanleitung ( ) Mediziner ( ) Mitarbeiter ( ) Interprofessionell ( ) Andere:

451 „Pflegeberufe-Ausbildungs- und -Prüfungsverordnung vom 2. Oktober 2018 (BGBl. I S. 1572), die durch Artikel 10 des Gesetzes vom 19. Mai 2020 (BGBl. I S. 1018) geändert worden ist“ Stand: Geändert durch Art. 10 G v. 19.5.2020 I 1018.

Ort	(x) Skills Lab ( ) In Situ ( ) Sonstige:
benötigte personelle Ausstattung:	• Anleitende: 1 Praxisreferent/Dozent/Praxisanleiter • Hilfskräfte: Schauspieler für Patientenrolle/optional Pflegefachperson/Ehefrau/Arzt • Simulationstechniker: nur für Vor- und Nachbereitung
Szenarienentwicklung	
Datum:	1.9.2022
Entwickler:	Anke Kochems-Becker; Lena Marie Hupperich
Fakultät/Department:	Gesundheit und Pflege
E-mail:	pg-sek@htwsaar.de
letzte Aktualisierung:	12.12.2022
bearbeitet von:	AKB
Version Nummer:	2

Quelle: Eigene Darstellung.

14.1.2 Patientenakte und Hintergrundinformationen

Tab. 24: Patientenakte (zur Verwendung für die Lernenden)

Patientenakte			
Name: Michael Blume		Ansprechpartner: Ehefrau	
Alter: 54 Jahre	Geschlecht: männlich	Größe: 174 cm	Gewicht: 89 kg
Allergien:	V. a. Erdnussallergie		
Triagenotiz:	Es liegt keine Patientenverfügung vor.		
Aufnahmegrund:	Akute Luftnot bei COPD		
Werte bei Übernahme			
Temp: 36,8 °C	P: 76 bpm	RR: 130/90 mmHg	BZ (Kap.) 98
AF: 19/min	SpO2: 92% unter 2 l O2-Gabe		PaO2 58 mmHg
COVID-19 Status:	Vollständig geimpft, Schnelltest negativ, PCR-Test durchgeführt (Ergebnis steht aus)		
Aktuelle Beschwerden:	leichte Dyspnoe		
Anamnese:	COPD Schweregrad GOLD 4; V. a. ACO (Asthma-COPD-Overlap)		
Aktuelle Medikation:	Spiolto Respimat 2,5 Mikrogramm/2,5 Mikrogramm (Langwirksame Kombination von Sympathomimetikum und Anticholinergikum (LA-BA/LAMA)) 1-mal tägl. Berodual N Dosier-Aerosol (Kurzwirksame Kombination von Sympathomimetikum und Anticholinergikum SABA/SAMA) bei Bedarf		

Tab. 24: *(Fortsetzung)*

Ärztliche Anordnungen:	Blutbild, CRP, Krea, Elektrolyte EKG; 1-mal tägl. Blutgasanalyse Kontinuierliche SpO2-Messung Sauerstoffgabe 2l/min bei O2-Sättigung < 88 %; 1-mal tägl. Blutdruckmessung Lungenfunktionsanalyse; Röntgenaufnahme des Thorax in zwei Ebenen Echokardiogramm
Untersuchungsergebnisse	
Sonstige: Ergebnisse der schon stattgefundenen Untersuchungen stehen noch aus. Eine ausführliche Pflegeanamnese wurde noch nicht erhoben.	
Laborwerte	

Quelle: Eigene Darstellung.

Tab. 25: Hintergrundinformationen (nicht für Lernende)

Nicht für Lernende! Hintergrundinformationen, die erst im Verlauf des Szenarios bekannt werden
Bis vor vier Jahren war Herr Blume selbstständiger Unternehmer im Bereich Musikclubs. Aufgrund seiner COPD-Erkrankung ist er berufsunfähig und erhält eine kleine Privatrente. Er ist GKV-familienversichert über seine Ehefrau, mit der er im eigenen Haus in einem kleinen Dorf wohnt. Sie ist in Vollzeit berufstätig. Er kümmert sich um den Haushalt und die beiden 2- und 4-jährigen Töchter. Das Verhältnis zu den Schwiegereltern, die in der Nähe wohnen, ist gut. Die Großeltern holen die Kinder meist von der Kindertagesstätte ab und bringen sie nach Hause. Herr Blumes Schlaf-Wach-Rhythmus ist ungewöhnlich. Da er früher immer erst frühmorgens zu Bett ging und am frühen Nachmittag aufstand, hat er immer noch Probleme mit dem frühen Aufstehen und schläft vormittags immer noch einige Stunden, wenn die Kinder aus dem Haus sind. Er ist ständig müde. Nach dem Aufstehen leidet er unter dem erkrankungstypischen Husten mit Auswurf. Während seiner selbstständigen Berufstätigkeit hat er regelmäßig Alkohol konsumiert (meist täglich Bier, Wein und Spirituosen) und bis zu zwei Schachteln Zigaretten pro Tag geraucht. Jetzt raucht er nicht mehr und trinkt Alkohol nur noch, wenn er ausgeht. Vor vier Jahren war er nach der Erstdiagnose in einer Rehaklinik. Das dort erworbene Wissen ist nur noch fragmentär vorhanden. Die in der Reha begonnenen sportlichen Aktivitäten hat er mittlerweile eingestellt. In den letzten Wochen hat er häufiger die Bedarfsmedikation benötigt. Er beherrscht die Inhalationstechnik mit den bekannten Inhalationsmedikamenten, ein schriftlicher Medikationsplan liegt jedoch nicht vor. Er besitzt keinen persönlichen Aktionsplan zum Umgang mit akuten Verschlechterungen. Ob eine Langzeit-Sauerstofftherapie benötigt wird, ist noch nicht klar. Im Raum steht, ob eine postakute Sauerstofftherapie oder eine erneute Rehabilitation sinnvoll wäre. Ein stationärer Aufenthalt Herr Blumes würde das häusliche Versorgungssetting stark belasten. An einer Auffrischungsschulung zum Selbstmanagement hat Herr Blume bisher nicht teilgenommen. Ambulant wird er von einem Lungenfacharzt behandelt.

Quelle: Eigene Darstellung.

Medikamentenplan (Seite 1 von 1)				für: Michael Blume		Patientennr.: 1						ausgedruckt von: Skills lab	
Wirkstoff	Handelsname	Menge	Einheit	Form	Verabreichung	Dosierung						Bemerkungen	Grund
						mo	vm	mi	nm	ab	z.N		
Tiotropium + Olodaterol	Spiolto Respimat 2,5 µg /2,5 µg	2	Hübe	Lösung	Inhalation	X							COPD
Bedarfsmedikation													
Ipratropiumbromid + Fenoterolhydrobromid	Berodual N Dosier-Aerosol	2	Hübe	Lösung	Inhalation							bei akuter Atemnot	COPD

Abb. 11: Medikamentenplan

Quelle: Eigene Darstellung nach Krohwinkel: Fördernde Prozesspflege mit integrierten ABEDLs. 2013.

14.1.3 Anforderungen an Raum, Technik und Ausstattung

Tab. 26: Anforderungen an Raum, Technik und Ausstattung

Benötigte materielle Ausstattung	
(x) Standard-Patientenzimmer	(x) Pflegestützpunkt mit Stationstelefon
(x) Persönliche Schutzausrüstung	(x) Hygieneausstattung (Hände/Fläche)
( ) Monitor	( ) Visiten-/Pflegewagen
(x) Pulsoxymeter	( ) EKG-Gerät
( ) RR-Gerät	(x) Sauerstoffbrille am Wandanschluss
( ) Patientenakte	(x) Anmeldeformulare für Untersuchungen
( )	( )
( )	( )
( )	( )
( )	( )

Tab. 26: *(Fortsetzung)*

Darstellerische Ausstattung	
( ) Simulationspuppe: *Nähere Bezeichnung*	(x) Schauspielpatient
( ) Task Trainer: *Nähere Bezeichnung*	(x) weitere Schauspieler
Schauspieler	**Ausstattung**
Patient	Kleidung: Jeans, schwarzes Band-T-Shirt, Sneakers; Erscheinung: unrasiert, blassgraue Gesichtsfarbe, Augenringe, dunkle Lippenfarbe
PFK (Schichtleitung)	Standarddienstkleidung
Ehefrau (optional)	normale Tageskleidung, gepflegtes Erscheinungsbild
Arzt (optional)	Standarddienstkleidung
Benötigte Medikamente	
Spiolto Respimat 2,5 Mikrogramm/2,5 Mikrogramm	
Berodual N Dosier-Aerosol	

Quelle: Eigene Darstellung.

14.1.4 Ausgestaltung des Szenarios

Tab. 27: Ausführliche Rollenbeschreibung

Ausführliche Rollenbeschreibung	
Patient	Wenn der Lernende das Zimmer betritt, sitzen Sie auf dem Patientenbett. Die Sauerstoffbrille haben Sie lose um den Kopf angelegt. Sie schauen aus dem Fenster. Dort sehen Sie eine Gruppe von Rauchern stehen und kommentieren: „Scheiß Raucherei! Schlau wird man erst, wenn's zu spät ist!". Im Gespräch zeigen Sie sich offen und kooperativ. Sie neigen dazu, viel und schnell zu erzählen. Ihr Erzählfluss ist dabei schwer zu unterbrechen. Wenn Sie Gelegenheit dazu erhalten, erzählen Sie Ihre Geschichte: „Bis vor vier Jahren habe ich noch einen Musikclub in Frankfurt gehabt. 250 Leute hatten wir da an guten Tagen! Wenn Dir so ein Laden gehört, arbeitest Du 80 Stunden die Woche. Und bei allem die „Kippe" im Mundwinkel. Natürlich musst Du auch immer mal einen ausgeben. Wenn Du nicht mittrinkst, sind sie beleidigt. Am Wochenende ging's immer „bis in die Puppen" (bei Nachfrage: ich habe jeden Tag Bier, Wein und manchmal Schnaps getrunken und bis zu zwei Schachteln Zigaretten pro Tag geraucht. Jetzt rauch ich nicht mehr und Alkohol trink ich nur, wenn ich mal Party mache). Wie's Dir dabei selbst geht, merkst Du selbst gar nicht. Klar, wenn ich mittags aufgestanden bin, hab´ ich erst mal die Lunge freigehustet (bei Nachfrage: nach dem Aufstehen muss ich immer noch erst mal bräunlichen Schleim abhusten) und den Kater verscheucht (bei Nachfrage: mit Bloody Mary oder Tomatensaft). Meine Frau hat früher bei mir bedient. Die wusste, wie's ist. Hat auch geraucht, bis sie schwanger wurde. Da hatte sie gerade ihre erste Stelle nach dem Studium angetreten. Als klar war, dass wir ein Kind kriegen, wollten wir in die Nähe ihrer Eltern ziehen. Aufs Land! Haben uns in dem Kaff ein Haus mit Garten gekauft. Mit meiner Lunge war's da schon nicht mehr so toll, aber war mir egal. Erst als

	ich dann beim Umzug keine Luft mehr gekriegt hab', kam das raus, dass ich COPD hab' (bei Nachfrage: ich bin bei einem Lungenfacharzt in Behandlung. Der hat COPD diagnostiziert und ein Langzeitspray und ein Notfallspray verordnet). Ich hatte 'ne Berufsunfähigkeitsversicherung. Da krieg ich jetzt 'ne kleine Rente (bei Nachfrage: ist jetzt mit der Ehefrau familienversichert). Meine Frau hat dann nach der Erziehungszeit wieder angefangen zu arbeiten. Erzieherjobs gibt's ja mehr als genug. Ich bleib jetzt erst mal zu Hause und kümmere mich um die Mädels. Na ja, die Oma holt sie immer vom Kindergarten ab (bei Nachfrage: Das Verhältnis zu den Schwiegereltern, die in der Nähe wohnen, ist gut). Ich bin dann meistens gerade nochmal aufgestanden (bei Nachfrage: Ich schlafe schlecht. Früher bin ich immer erst frühmorgens ins Bett und am frühen Nachmittag wieder raus. Hab' immer noch Probleme mit dem frühen Aufstehen und schlafe vormittags noch einige Stunden, wenn die Kinder aus dem Haus sind). Ich bin immer müde. Nach einem Tag mit den Mädels, Haus und Garten bin ich oft ganz schön geschafft. Für Pausen ist da kaum Zeit." **Informationen, die Sie auf weitere Nachfrage geben:** Sie haben in den letzten Wochen schon häufiger ihr „Notfallspray" einsetzen müssen. Gestern Abend haben Sie auf einer Party ein paar Bier getrunken und wohl auch einen Erdnussriegel gegessen, obwohl Sie davon schon früher einmal Atemnot bekommen haben. Auf dem Nachhauseweg haben sie Atemnot bekommen („ging plötzlich nichts mehr"). Ihr Freund hat den Notarzt gerufen und Sie wurden ins Krankenhaus gebracht. Vor vier Jahren waren Sie nach der Erstdiagnose in einer Rehaklinik. Sie erinnern sich kaum noch an das Schulungsprogramm. Ihre Inhalationsmedikamente können Sie sicher anwenden, ein schriftlicher Medikationsplan liegt jedoch nicht vor. In der Reha gab es auch Sport, aber zu Hause haben Sie nicht weiter Sport getrieben. Von einem persönlichen Aktionsplan zum Umgang mit akuten Verschlechterungen haben Sie bisher noch nie gehört. Sie wollen nicht in eine stationäre Reha. Das wollen Sie der Familie nicht zumuten. Eine Auffrischungsschulung zum Selbstmanagement haben Sie bisher nicht bekommen, sind aber interessiert daran.
Pflegefachkraft (Schichtleitung)	Sie haben den Patienten von der Überwachungsstation abgeholt und im Frühdienst betreut. Nun machen Sie der Lernenden eine Patientenübergabe. Ihre Übergabe ist nach dem ISBAR-Schema strukturiert (Inhalt s. Formblatt ISBAR Schichtübergabe). **Variationen** Im Rahmen der Lerneinheit „Qualitätssicherung bei der Übergabe" machen Sie eine unstrukturierte Übergabe mit eingebauten Fehlern. Dabei konkretisieren Sie ihre Informationen und korrigieren Fehler auf Nachfrage.
Ehefrau (optional)	Sie sind auf den Anruf Ihres Ehemannes gekommen, um ihn abzuholen. Sie sind zwar darauf vorbereitet ihn mitzunehmen, wollen aber, dass er nötige Untersuchungen noch durchführen lässt. Die Organisation der häuslichen Situation ist für Sie kein Problem. Sie wollen alles tun, dass Ihr Ehemann wieder gesund wird. Was das Leben mit COPD langfristig für die Familie bedeutet und wie Sie Ihren Angehörigen unterstützen können, ist Ihnen nicht klar.
Arzt (optional)	Sie möchten die angeordneten Untersuchungen durchführen (lassen) um abzuklären, ob eine asthmatische Komponente vorliegt, die eine Therapieanpassung erfordert. Ob eine Langzeit-Sauerstofftherapie benötigt wird, ist noch nicht klar. Im Raum steht, ob eine postakute Sauerstofftherapie oder eine erneute Rehabilitation sinnvoll wäre. Dies thematisieren Sie im Gespräch mit der Schichtleitung am Pflegestützpunkt.

Quelle: Eigene Darstellung.

Tab. 28: ISBAR Schichtübergabe

I = Identifikation
Herr Michael Blume wurde am Vorabend alkoholisiert und mit schwerer Atemnot bei bekannter COPD über die internistische Notaufnahme aufgenommen und intensivmedizinisch versorgt. Er ist 54 Jahre alt.
S = Situation
Die Nacht auf der Intermediate Care Station verlief ohne besondere Vorkommnisse. Herr Blume bleibt zur differenzialdiagnostischen Abklärung im Krankenhaus.
B = Background / Hintergrund
Die COPD ist seit etwa einem Jahr bekannt. Er war starker Raucher, ist jetzt aber abstinent. Er ist verheiratet und hat Kinder.
A = Assessmentergebnisse
Herr Blume ist 174 cm groß und wiegt 89 kg (BMI 28 kg/m2). Der Blutdruck war am Morgen 130/90 mmHg, der Puls 76 bpm. Temperatur 36,8°C. SpO2 unter 2 l O2-Gabe 92 %, PaO2 58 mmHg arteriell auf IMC gemessen. Der Blutzucker war heute Morgen 104 mg/dl. Atemfrequenz 19/min. Der initial durchgeführte COVID-19 Antigen Schnelltest war negativ, das Ergebnis des PCR-Tests steht noch aus.
R = Recommendation (Aufgaben/Risiken/Nachfragen)
EKG wurde heute Morgen auf der IMC geschrieben, Echokardiogramm und Lungenfunktionsanalyse sind angemeldet, das pflegerische Anamnesegespräch steht noch aus. Kapilläre BGA erst morgen früh wieder.

Quelle: ISBAR Schema nach Aldrich et al., 2009.

Tab. 29: Szenarienskript

Szenarienskript			
Handlungsrahmen (wird zu Beginn durch Moderator vorgelesen): Im Spätdienst auf der Station für Innere Medizin übernehmen Sie die Versorgung von Herr Blume, der am Morgen von der Intermediate Care Station verlegt wurde. Informationen zu Ihrem Patienten erhalten Sie im Rahmen der Dienstübergabe durch die Schichtleitung und aus der Patientenakte. Ihr pflegerischer Fokus liegt auf der Durchführung eines Anamnesegesprächs, der Steuerung der notwendigen Untersuchungen und dem Entlassmanagement bei COPD. Eingebettet in die Stationsabläufe beinhaltet dies insbesondere die situationssensible Gesprächsführung, die Kommunikation im interdisziplinären Team, die Erfassung von Beratungsbedarfen und ggf. Anleitung und Beratung zum Umgang mit der Erkrankung.			
Zustand des Patienten/Situation	**Erwartete Handlungen der Lernenden**	**Varianten und Zielerreichung**	**Notizen für Moderator**
Pflegefachperson macht Übergabe nach ISBAR-Schema	Macht Notizen Fragt nach Liest Hintergrundinformationen in Patientenakte Plant Anamnesegespräch	**Variante:** Pflegefachperson macht unstrukturierte Übergabe, Lernende erfragt Informationen **Ziel:** Alle erwarteten Handlungen sind abgeschlossen	Kompetenz im Bereich Sichere Kommunikation

Zustand des Patienten/Situation	Erwartete Handlungen der Lernenden	Varianten und Zielerreichung	Notizen für Moderator
Vorbereitung auf Patientenkontakt am Pflegestützpunkt Optional: Arzt am Pflegestützpunkt	Check der Anmeldungen zu Untersuchungen. Materialvorbereitung Patientenkontakt: Akte, Pflege-/Visitenwagen, Assessmentbögen	**Variante:** Arzt bespricht Therapieoptionen mit Schichtleitung **Ziel:** Alle erwarteten Handlungen sind abgeschlossen.	Kommunikation im interdisziplinären Team
Betreten Patientenzimmer Herr Blume sitzt auf seinem Bett. Über die lose um den Kopf gelegte Sauerstoffbrille laufen 2l O2/min. Der Pulsoxymeter ist ausgestellt. Beim Messen der Sauerstoffsättigung schimpft er leise vor sich hin (s. Schauspielskript).	Begrüßung Vorstellung Patientenbeobachtung Information über geplante Maßnahmen Einverständnis des Patienten einholen Durchführung der geplanten Maßnahmen incl. Nachbereitung und Dokumentation. Aktives Zuhören, erste Informationssammlung Korrektur O2-Brille inklusive Anleitung Check O2-Gabe SpO2-Messung inklusive Mitteilung der gemessenen Werte. Verabschiedung mit Vorankündigung des nächsten Kontakts mit Anamnesegespräch.	**Variante:** Patient wird zur Untersuchung abgerufen. Dadurch entsteht etwas Zeitdruck bei der Durchführung der Messung und eine Umplanung im Ablauf wird notwendig, die mit dem Patienten kommuniziert werden muss. **Ziel:** Alle erwarteten Handlungen sind abgeschlossen	evtl. Variante initiieren
Verlassen des Patientenzimmers und Zwischenstation am Pflegestützpunkt.	Nachbereitung Patientenkontakt mit Dokumentation zusätzlicher Informationen. Vorbereitung Anamnesegespräch	**Variante:** Arzt bespricht Therapieoptionen mit Schichtleitung **Ziel:** Alle erwarteten Handlungen sind abgeschlossen.	Kommunikation im interdisziplinären Team

Tab. 29: *(Fortsetzung)*

Zustand des Patienten/Situation	Erwartete Handlungen der Lernenden	Varianten und Zielerreichung	Notizen für Moderator
Erneutes Betreten Patientenzimmer zum Erheben der Pflegeanamnese und der Beratungsbedarfe, vor allem im Hinblick auf die Entlassung. Herr Blume sitzt am Tisch und sendet Sprachnachrichten mit seinem Smartphone.	Gesprächseinstieg finden. Erheben der fehlenden Informationen im Anamnesegespräch. Situationssensible Reaktion auf Patientenbedürfnisse. Mindestanforderung: Erfassen der für das Entlassmanagement notwendigen Parameter (Checkliste EM COPD[452]). Variante mit Ehefrau: Patientenzentrierte Entscheidungsfindung (evtl. Hinzuziehen des Arztes); Erkennen von Beratungsbedarfen der Ehefrau.	**Variante:** Ehefrau ist anwesend. Patient möchte nach Hause. Sie redet ihm gut zu (s. Schauspielskript). **Ziel:** Alle erwarteten Handlungen sind abgeschlossen	
Verlassen des Patientenzimmers und Nachbereitung	Dokumentation	**Variante:** Organisation Entlassung	

Quelle: Eigene Darstellung.

14.1.5 Debriefing

Tab. 30: Debriefingplan

Debriefingplan/Unterstützende Fragen zur Reflexion der Übung
Lernziele • Erkennen von Defiziten und Lernbereitschaft in Bezug auf das Gesundheitsverhalten. • Umsetzung evidenzbasierter Versorgungsleitlinien in die Praxis, insbesondere im Hinblick auf Anleitungs- und Schulungsbedarfe im Krankheitsmanagement. • Bedienen medizinischer Geräte (Pulsoxymeter, O2-Wandanschluss). • Anleitung von Patienten beim korrekten Umgang mit Medizinprodukten an (O2-Brille und Inhalationsmedikamente) • Organisation von Untersuchungsabläufen im Sinne eines klinischen Behandlungspfads. • Die Studierenden nutzen ein vertieftes und kritisches pflege- und bezugswissenschaftliches Wissen in hochkomplexen Kommunikations-, Interaktions- und Beratungssituationen, ana-

452 Deutsche Atemwegsliga: Checkliste für eine sichere Entlassung von COPD- Patienten. 2020. Online: https://www.atemwegsliga.de/copd.html [abgerufen am 31.3.2023].

lysieren, reflektieren und evaluieren kritisch Kommunikations-, Interaktions- und Beratungsprozesse in der Pflegepraxis auf der Grundlage pflege- und bezugswissenschaftlicher Methoden sowie unter ethischen Gesichtspunkten (PflAPrV).
• Exemplarische Reflexionsfragen: • Wie gut ist Ihnen die Anwendung theoretischen Wissens zum Krankheitsbild in der Kommunikation mit dem Patienten gelungen? • Was hat Ihnen dabei keine Schwierigkeiten bereitet? Wo müssen Sie nacharbeiten? • Wie sicher fühlen Sie sich in der Anwendung der Leitlinien bei COPD? • Wie gut ist Ihnen die Anwendung theoretischen Wissens zu Kommunikation im Gespräch mit dem Patienten gelungen? • Konnten Sie erlernte Kommunikationstechniken bewusst anwenden? • Welche Kommunikationstechniken haben Sie unbewusst eingesetzt? • Wie sind Sie im Gespräch mit der Abgrenzung der pflegerischen Aufgaben in der Gesprächsführung umgegangen?
Schlüsselmomente
Die Lernenden sind in der Lage Wissensdefizite zu beobachten und zu thematisieren. So war hier der Sitz der O2-Brille zu korrigieren. Die Lernenden können im Gespräch alle für das Entlassmanagement wichtigen Informationen extrahieren und den Bedarf für EM erkennen. So ist hier, je nach Verlauf, die sich an den Krankenhausaufenthalt zeitnah anschließende Patientenschulung sicherzustellen. Auch eine Anbindung an lokale COPD-Sportgruppe könnte angeregt werden. Die Lernenden erkennen die spezifischen Beratungsbedarfe und bieten geeignete Schulungen an. Dabei kennen sie die Inhalte der Schulungen zum Selbstmanagement. So ist hier festzustellen, dass der Patient keinen Notfallplan besitzt. Dieser sollte schon während des Klinikaufenthalts mit dem Arzt erstellt werden.
Verwendete Literatur
Nationale Versorgungsleitlinie COPD Leitlinie Sauerstoff in der Akuttherapie[453] Leitlinie zur Langzeit-Sauerstofftherapie[454] S2k-Leitlinie Nichtinvasive und invasive Beatmung als Therapie der chronischen respiratorischen Insuffizienz[455] Deutsche Atemwegsliga https://www.atemwegsliga.de/copd.html[456] Patenteninformation.de https://www.patienten-information.de/uebersicht/copd[457]

Quelle: Eigene Darstellung.

---

453 Bundesärztekammer (BÄK)/Kassenärztliche Bundesvereinigung (KBV)/Arbeitsgemeinschaft der Wissenschaftlichen Medizinischen Fachgesellschaften (AWMF): Nationale VersorgungsLeitlinie COPD. Teilpublikation der Langfassung. 2. Aufl. Version 1. 2021 Online: https://www.leitlinien.de/themen/copd/2-auflage [abgerufen am 31.3.2023].

454 Deutschen Gesellschaft für Pneumologie und Beatmungsmedizin (DGP) (Hrsg.): Leitlinie zur Langzeit-Sauerstofftherapie. AWMF-Registernummer 020-002. 2020 Online: https://register.awmf.org/de/leitlinien/detail/020-002 [abgerufen am 31.3.2023].

455 Deutschen Gesellschaft für Pneumologie und Beatmungsmedizin (DGP) (Hrsg.): Nichtinvasive und invasive Beatmung als Therapie der chronischen respiratorischen Insuffizienz. Revision. 2017 Online: https://register.awmf.org/de/leitlinien/detail/020-008 [abgerufen am 31.3.2023].

456 COPD. 2022. Online: https://www.atemwegsliga.de/copd.html [abgerufen am 31.3.2023].

457 COPD. 2022. Online: https://www.patienten-information.de/uebersicht/copd [abgerufen am 31.3.2023].

14.2 Literaturverzeichnis

Aktionsbündnis Patientensicherheit e. V. (APS) (Hrsg.): Wege zur Patientensicherheit. Katalog für Kompetenzen in der Patientensicherheit. 2. Aufl. Berlin 2022. Online: https://www.aps-ev.de/handlungsempfehlungen/ [abgerufen am 31.3.2023].

Aldrich, R./Duggan, A./Lane, K./Nair, K./Hill, K.N.: Hunter New England Health. ISBAR revisited: identifying and solving barriers to effective clinical handover in inter-hospital transfer – public report on pilot study. Newcastle 2009. Online: https://www.safetyandquality.gov.au/publications-and-resources/resource-library/isbar-revisited-identifying-and-solving-barriers-effective-clinical-handover-project-toolkit [abgerufen am 31.3.2023].

Bundesärztekammer (BÄK)/Kassenärztliche Bundesvereinigung (KBV)/Arbeitsgemeinschaft der Wissenschaftlichen Medizinischen Fachgesellschaften (AWMF): Nationale VersorgungsLeitlinie COPD. Teilpublikation der Langfassung. 2. Aufl. Version 1. 2021. Online: https://www.leitlinien.de/themen/copd/2-auflage [abgerufen am 31.3.2023].

COPD. 2022. Online: https://www.atemwegsliga.de/copd.html [abgerufen am 31.3.2023].

COPD. 2022. Online: https://www.patienten-information.de/uebersicht/copd [abgerufen am 31.3.2023].

Deutsche Atemwegsliga: Checkliste für eine sichere Entlassung von COPD- Patienten. 2020. Online: https://www.atemwegsliga.de/copd.html [abgerufen am 31.3.2023].

Deutschen Gesellschaft für Pneumologie und Beatmungsmedizin (DGP) (Hrsg.): Leitlinie zur Langzeit-Sauerstofftherapie. AWMF-Registernummer 020-002. 2020. Online: https://register.awmf.org/de/leitlinien/detail/020-002 [abgerufen am 31.3.2023].

Deutschen Gesellschaft für Pneumologie und Beatmungsmedizin (DGP) (Hrsg.): Nichtinvasive und invasive Beatmung als Therapie der chronischen respiratorischen Insuffizienz. Revision. 2017. Online: https://register.awmf.org/de/leitlinien/detail/020-008 [abgerufen am 31.3.2023].

EMSIMCASES.COM and the Emergency Medicine Simulation Education Researchers of Canada (EM-SERC): Simulation Scenario Template. 2019. Online: https://emsimcases.com/template/ [abgerufen am 31.3.2023].

Engel, R.: Gesundheitsberatung in der professionellen Gesundheits- und Krankenpflege. Einführende Elemente, Methoden und Beispiele. 2. überarb. Aufl. Wien 2020.

Fachkommission nach § 53 Pflegeberufegesetz (Hrsg.): Begleitmaterialien zu den Rahmenplänen der Fachkommission nach § 53 PflBG. o. O. 2020. Online: https://www.bibb.de/dienst/veroeffentlichungen/de/publication/show/16560 [abgerufen am 31.3.2023].

Hackstein, A./Hagemann, V./von Kaufmann, F./Regener, H. (Hrsg.): Handbuch Simulation. Edewecht 2016.

Hilzensauer, R.: Theoretische Zugänge und Methoden zur Reflexion des Lernens. Ein Diskussionsbeitrag. In: Bildungsforschung 5/2008, S. 1–18. Online: https://www.pedocs.de/volltexte/2014/4597/pdf/bf_2008_2_Hilzensauer_Theoretische_Zugaenge.pdf [abgerufen am 31.3.2023].

Hummel-Gaatz, S./Doll, A.: Unterstützung, Beratung und Anleitung in gesundheits- und pflegerelevanten Fragen fachkundig gewährleisten. In: Warmbrunn, A.: Werkstattbücher zu Pflege heute. Themenbereich 3. München 2007.

Kassenärztliche Bundesvereinigung: 2018. Muster bundeseinheitlicher Medikationsplan. Stand: 1.7.2018. Online: https://www.kbv.de/html/medikationsplan.php [abgerufen am 31.3.2023].

Krohwinkel, M.: Fördernde Prozesspflege mit integrierten ABEDLs. Forschung, Theorie und Praxis. 1. Aufl. Bern 2013.

Lay, R.: Beratungskompetenz in der Pflege. PrInterNet – Zeitschrift für Pflegewissenschaft 9/2001, S. 195–200.

London, F.: Informieren, Schulen, Beraten. Praxishandbuch zur pflegebezogenen Patientenedukation. Bern 2003.

Petter-Schwaiger, B.: Beratung in der Pflege für die Aus-, Fort- und Weiterbildung. Reihe Pflegiothek. Berlin 2011.

„Pflegeberufe-Ausbildungs- und -Prüfungsverordnung vom 2. Oktober 2018 (BGBl. I S. 1572), die durch Artikel 10 des Gesetzes vom 19. Mai 2020 (BGBl. I S. 1018) geändert worden ist" Stand: Geändert durch Art. 10 G v. 19.5.2020 I 1018.

„Pflegeberufegesetz vom 17. Juli 2017 (BGBl. I S. 2581), das zuletzt durch Artikel 9a des Gesetzes vom 11. Juli 2021 (BGBl. I S. 2754) geändert worden ist". Zuletzt geändert durch Art. 9a G v. 11.7.2021 I 2754.

Schaeffer, D./Dewe, B.: Zur Interventionslogik von Beratung in Differenz zu Information, Aufklärung und Therapie. In: Schaeffer, D./Schmidt-Kaehler, S. (Hrsg.): Lehrbuch Patientenberatung. Bern 2006.

Sickendiek, U./Engel, F./Nestmann, F.: Beratung. Eine Einführung in sozialpädagogische und psychosoziale Beratungsansätze. Weinheim 2002.

Zentrum für Qualität in der Pflege (ZQP) (Hrsg.): Qualitätsrahmen für Beratung in der Pflege. Berlin 2016.

15 Etablierung von Skills- oder Simulationszentren

Jana Zimmermann, Theresa A. Forbrig, Prof. Dr. Johannes Gräske

SBL beschreibt das Simulationstraining, als auch das Skills Training. Hierbei gibt es die Unterscheidung zwischen der Simulation zum einen und den Skills zum anderen. Bei der Simulation ist für den Lernerfolg entscheidend, dass reale Behandlungs- und Versorgungsszenarien nachempfunden werden. So können beispielsweise auf vollständig interaktive Weise komplexe Notfall- oder Patient*innenfälle versorgt und von Anfang bis Ende der Behandlung simuliert werden[458]. **411**

In den letzten Jahren ist der Aufbau von Skills Labs und Simulationszentren in der Pflegebildung in Deutschland weiter vorangeschritten. Immer mehr Kliniken, Universitäten und Hochschulen investieren in die zusätzliche und neue Form des Lernens. **412**

Die Unterstützung aufgrund der Fachexpertise, vor allem durch die Berufserfahrung von Mitarbeitenden oder der Austausch mit Expert*innen aus anderen Skills- und Simulationszentren ist dabei von großer Bedeutung. Steinacker (2022) gibt einen Einblick in den Aufbau der Räumlichkeiten und merkt an, dass es nicht den einen Standard gibt. Die Gestaltung richtet sich nach den räumlichen und finanziellen Möglichkeiten des Unternehmens, der Universität oder Hochschule. Sollte nicht ausreichend Raum zur Verfügung stehen, rät Steinacker (2022) den Raum mobil zu gestalten, sodass unterschiedliche Simulationen durchgespielt werden können. Steht genügend Raum zur Verfügung wird das Skills- oder Simulationszentrum in fünf verschiedene Räumlichkeiten unterteilt: Simulationsraum, Steuerungsraum, Debriefingraum, Lager und Umkleideräume. **413**

15.1 Personelle Ausstattung

Weiterführend spricht St. Pierre (2018) über die personelle Ausstattung eines Trainingszentrums. Essenziell ist eine technische Expertise im Hinblick auf die Steuerung, Wartung und Instandhaltung der Simulatoren und in der Bedienung der AV-Technik[459]. Neben den Gehältern der Lehrenden und des sonstigen Personals, müssen Aufwendungen für Fort- und Weiterbildung berücksichtigt werden. Die im Kapitel 5 bereits benannte ISEP-Ausbildung kostet derzeit 1.500 USD für Nicht-Mitglieder der INACSL. Es gibt verschiedene Angaben und Empfehlungen wie die Gruppengröße in der Simulation und im Skills Training ausgestaltet sein sollte. Davon ist direkt abhängig, wie viele Lehrende und weiteres **414**

458 Steinacker u. a.: Simulationsszenarien für Aus- und Weiterbildung in der Pflege. Mit ausgearbeiteten Szenarien für die praktische Umsetzung. 2022.

459 St. Pierre/ Breuer: Simulation in der Medizin Grundlegende Konzepte – Klinische Anwendung. 2. Aufl. 2018.

Personal angestellt werden müssen. Weiterhin ist dies auch abhängig vom jeweiligen Ausbildungsziel und -stand. Thiessen et al. empfehlen ein Lehrenden-Lernenden-Verhältnis von 1:4[460]. Ein Beispiel einer interdisziplinären Simulation aus dem Bereich Geburtsmedizin wurde mit fünf bis sieben Teilnehmenden angegeben[461]. Ein Beispiel aus dem Skills Training sieht für jeden Bettenübungsplatz drei Personen vor[462]. Die entsprechenden Personalkosten variieren natürlich entsprechend der Zahl der Teilnehmenden und der beruflichen Qualifikation der Lehrenden. Für Simulationslehrende wird ein Masterabschluss bzw. sogar ein Doktortitel empfohlen[463].

15.2 Technische Ausstattung und Finanzierung

415 Neben personellen Kosten entstehen auch Kosten für die technische Ausstattung und Wartung. Die Kosten umfassen Simulationspuppen, Design und Raum (Räume), die Bereitstellung von Ausrüstung und Requisiten, um die Simulation so realistisch wie möglich zu gestalten. Zusätzliche Kosten können die Beschaffung der Szenarien, Wartung der Simulationspuppen, Computerausrüstung, Audio- und Videoausrüstung, Ausstattung der Simulationszimmer, wie Stühle, Betten, Laken, Vorhänge, Nachttische und pflegerisches Material, wie Verbandsmaterial, steriles Material, Infusionssets, Drainagen und Katheter sein.[464] Bevor ein Skills- oder Simulationszentrum entsteht, müssen wichtige Faktoren und Aspekte in der Kosten- und Finanzierungsplanung beachtet werden. Weiter müssen technische, räumliche und personelle Ausstattungen in die Planung zum Aufbau eines Zentrums oder deren Räumlichkeiten einfließen. Die Technik muss die Ziele des Trainings unterstützen und nicht von dem eigentlichen Zweck ablenken oder Trainingsszenarien realitätsfern darstellen[465].

---

460 Thiessen/Fichtner/Breuer: Lernen im Vollzug: Der Erwerb praktischer Fertigkeiten. In: St. Pierre/Breuer (Hrsg.): Simulation in der Medizin. Grundlegende Konzepte – Klinische Anwendung. 2. Aufl. 2018.

461 Kainer/Scholz/Mann: Simulation in der Geburtshilfe. In: St. Pierre/Breuer (Hrsg.): Simulation in der Medizin. Grundlegende Konzepte – Klinische Anwendung. 2. Aufl. 2018.

462 Engelhardt: Theorie-Praxistransfer in der dreijährigen Pflegeausbildung. In: Kerres/Wissing/Wershofen (Hrsg.): Skillslab in Pflege und Gesundheitsfachberufen. Intra- und interprofessionelle Lehrformate. 2020.

463 Eriksson/Kilvik: Train the Trainer Course: How can the Skills of a Facilitator Benefit Academic Staff in Nursing and Other Health Education Programs? S. 91–101. In: Akselbo/Aune (Hrsg.): How can we use Simulation to Improve Competencies in Nursing. 2022.

464 Rothgeb: Creating a Nursing Simulation Laboratory: A Literature Review. In: Journal of Nursing Education 47(11) 2008, S. 489–494.

465 St. Pierre/Breuer: Simulation in der Medizin Grundlegende Konzepte – Klinische Anwendung. 2. Aufl. 2018.

Bis heute gibt es über die Finanzierung, trotz des Wissens der Effektivität dieser Art des Lernens, Unklarheit. Die durch die Simulationslehre steigende Behandlungsqualität von Ärztinnen und Ärzten, Pflege- und Gesundheitspersonal kann durch die Krankenhausträger und aus den Trainings resultierenden Erlösen, aktuell nicht in professionelle und hochmoderne Technik zur Simulation angelegt werden, da diese von den Krankenkassen nicht honoriert wird. 416

Im hochschulischen Setting liegt die Schwierigkeit oft in den unterschiedlichen Fachdisziplinen. In den Skills Labs sollten idealerweise Räume so gestaltet sein, dass sie die einzelnen Fachbereiche bestmöglich vereinen. So kann beispielsweise die häusliche Pflegeeinheit auch Beratungsmöglichkeiten beinhalten und das Klinikzimmer eine Intensivpflegeeinheit. Dies ist vor allem bei einer geringen Anzahl von Räumlichkeiten notwendig. 417

Wird über die technische Ausstattung der Trainingsräume gesprochen, so gibt es von der Minimalausstattung bis hin zur hochtechnischen Ausstattung viele Möglichkeiten. Ein wichtiger Punkt ist die Bedienerfreundlichkeit der vorhandenen Technik. Sie darf zum einen keine Behinderung der eigentlichen Arbeit darstellen, muss volle Unterstützung während der Simulationen bieten und soll zum anderen explizit für diese Art der Lehre optimiert sein. Diese Faktoren stellen die größte Herausforderung für Hersteller von Audio-Video-Technik (AV-Technik) dar. 418

Zudem sollte die Technik über den Steuerungsraum von Skills- und Simulationszentren ermöglichen während der Trainings und Simulationen zu kommunizieren. Dabei spielen vor allem die Akustik und die Beleuchtung eine zentrale Rolle. Die Instruktor*innen der Trainings und die Teilnehmenden müssen sich gegenseitig hören und die Instruktor*innenseite währenddessen die Teilnehmenden oder Mitarbeitenden sehen können. In der Ausstattung der Simulatoren gibt es wesentliche Unterschiede. Diese reichen von Reanimationsphantomen, einfachen Puppen die bei grundlegenden Erste-Hilfe-Kursen genutzt werden, bis hin zu High Fidelity-Simulatoren, die eine enorme Bandbreite an physiologischen und pathologischen Reaktionen eines Menschen nachahmen können. Eine solche Ausstattung kann von 100 EUR bis hin zu mehreren 100.000 EUR reichen und ist auf die weitere Ausstattung wie AV-Technik, Computersystemen und andere Kosten anzurechnen. Die Minimalausstattung hat begrenzte Handlungsmöglichkeiten und stößt schnell an ihre Grenzen. Allerdings muss auch hier beachtet werden, dass ein High Fidelity-Simulator in der Finanzierung zwischen 50.000 EUR und 500.000 EUR liegt. 419

Eine weitere Überlegung zur Finanzierung der Trainingsräume sind Kooperationen mit Medizinprodukteherstellern. Diese können unter den Bedingungen der Simulationen ihre Produkte testen und bekommen durch die Erfahrungen der Instruktor*innen und Teilnehmenden, Feedback. Ebenfalls denkbar sind auch Testungen von Beatmungsgeräten oder Monitoren der Medizinprodukteherstel- 420 ler. Diese Möglichkeit kann jedoch nur in der Fort- und Weiterbildung mit erfahrenen Pflegenden genutzt werden.

421 Daraus resultierend und im weiteren Aufbau eines Skills- oder Simulationszentrums muss über die Kostenkalkulation und die allgemeinen Kosten (Investitionskosten, Verbrauchsmaterialien, Wartungskosten) gesprochen werden. Hinzu kommen die variablen Kosten in Form von Verbrauchsmaterialien, Honorare für nicht angestellte Dozent*innen und beispielsweise die Verpflegung der Teilnehmenden während Simulationstrainings. Die Gegenüberstellung von Kosten und Erlösen aus Trainings können ein grobes Bild über die Wirtschaftlichkeit eines unternehmerischen Skills- oder Simulationszentrums geben. Bedacht werden muss, dass diese Kosten individuell von Klinik, Universität oder Schule abhängig sind.

15.3 Vergaberecht

422 Insbesondere öffentliche (Hoch-)Schulen unterliegen besonderen Rahmenbedingungen bei der Beauftragung externer Aufträge. Im Vergaberecht sind alle Regeln und Vorschriften für die Vergaben von öffentlichen Aufträgen festgelegt. Gemeint sind alle Verträge mit öffentlichen Auftraggebern zur entgeltlichen Beschaffung von Leistungen an Unternehmen. Vorausgehend ist eine öffentliche Ausschreibung der Leistungen und Lieferungen[466]. Diese besteht nur unter bestimmten Voraussetzungen bei Direktkäufen nicht. Ob eine öffentliche Ausschreibung erfolgen muss, richtet sich nach dem

- voraussichtlichen Gesamtauftragswert,
- Schwellenwert, der je nach Bundesland variiert, sowie
- dem konkreten Auftragsinhalt.

423 Dabei kommen drei unterschiedliche Vergabeformen zur Geltung.

424 Beschränkte Ausschreibungen sind in einem zweistufigen Vergabeverfahren zulässig, wenn die jeweils geltenden Schwellenwerte nicht überschritten werden. Zunächst werden interessierte Unternehmen aufgefordert sich ohne Abgabe eines Angebotes auf die Ausschreibung zu bewerben. Je nach Eignung werden die Unternehmen anschließend aufgefordert, ein Angebot abzugeben. Öffentliche Ausschreibung erfolgt immer bei Überschreitung der Schwellenwerte. Bei Überschreitung des gültigen europäischen Schwellenwertes muss gar eine europaweite Ausschreibung erfolgen.[467]

466 Najork: Rechtshandbuch, Facility Management. 2009.
467 Rehm: Wann muss eine Öffentliche Ausschreibung erfolgen? Online: https://www.haufe.de/compliance/management-praxis/anwalt-rehm-wann-muss-eine-oeffentliche-ausschreibung-erfolgen_230130_341890.html [abgerufen am 31.3.2023].

15.4 Wartung von Gerätschaften

Typischerweise haben Einrichtungen Wartungsverträge für die vorhandene Technik. Das Vorhandensein von technischer Expertise in den Skills Labs und Simulationszentren ist ein zusätzlicher Baustein[468]. Es empfiehlt sich immer die Stelle eines Laboringenieurs oder einer Laboringenieurin zu schaffen. Im hochschulischen Setting bestehen vorhandene Berufsgruppen meist aus Abteilungsleitungen für Personal, Haushalt, Einkauf, Organisation, Technik und Verwaltung. Ebenso sind diese im Kliniksetting zu finden. 425

15.5 Beispiel: Grundständiger Aufbau und Ausstattung eines Simulationszentrums

In der nachfolgenden Abbildung wird beispielhaft dargestellt, wie die verschiedenen Räumlichkeiten aufgebaut sein können. Zugehörig wird zu jedem Simulationsraum eine Grundausstattung aufgeführt. In Abb. 12 werden ein pädiatrisches Setting sowie ein Musterzimmer aus der ambulanten Langzeitpflege dargestellt. 426

468 St. Pierre/Breuer: Simulation in der Medizin Grundlegende Konzepte – Klinische Anwendung. 2. Aufl. 2018.

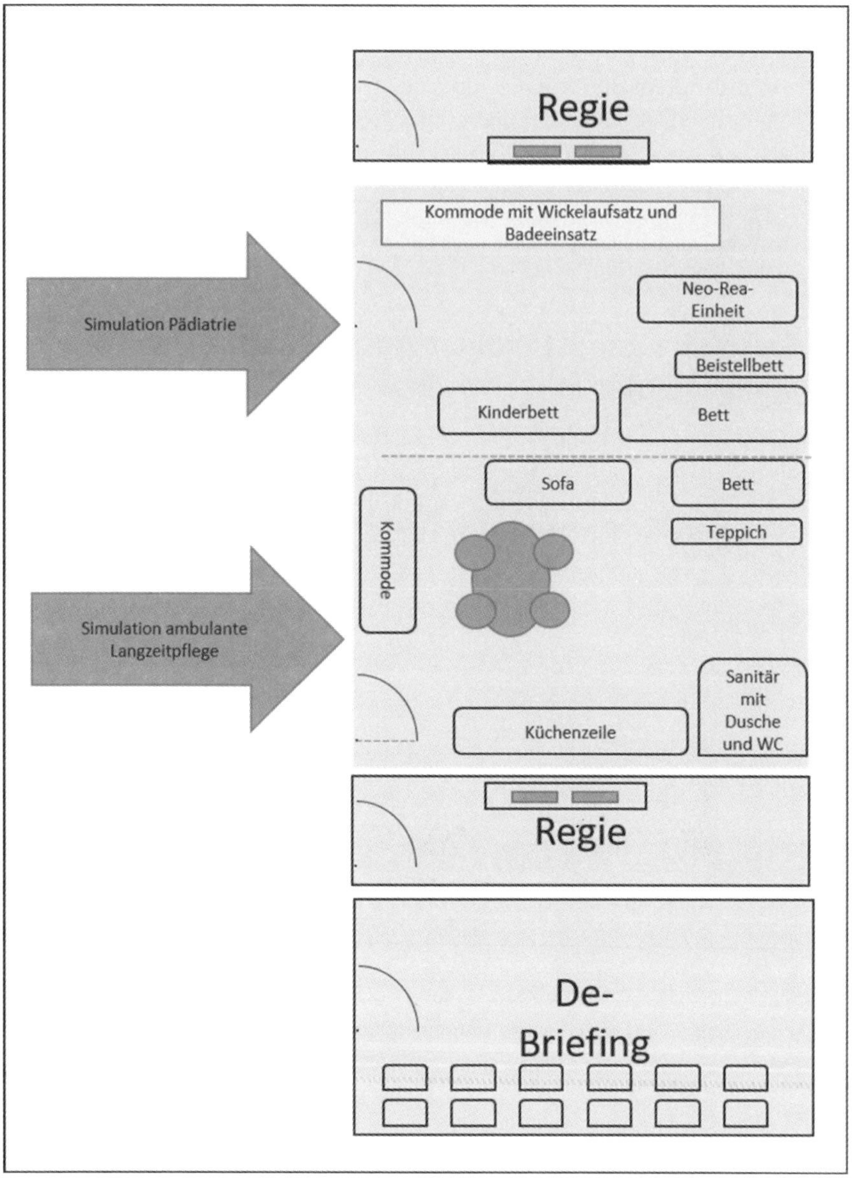

Abb. 12: Aufbau von Simulationsräumlichkeiten: Pädiatrisches und ambulantes Setting

Quelle: Eigene Darstellung.

Folgende Aspekte einer Grundausstattung sind in den Räumlichkeiten enthalten: **427**

- Grundausstattung Pädiatrie:
  - Kinderbett für Kleinkinder
  - Beistellbett für Neugeborene
  - Rea-Einheit
  - Erwachsenen-Klinikbett
  - Kommode mit Wickelaufsatz, Wärmelampe und Badeeinsatz
  - Low/High Fidelity-Simulator (Säugling, Kleinkind, Schulkind)
  - Audio-Videosystem
  - Verbrauchsmaterialien
- Grundausstattung ambulante Langzeitpflege:
  - Bett, Nachttisch
  - Schrank
  - Kommode mit TV
  - Küchenzeile
  - Esstisch mit vier Stühlen
  - Dekoration (Bilder, Pflanzen, Geschirr)
  - Teppich
  - Sanitär: Dusche oder Badewanne, Waschbecken, WC
  - Sofa
  - Geriatriesimulator
  - Audio-Videosystem
  - Verbrauchsmaterialien
- Grundausstattung Regieraum:
  - PC-Arbeitsplätze

428 In der nachfolgenden Abb. 13 wird ein Musterraum aus der stationären Akutpflege sowie eine Räumlichkeit der stationären Langzeitpflege abgebildet.

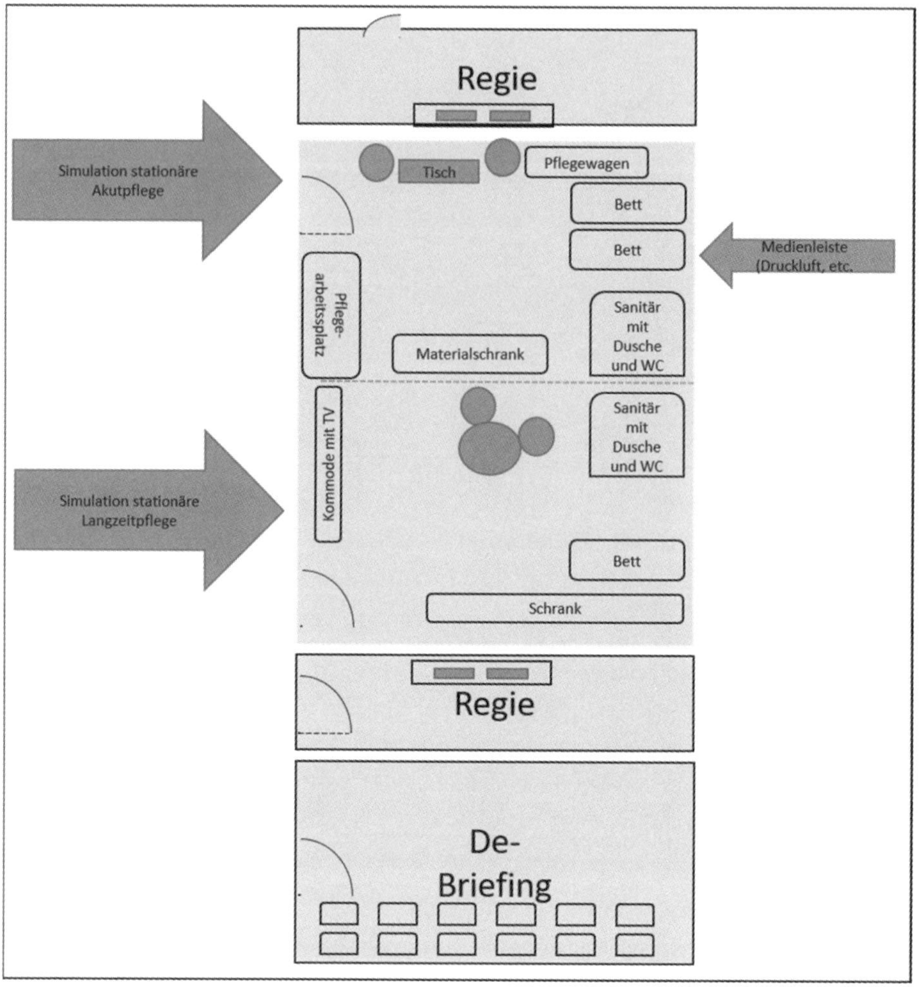

Abb. 13: Aufbau von Simulationsräumlichkeiten: Klinik und stationäre Langzeitpflege

Quelle: Eigene Darstellung.

Folgende Aspekte einer Grundausstattung sind in den Räumlichkeiten enthalten: **429**

- Grundausstattung stationäre Akutpflege:
  - Klinikbett(en), Nachttische
  - Pflegearbeitsbereich: Medikamentenschrank, Pflegewagen, Materialschrank
  - Tisch, Stühle
  - Sanitär: Dusche, WC, Waschbecken,
  - Medienleiste: Strom, Druckluft
  - Infusomat/Perfusor
  - Low-/High Fidelity-Simulator
  - Audio-Videosystem
  - Verbrauchsmaterialien
- Grundausstattung stationäre Langzeitpflege:
  - Bett (z. B. Buchedesign), Nachttisch
  - Kleiderschrank (mit Requisiten)
  - Sanitär: Dusche, WC, Waschbecken
  - Kommode mit TV
  - Sessel, Tisch
  - Dekoration: Bilder, Pflanze
  - Geriatriesimulator
  - Alterssimulationsanzug
  - Audio-Videosystem
  - Verbrauchsmaterialien
- Grundausstattung Regieraum:
  - PC-Arbeitsplätze

15.6 Literaturverzeichnis

Engelhardt, J.: Theorie-Praxistransfer in der dreijährigen Pflegeausbildung. In: Kerres, A./ Wissing, C./Wershofen, B. (Hrsg.): Skillslab in Pflege und Gesundheitsfachberufen. Intra- und interprofessionelle Lehrformate. Berlin 2021.

Eriksson, U./Kilvik, A.: Train the Trainer Course: How can the Skills of a Facilitator Benefit Academic Staff in Nursing and Other Health Education Programs? S. 91–101. In: Akselbo, I./ Aune, I. (Hrsg.): How can we use Simulation to Improve Competencies in Nursing. Cham 2022.

Kainer, F., u. a.: Simulation in der Geburtshilfe. In: St. Pierre, M./Breuer, G. (Hrsg.): Simulation in der Medizin. Grundlegende Konzepte – Klinische Anwendung. 2. Aufl. Berlin 2018.

Najork, E.-N.: Rechtshandbuch, Facility Management. 1. akt. Aufl. Heidelberg 2009.

Rehm, S.-M.: Wann muss eine Öffentliche Ausschreibung erfolgen? 2022. Online: https://www.haufe.de/compliance/management-praxis/anwalt-rehm-wann-muss-eine-oeffentliche-ausschreibung-erfolgen_230130_341890.html [abgerufen am 31.3.2023].

Rothgeb, M.: Creating a Nursing Simulation Laboratory: A Literature Review. In: Journal of Nursing Education 47(11)/2008, S. 489–494.

St. Pierre, M./Breuer, G. (Hrsg.): Simulation in der Medizin Grundlegende Konzepte – Klinische Anwendung. 2. Aufl. Berlin 2018.

Steinacker, A.-C., u. a. (Hrsg.): Simulationsszenarien für Aus- und Weiterbildung in der Pflege. Mit ausgearbeiteten Szenarien für die praktische Umsetzung. Berlin 2022.

Thiessen, N., u. a.: Lernen im Vollzug: Der Erwerb praktischer Fertigkeiten. In: St. Pierre, M./ Breuer, G. (Hrsg.): Simulation in der Medizin. Grundlegende Konzepte – Klinische Anwendung. 2. Aufl. Berlin 2018.

Autor*innenverzeichnis

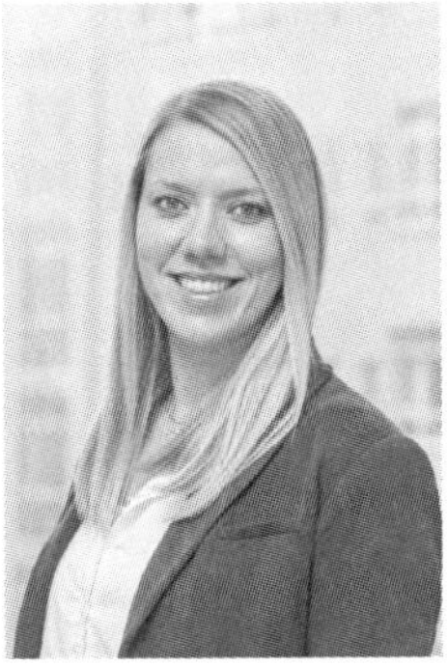

© Foto: Berufsfachschule für Pflege am Klinikum Passau

Lisa Beck

Lisa Beck ist hauptamtliche Lehrkraft und Skillstrainerin/ Dritter Lernort an der Berufsfachschule für Pflege am Klinikum Passau und freiberufliche Lehrbeauftragte zum Thema simulationsbasierte Lehre. Sie ist Gesundheits- und Kinderkrankenpflegerin und hat mehrere Jahre Berufserfahrung in der außerklinischen pädiatrischen Intensivpflege sammeln dürfen. Ihre pädagogische Grundqualifikation habt sie im Rahmen des Pflegepädagogik-Studiums (B.A.) an der Katholischen Stiftungshochschule in München erlangt. Das Interesse an der Wissenschaft hat sie motiviert, Pflegewissenschaften (M.Sc.) an der Philosophisch-Theologischen Hochschule Vallendar zu studieren.

Berufsfachschule für Pflege am Klinikum Passau,
Innstrasse 76, 94032 Passau
lisa.beck@klinikum-passau.de

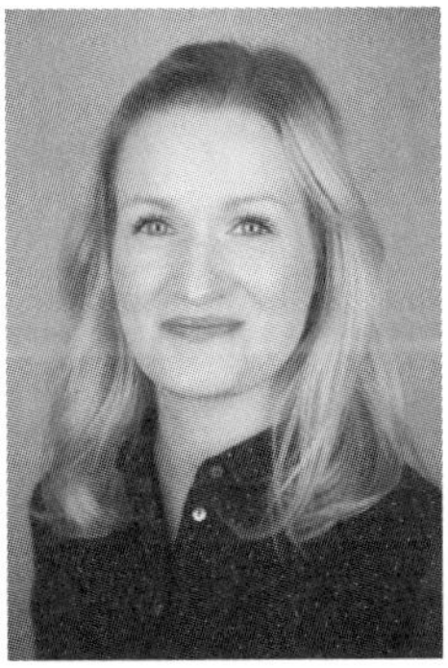

© Foto: privat

Maria Biniok

Maria Biniok ist Lehrkraft für besondere Aufgaben im primärqualifizierenden Bachelorstudiengang Pflege an der Alice Salomon Hochschule Berlin. Nach der Ausbildung zur Gesundheits- und Krankenpflegerin erwarb sie einen Bachelorabschluss im Fachgebiet Gesundheitswissenschaften (B.Sc.) an der Charité – Universitätsmedizin Berlin. Mehrjährige Berufserfahrung sammelte sie als Pflegekraft im ambulanten Sektor der psychiatrischen und neurologischen Versorgung. Maria Biniok absolvierte zudem den Studiengang Management und Qualitätsentwicklung im Gesundheitswesen (M.Sc.) an der Alice Salomon Hochschule. Fachkenntnisse im Bereich Virtueller und Erweiterter Realitäten erwarb sie während des mehrjährigen Forschungsprojektes skill.LAB:XR. Als wissenschaftliche Mitarbeiterin evaluierte sie den Einsatz von XR-Technologien in der Pflegebildung.

Daraus gewonnene Erkenntnisse fließen in ihre aktuellen Lehrveranstaltungen im Skills Lab ein.

Alice Salomon Hochschule Berlin,
Fachbereich II Gesundheit, Erziehung und Bildung
Alice-Salomon-Platz 5, 12627 Berlin
biniok@ash-berlin.eu

Prof. Dr. Katja Boguth

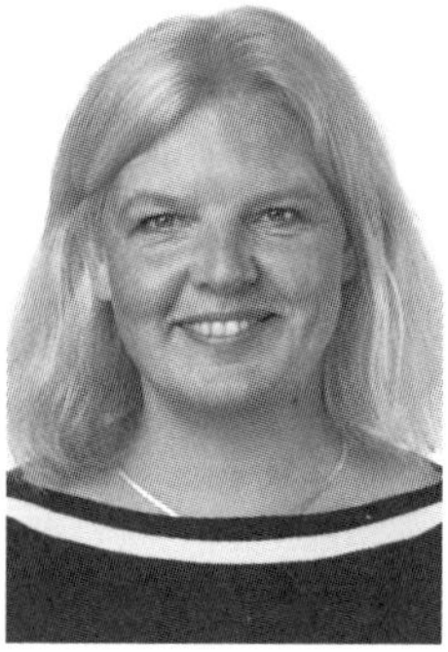

© Foto: Alice Salomon Hochschule

Katja Boguth forscht und lehrt seit Oktober 2020 als Professorin für klinische Pflegewissenschaft an der Alice Salomon Hochschule Berlin.

Sie ist Gesundheits- und Kinderkrankenpflegerin und Gesundheits- und Krankenpflegerin und arbeitete 10 Jahre in verschiedenen Versorgungsbereichen wie Pädiatrie, Intensivpflege und ambulante Pflege. Ihre akademische Laufbahn nahm sie im Jahr 1999 auf und studierte an der Alice Salomon Hochschule im Studiengang Pflege/Pflegemanagement und absolvierte im Anschluss ein Promotionsstudium im Graduiertenkolleg „Multimorbidität im Alter und ausgewählte Pflegeprobleme" an der Charité – Universitätsmedizin Berlin. Als Wissenschaftliche Mitarbeiterin im Institut für gerontologische Forschung hatte sie die Gesamtkoordination des bundesweiten Projektes des BMFSFJ „Servicenetzwerk Altenpflegeausbildung" inne.

Alice Salomon Hochschule Berlin,
Fachbereich II Gesundheit, Erziehung und Bildung
Alice-Salomon-Platz 5, 12627 Berlin
boguth@ash-berlin.eu

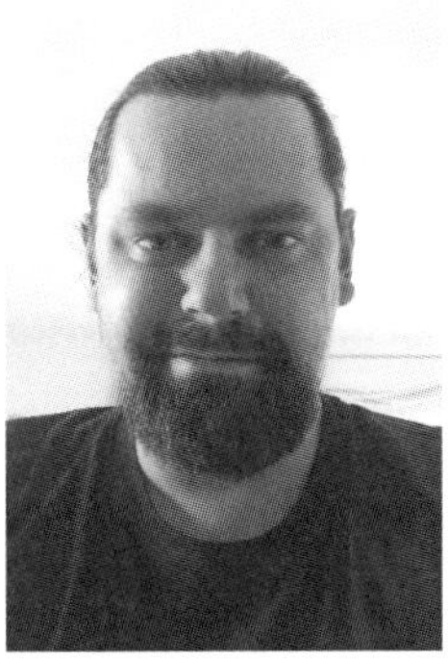

© Foto: privat

Steffen Dißmann

Steffen Dißmann ist gelernter Gesundheits- und Krankenpfleger und Master of Education in Medizinpädagogik. Das Bachelor- und anschließende Masterstudium hat er an der Medical School Berlin bzw. Medical School Hamburg absolviert. Zudem verfügt er über die Qualifikation des Praxisanleiters in der Pflege. Seit 2013 arbeitet er als Dozent für Pflege im Aus- und Weiterbildungsbereich. Seit 2022 ist er Mitarbeiter des Zentrums für hochschulische Aus- und Weiterbildung an der Akademie der Gesundheit Berlin/Brandenburg e. V. und befindet sich derzeit in den Vorbereitungen zur Promotion.

Akademie der Gesundheit Berlin/Brandenburg e. V.
Schwanebecker Chaussee 4 E-H, 13125 Berlin
s.dissmann@gesundheit-akademie.de

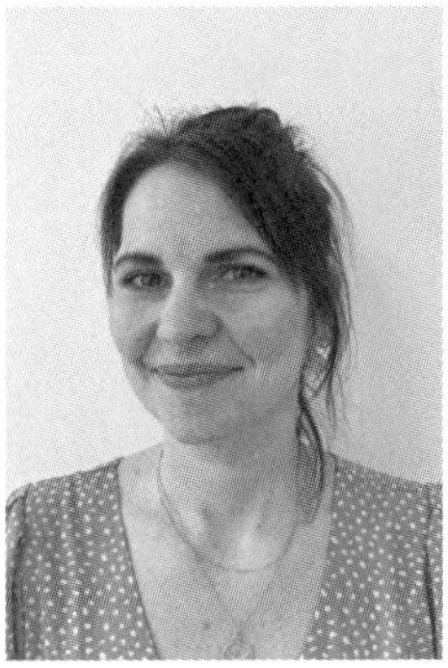

© Foto: privat

Theresa A. Forbrig

Theresa A. Forbrig, Wissenschaftliche Mitarbeiterin an der Alice Salomon Hochschule Berlin im primärqualifizierenden Bachelorstudiengang Pflege. Sie hat Gesundheits- und Pflegemanagement (B.Sc.) und Management und Qualitätsentwicklung (M.Sc.) an der Alice Salomon Hochschule Berlin studiert. Derzeit studiert sie Gesundheit/Pflege Berufspädagogik (M.A.) an der Evangelischen Hochschule Berlin. Sie hat die Fortbildung ISEP (Simulation Education Program) der INACSL absolviert. Der Schwerpunkt ihrer Tätigkeit ist die wissenschaftliche (Weiter-)Entwicklung des Pflegestudienganges und insbesondere der Lehre im Skills Lab. Daneben promoviert sie an der Charité – Universitätsmedizin Berlin zur Kompetenzentwicklung von Lehrenden in der Simulationslehre.

Alice Salomon Hochschule Berlin,
Fachbereich II Gesundheit, Erziehung und Bildung
Alice-Salomon-Platz 5, 12627 Berlin
theresa.forbrig@ash-berlin.eu

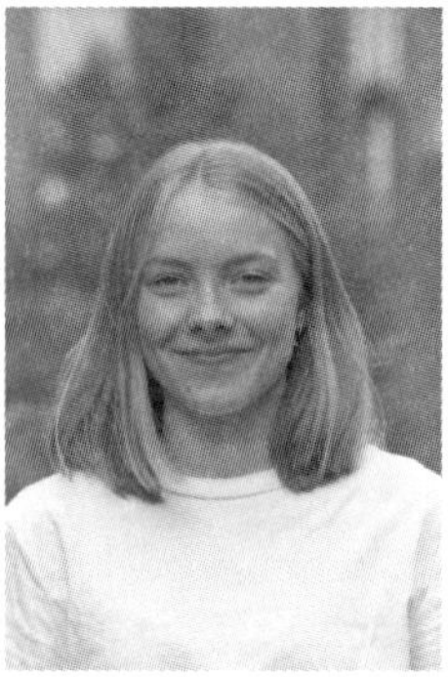

© Foto: privat

Lisa Forstmann

Lisa Forstmann ist Studentin im primärqualifizierenden Studiengang Physiotherapie an der Alice Salomon Hochschule Berlin.

Nach dem Abitur absolvierte Lisa Forstmann einen Bundesfreiwilligendienst bei der Berliner Sportjugend in einem Berliner Sport- und Jugendzentrum. Im Anschluss begann sie das Studium zur Physiotherapeutin und war im Rahmen der praktischen Studienphasen in verschiedenen Kliniken als angehende Therapeutin tätig. Als studentische Mitarbeiterin im Projekt interTUT gibt sie interprofessionelle Tutorien für Studierende der Medizin, der Pflege sowie der Physio- und Ergotherapie, um bereits im Laufe des Studiums eine Möglichkeit für einen Austausch zwischen den Professionen zu schaffen. Sie ist darüber hinaus für den öffentlichen Auftritt des Projektes in den sozialen Medien mitverantwortlich.

Charité – Universitätsmedizin Berlin,
Lernzentrum – interTUT
Charitéplatz 1, 10117 Berlin
intertut@charite.de

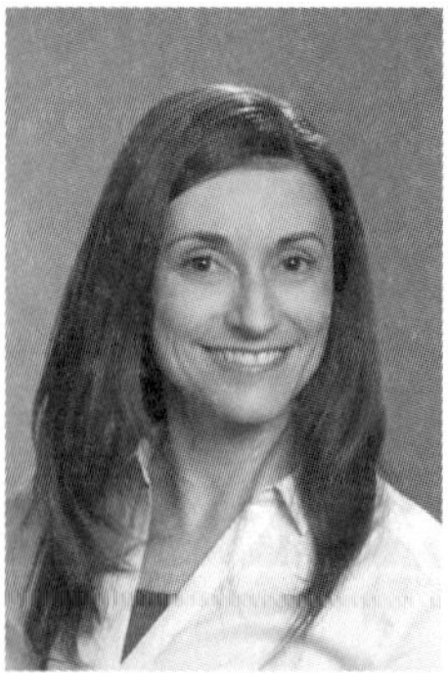

© Foto: Jan Roy/master foto

Franziska Gierke

Franziska Gierke ist Wissenschaftliche Mitarbeiterin im primärqualifizierenden Bachelorstudiengang Pflege an der Alice Salomon Hochschule Berlin. Sie studierte an der Alice Salomon Hochschule Berlin Gesundheits- und Pflegemanagement (B.Sc.) sowie Management und Qualitätsentwicklung im Gesundheitswesen (M.Sc.) und verfügt über langjährige Erfahrung als Gesundheits- und Krankenpflegerin in verschiedenen Fachbereichen.

Alice Salomon Hochschule Berlin,
Fachbereich II Gesundheit, Erziehung und Bildung
Alice-Salomon-Platz 5, 12627 Berlin
gierke@ash-berlin.eu

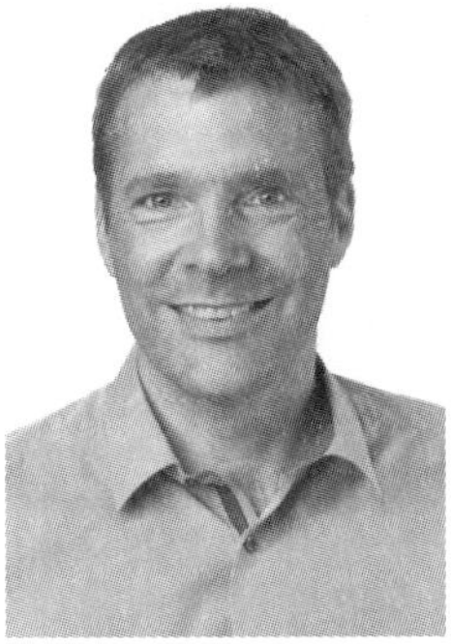

© Foto: Edgard Berendsen

Prof. Dr. Johannes Gräske

Prof. Dr. Johannes Gräske ist Professor für Pflegewissenschaft an der Alice Salomon Hochschule Berlin und leitet dort derzeit den primärqualifizierenden Bachelorstudiengang Pflege. Er absolvierte ein Studium Pflege/Pflegemanagement an der Alice Salomon Hochschule Berlin und der Epidemiologie an der Charité – Universitätsmedizin Berlin, wo er auch in der Pflegewissenschaft promoviert hat. Seine Schwerpunkte in Forschung und Lehre sind die Weiterentwicklung des Pflegeberufes sowie die Versorgung älterer Menschen.

Alice Salomon Hochschule Berlin,
Fachbereich II Gesundheit, Erziehung und Bildung
Alice-Salomon-Platz 5, 12627 Berlin
graeske@ash-berlin.eu

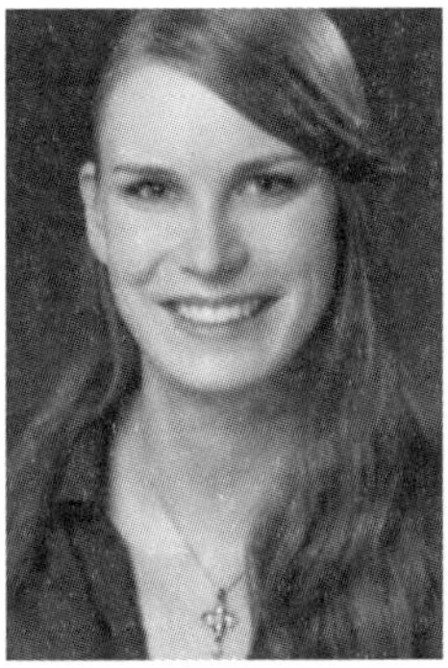

© Foto: privat

Mirja Heidebring

Mirja Heidebring ist Studiengangskoordinatorin im primärqualifizierenden Bachelorstudiengang Pflege an der Alice Salomon Hochschule Berlin.

Ebenfalls ist sie examinierte Gesundheits- und Krankenpflegerin und absolvierte Gesundheitspädagogik (B.A.) an der Akkon Hochschule für Humanwissenschaften Berlin.

Als Gesundheits- und Krankenpflegerin verfügt sie über langjährige Erfahrung in der Thoraxchirurgie und durch die Arbeit im Bereich der Arbeitnehmerüberlassung in den unterschiedlichsten Fachbereichen des akut stationären Settings. Nach dem Studium begann ihre Berufsausübung in der Koordination als Praxiskoordinatorin in der generalistischen Pflegeausbildung.

Alice Salomon Hochschule Berlin,
Fachbereich II Gesundheit, Erziehung und Bildung
Alice-Salomon-Platz 5, 12627 Berlin
heidebring@ash-berlin.eu

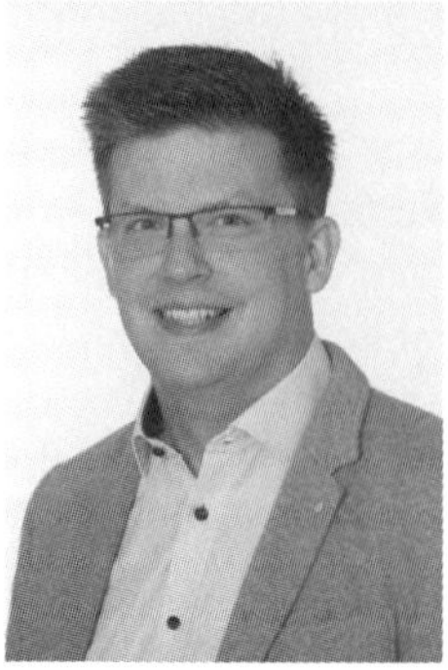

© Foto: privat

Dr. Tim C. Herzig

Tim Herzig ist Wissenschaftlicher Mitarbeiter im Fachbereich Gesundheit der Hochschule Bielefeld, gelernter Physiotherapeut und Berufspädagoge mit Schwerpunkt in den Gesundheitsberufen. Als Post-Doktorand forscht er zum simulationsbasierten Lernen, der Digitalisierung und Transformationsprozessen im Reallabor „Geriatrie". Tim Herzig ist Vorstandsvorsitzender des Interprofessionellen Verbands zur Integration und Förderung des Skills-Lab-Konzeptes in den Gesundheitsberufen (VIFSG) e. V. und geschäftsführender Gesellschafter der Skills-Lab-Consulting GbR.

Hochschule Bielefeld,
Fachbereich Gesundheit
Kurt-Schumacher-Str. 6, 33615 Bielefeld
tim.herzig@hsbi.de

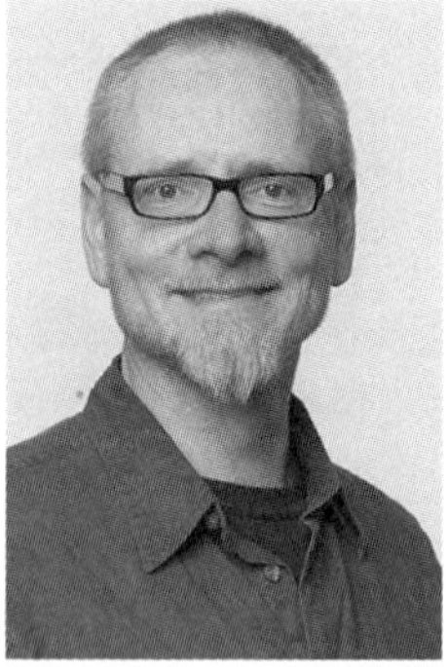

© Foto: Wolf Fotografie AG

Dr. Christoph Imhof

Christoph Imhof ist promovierter Sozialanthropologe und Absolvent der Universität Bern. Er ist wissenschaftlicher Mitarbeiter am Institut Integration und Partizipation der Hochschule für Soziale Arbeit FHNW. Ursprünglich absolvierte er eine Lehrerausbildung und war mehrere Jahre im Lehrdienst tätig. Feldforschungen im Rahmen des Studiums und der Promotion führten ihn nach Kuba und Spanien. Seine Forschungstätigkeiten im Bereich HIV/Aids befassen sich mit dem HIV-Schutz und -Risikoverhalten, dem Aspekt des Älterwerdens mit HIV sowie aktuell in der Erarbeitung und Durchführung eines partizipativen Projekts mit jüngeren Betroffenen. Daneben lehrt er zu qualitativen Forschungsmethoden und Geschlechtertheorien.

Fachhochschule Nordwestschweiz
Riggenbachstr. 16 CH - 4600 Olten
christoph.imhof@fhnw.ch

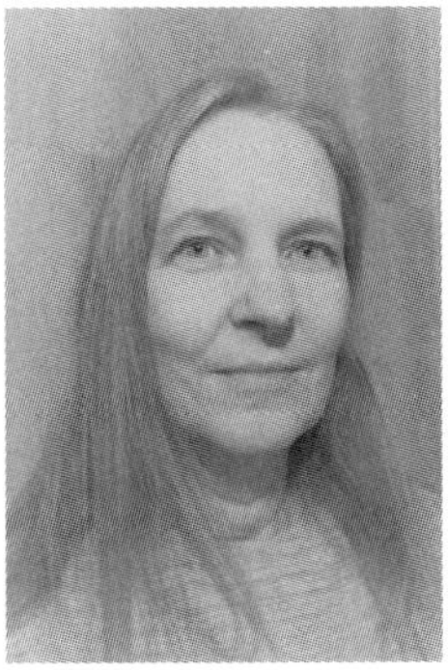

© Foto: privat

Anke Kochems-Becker

Anke Kochems-Becker ist seit 2015 Praxisreferentin und Studiengangskoordinatorin im ausbildungsintegrierten Modellstudiengang B.Sc. Pflege an der Hochschule für Technik und Wirtschaft des Saarlandes. Sie ist für die Planung, Begleitung und Koordination der Praxisphasen verantwortlich und an der Weiterentwicklung des Praxiscurriculums beteiligt. An der Frankfurt University of Applied Sciences hat sie im Studiengang Barrierefreie Systeme – Case Management für barrierefreies Leben die Master-Prüfung abgelegt. Zuvor hat sie seit 1997 als Krankenschwester in der akutstationären Intensivpflege und in der Häuslichen Pflege und Pflegeberatung gearbeitet.

htw saar,
Fakultät für Sozialwissenschaften
Goebenstr. 40, 66117 Saarbrücken
anke.kochems-becker@htwsaar.de

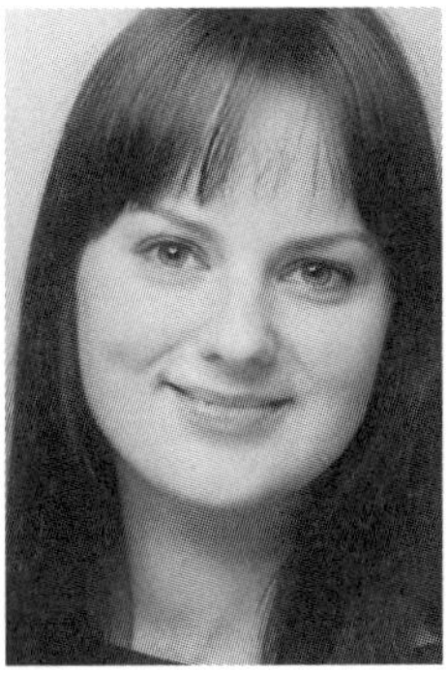

© Foto: privat

Merle Kristina Kuckulenz

Merle Kristina Kuckulenz ist Studentin des primärqualifizierenden Studiengangs Ergotherapie (B.Sc.) an der Alice Salomon Hochschule Berlin.

Sie hat nach einigen Jahren beruflicher Tätigkeit als Medienberaterin für Digital- und Printmedien dem Büroalltag den Rücken gekehrt und wird voraussichtlich im Frühjahr 2024 ihr Bachelorstudium abschließen. Bei der AG interTUT vermittelt sie in Online- und Präsenztutorien institutionsübergreifend anderen Studierenden des Gesundheitswesens die Relevanz interprofessioneller Zusammenarbeit. Außerdem ist sie als Teil des PR-Teams für Inhalte und Betreuung des offiziellen Instagram-Profils der AG interTUT mitverantwortlich.

Charité – Universitätsmedizin Berlin,
Lernzentrum – interTUT
Charitéplatz 1, 10117 Berlin
intertut@charite.de

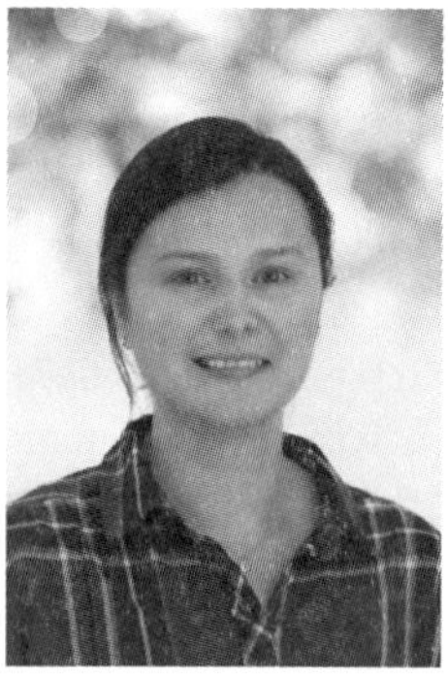

© Foto: privat

Dr. Simone Kuntz

Simone Kuntz ist promovierte Pflegewissenschaftlerin, Diplom-Pflegepädagogin und examinierte Krankenschwester. Sie ist seit 2011 als wissenschaftliche Mitarbeiterin an der Charité – Universitätsmedizin Berlin, seit 2016 in der Forschungsgruppe Geriatrie AG-Pflegeforschung tätig. Die Mitarbeit erfolgte unter anderem in Projekten zur Erfassung von Pflegeproblemen sowie Pflege- und Versorgungsqualität im stationären und ambulanten Bereich, Entwicklung und Evaluation innovativer Hilfsmittel und pflegerelevanter IT-Lösungen: elektronische Behandlungspfade; Mobilisierungs-Assistent für Patienten mit Demenz und deren Angehörige; textilbasierte Mikroelektronik zum Monitoring sowie im Pflegepraxiszentrum Berlin (PPZ-Berlin). Sie verfügt über mehrjährige Erfahrungen als Dozentin in der Fort- und Weiterbildung mit dem Schwerpunkt Pflegeforschung.

Charité – Universitätsmedizin Berlin,
Forschungsgruppe Geriatrie, AG Pflegeforschung,
Reinickendorfer Str. 61, 13347 Berlin
simone.kuntz@charite.de

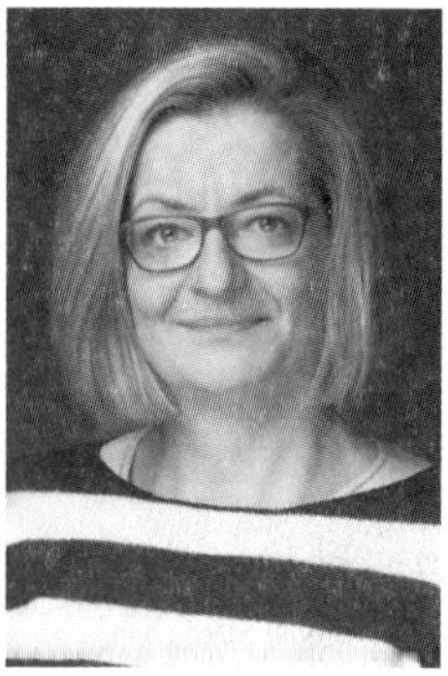

© Foto: privat

Peggi Lippert

Peggi Lippert ist Medizinpädagogin (M.Ed.) und staatlich anerkannte Krankenschwester für Intensivmedizin und Anästhesie. Noch während des Studiums übernahm sie die Kursleitung der Weiterbildung für Anästhesie und Intensivpflege sowie für die Atmungstherapie und ist bis heute in dieser Funktion tätig. Zudem verfügt sie über mehrjährige Erfahrungen als Pädagogin in einer Gesundheits- und Krankenpflegeschule. Seit 2022 arbeitet Peggi Lippert als Wissenschaftliche Mitarbeiterin in der AG Pflegeforschung der Forschungsgruppe Geriatrie der Charité – Universitätsmedizin Berlin. Die Mitarbeit erfolgte unter anderem in Projekten zur Entwicklung und Evaluation innovativer Hilfsmittel und pflegerelevanter IT-Lösungen.

Charité – Universitätsmedizin Berlin,
Forschungsgruppe Geriatrie, AG Pflegeforschung
Reinickendorfer Str. 61, 13347 Berlin
peggi.lippert@charite.de

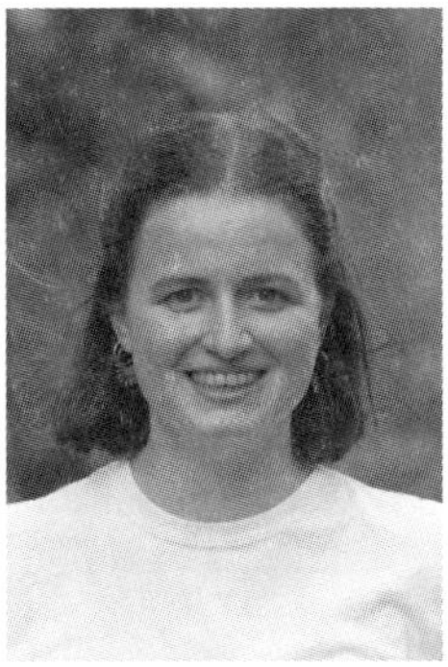

© Foto: privat

Felicitas Margraf

Felicitas Margraf ist Studentin im primärqualifizierenden Studiengang Physiotherapie an der Alice Salomon Hochschule Berlin.

Nach dem Abitur absolvierte Felicitas Margraf die Ausbildung zur Rettungssanitäterin am Zentrum für notfallmedizinische Aus- und Weiterbildung Berlin.

Im Rahmen ihres Physiotherapiestudiums war sie als angehende und examinierte Physiotherapeutin in verschiedenen Kliniken und Praxen tätig. Als studentische Mitarbeiterin und Tutorin im Projekt interTUT organisiert sie interprofessionelles und kooperatives Lernen für Studierende der Physiotherapie, Ergotherapie, Pflege und Medizin durch Tutorien.

Charité – Universitätsmedizin Berlin,
Lernzentrum – interTUT
Charitéplatz 1, 10117 Berlin
intertut@charite.de

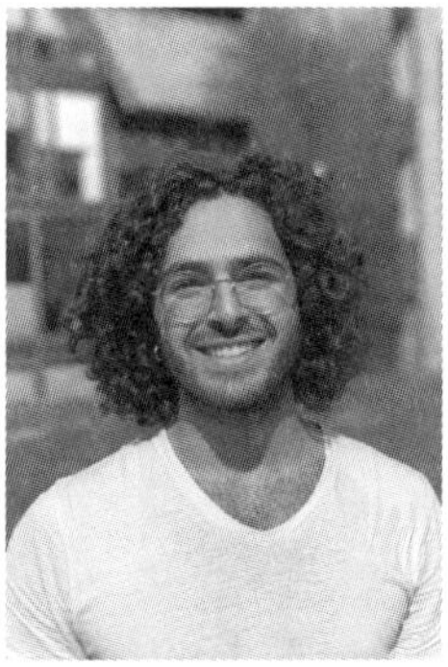

© Foto: privat

Kerim Dost Mayaoglu

Kerim Dost Mayaoglu ist Student im Modellstudiengang Medizin an der Charité – Universitätsmedizin Berlin. Nach dem Erwerb der allgemeinen Hochschulreife absolvierte Kerim Dost Mayaoglu zur Vorbereitung auf das Studium der Humanmedizin das obligatorische dreimonatige Krankenpflegepraktikum im St. Franziskus Hospital Münster. Im April 2019 begann er sein Studium im Modellstudiengang Medizin an der Charité – Universitätsmedizin Berlin. Während der Corona-Pandemie war er als Aushilfe für die Pflegekräfte auf einer Intensivstation tätig. Aktuell arbeitet er in der Qualitätssicherung der Charité sowie als Tutor bei interTUT. Im Rahmen seiner Arbeit bei interTUT leitet er regelmäßig interprofessionelle Tutorien, plant die Teilnahme an internationalen sowie nationalen Kongressen und entwickelt neue Tutorien.

Charité – Universitätsmedizin Berlin,
Lernzentrum – interTUT
Charitéplatz 1, 10117 Berlin
intertut@charite.de

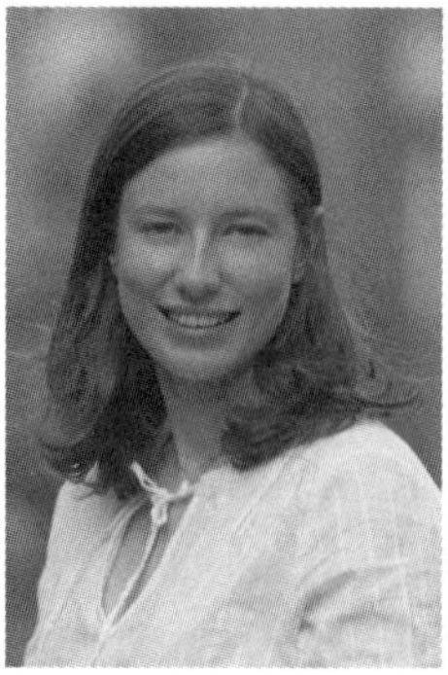

© Foto: privat

Miriam Mayer

Miriam Mayer ist Studentin im Modellstudiengang Medizin an der Charité – Universitätsmedizin Berlin. Im Rahmen des Studiums Humanmedizin an der Charité in Berlin war Miriam Mayer an diversen Kliniken in Deutschland, Österreich, Belgien und Frankreich im pflegerischen sowie medizinischen Bereich tätig. Sie initiierte 2022 die Kooperation der Charité mit dem International Collaboration and Exchange Program – Preparing Global Leaders for Health Care (ICEP) der Columbia University New York und organisiert als National Student Leader die Vernetzung und den Austausch von Studierenden der Charité mit den Partneruniversitäten des Programms. Als studentische Tutorin beim Projekt interTUT bietet sie Berliner Studierenden der Gesundheitsberufe einen Raum für Austausch und Zusammenarbeit in interprofessionellen Tutorien. Ein Schwerpunkt ihrer Arbeit liegt in der Innovation und Entwicklung neuer Tutorien sowie Vorstellung der Projektinhalte bei Kongressen und in der Öffentlichkeit.

Charité – Universitätsmedizin Berlin,
Lernzentrum – interTUT
Charitéplatz 1, 10117 Berlin
intertut@charite.de

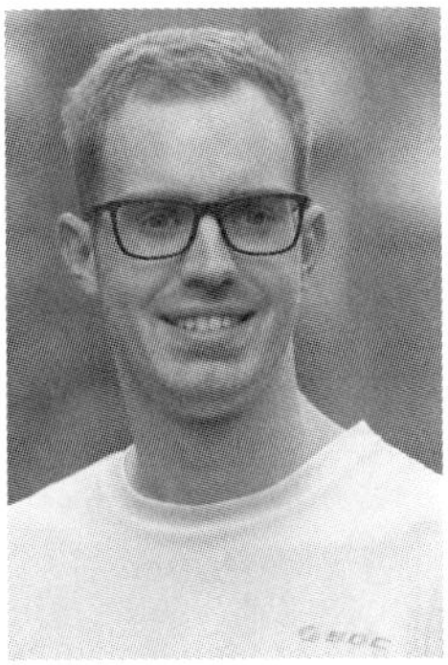

© Foto: privat

Florian Meiners

Florian Meiners ist Student im Modellstudiengang Medizin an der Charité – Universitätsmedizin Berlin sowie staatlich ausgebildeter Gesundheits- und Krankenpfleger.

Nach dem Erwerb der allgemeinen Hochschulreife absolvierte Florian Meiners ein Freiwilliges Soziales Jahr (FSJ) im Aufnahmezentrum am Klinikum Bremen-Ost. Zwischen 2017 und 2020 bestritt er erfolgreich die Ausbildung zum Gesundheits- und Krankenpfleger an der Bildungsakademie der Gesundheit Nord mit Standort Klinikum Bremen-Mitte. Für seine ausgezeichneten Ergebnisse wurde er von der Senatorin für Gesundheit, Frauen und Verbraucherschutz im Bundesland Bremen geehrt. In seiner Tätigkeit als studentischer Mitarbeiter im Berliner Kooperations- und Entwicklungsprojekt interTUT fördert er interprofessionelle Zusammenarbeit und setzt Peer-gestütztes Lernen praktisch um. Hierzu hält er Tutorien mit interprofessionell und interinstitutionell zusammengesetzten Gruppen.

Charité – Universitätsmedizin Berlin,
Lernzentrum – interTUT
Charitéplatz 1, 10117 Berlin
intertut@charite.de

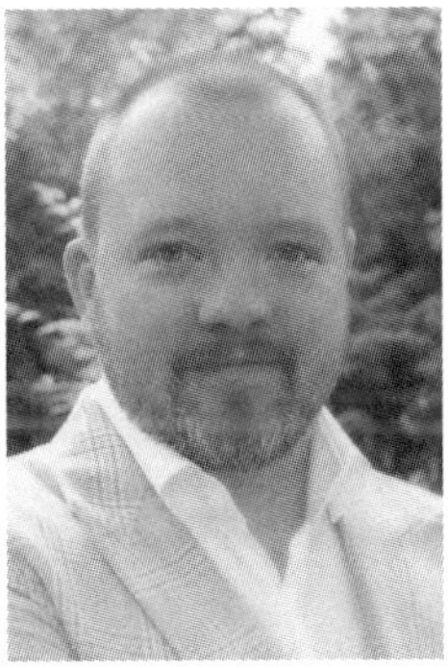

© Foto: privat

Björn Naumann

Björn Naumann verfügt als Absolvent der Medical School Berlin (MSB) über einen Masterabschluss in Medizinpädagogik. Er hat als examinierter Fachkrankenpfleger für Anästhesie und Intensivmedizin an der Charité – Universitätsmedizin Berlin und im Bundeswehrkrankenhaus Berlin gearbeitet. Aktuell ist er als Wissenschaftlicher Mitarbeiter in der AG Pflegeforschung, Forschungsgruppe Geriatrie an der Charité – Universitätsmedizin Berlin tätig und forscht in unterschiedlichen Projekten zur Verbesserung der Pflegesituationen durch den Einsatz von intelligenten digitalen Technologien.

Charité – Universitätsmedizin Berlin,
Forschungsgruppe Geriatrie, AG Pflegeforschung
Reinickendorfer Str. 61, 13347 Berlin
bjoern.naumann@charite.de

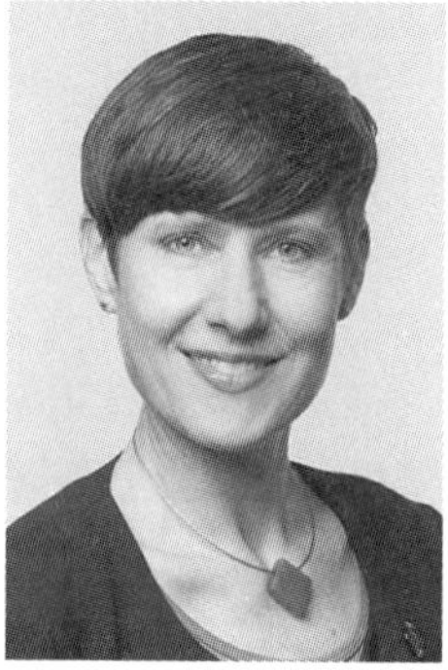

© Foto: privat

Prof. Dr. Sibylle Nideröst

Sibylle Nideröst ist promovierte Soziologin und Absolventin der Universität Zürich. Sie ist Leiterin des Instituts Integration und Partizipation der Hochschule für Soziale Arbeit FHNW, Mitglied der Hochschulleitung und Stellvertreterin der Direktorin. Seit 22 Jahren ist sie in Forschung und Lehre tätig und hat im Bereich der sozialwissenschaftlichen präventions- und betroffenenorientierten HIV-Forschung zahlreiche nationale und internationale Forschungsprojekte und Publikationen realisiert, u. a. zu Bedürfnissen von HIV-positiven Eltern und zur Lebensqualität von älteren Menschen mit HIV. Sie pflegt eine enge Zusammenarbeit mit der Praxis und hat als Expertin bei der Entwicklung und Evaluation des Nationalen HIV/STI-Programms (2017–2023) sowie dessen Nachfolgeprogramm 2024+ mitgewirkt. Von 2007 bis 2018 war sie im Vorstand der Aids-Hilfe Schweiz und von 2012 bis 2015 Mitglied der Eidgenössischen Kommission für Sexuelle Gesundheit.

Fachhochschule Nordwestschweiz
Riggenbachstr. 16 CH - 4600 Olten
sibylle.nideroest@fhnw.ch

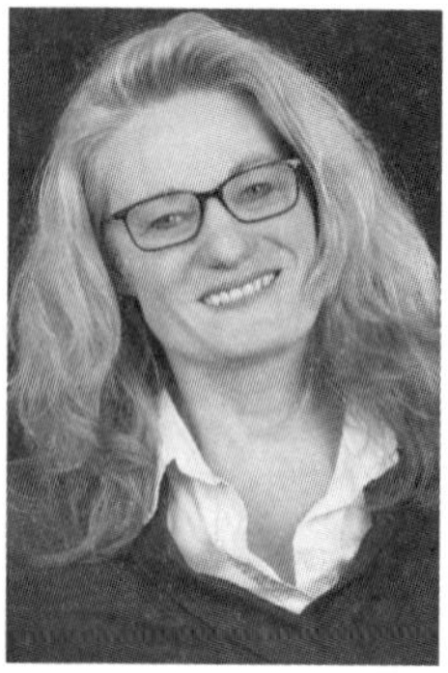

© Foto: privat

Prof. Dr. Dagmar Renaud

Dagmar Renaud hat als examinierte Krankenschwester in psychiatrischen Kliniken in Hessen und im Saarland gearbeitet. Nach dem Studium der Psychologie und Promotion an der Universität des Saarlandes war sie von 2007–2021 als wissenschaftliche Koordinatorin am Institut für Gesundheitsforschung und -technologie der Hochschule für Technik und Wirtschaft des Saarlandes (htw saar), sozialwissenschaftliche Fakultät, Fachbereich Gesundheit und Pflege tätig. Seit 2021 ist sie Professorin für Pflegewissenschaften an der htw saar.

htw saar,
Fakultät für Sozialwissenschaften
Goebenstr. 40, 66117 Saarbrücken
dagmar.renaud@htwsaar.de

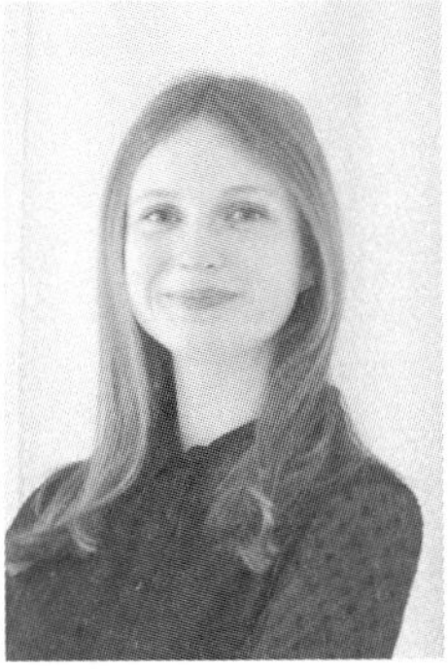

© Foto: privat

Jasmin Runge

Jasmin Runge ist examinierte Gesundheits- und Kinderkrankenpflegerin. Sie studierte Pflege an der Hochschule für Angewandte Wissenschaften in Hamburg, sowie Management und Qualitätsentwicklung an der Alice Salomon Hochschule Berlin. Sie promoviert zu der Unterscheidung von komplexer und hochkomplexer Versorgung gemäß Pflegeberufegesetz.

Alice Salomon Hochschule Berlin,
Fachbereich II Gesundheit, Erziehung und Bildung
Alice-Salomon-Platz 5, 12627 Berlin
jasminrunge@freenet.de

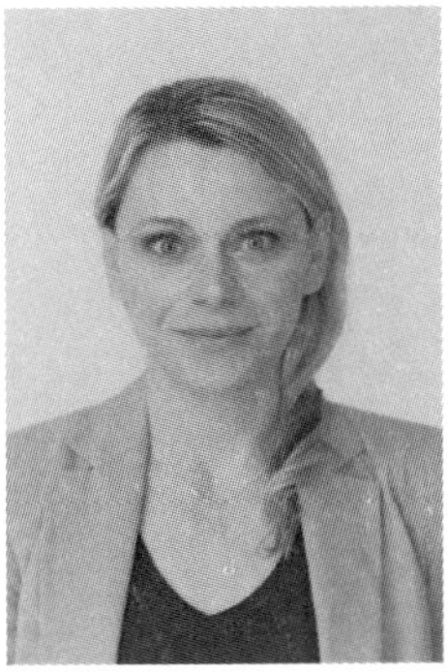

© Foto: privat

Dr. Sandra Strube-Lahmann

Sandra Strube-Lahmann ist promovierte Pflegewissenschaftlerin und Absolventin des Studiengangs Medizin-/Pflegepädagogik der Charité – Universitätsmedizin Berlin. Nach dem Studium arbeitete sie als Diplompflegepädagogin, als Wissenschaftliche Mitarbeiterin im Deutschen Bundestag sowie im Abgeordnetenhaus von Berlin. Zudem war sie als Prüfungsausschussvorsitzende für das Landesamt für Gesundheit und Soziales Berlin tätig. Seit 2017 arbeitet sie als Wissenschaftliche Mitarbeiterin, seit 2022 als koordinatorische Leitung der Arbeitsgruppe „Pflegeforschung" (Fachbereich Digitalisierung und Pflegeforschung) der Forschungsgruppe „Geriatrie" der Charité – Universitätsmedizin Berlin. Sie ist Mitglied der Geschäftsleitung der Akademie der Gesundheit Berlin/Brandenburg e. V. und leitet dort seit 2022 das Zentrum für hochschulische Aus- und Weiterbildung und verantwortet die Entwicklung und Konzeptionierung des Pflege- und Hebammenstudiengangs.

Akademie der Gesundheit Berlin/Brandenburg e. V.
Schwanebecker Chaussee 4 E-H, 13125 Berlin
s.strube-lahmann@gesundheit-akademie.de

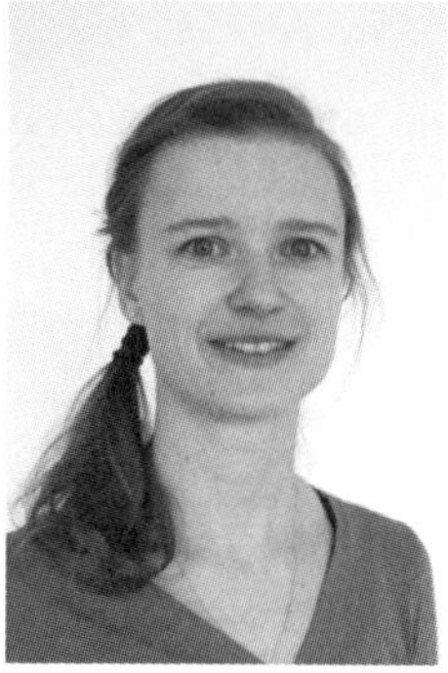

© Foto: privat

Svenja Urban

Svenja Urban hat als Gesundheits- und Krankenpflegerin in der chirurgischen Intensivstation und im Bereich der Dokumentation und Abrechnung hochkomplexer Pflegemaßnahmen im Sana Klinikum Berlin Lichtenberg gearbeitet. Anschließend studierte sie Gesundheits- und Pflegemanagement auf Bachelorniveau. Derzeit ist sie als Praxiskoordinatorin im Bachelorstudiengang Pflege an der Alice Salomon Hochschule Berlin tätig und studiert berufsbegleitend Management und Qualitätsentwicklung im Gesundheitswesen auf Masterniveau.

Alice Salomon Hochschule Berlin,
Fachbereich II Gesundheit, Erziehung und Bildung
Alice-Salomon-Platz 5, 12627 Berlin
svenja.urban@ash-berlin.eu

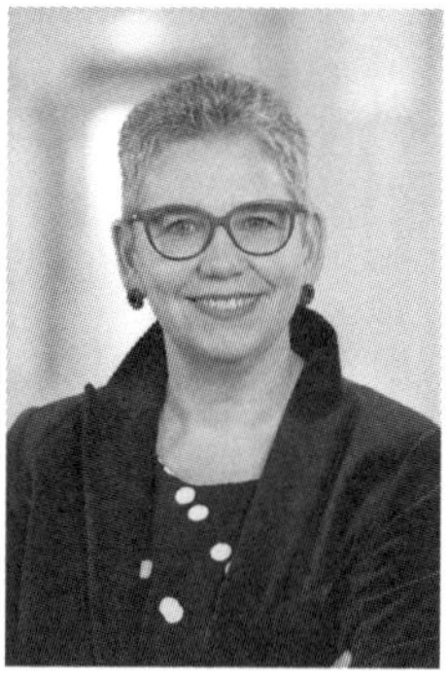

© Foto: Forograf Reiner Frese

Christine Vogler

Christine Vogler ist Geschäftsführerin der Berliner Bildungscampus für Gesundheitsberufe gGmbH, der größten Bildungseinrichtung für Gesundheitsberufe in Deutschland und Ausbildungsstätte der Charité und Vivantes und sie ist Präsidentin des Deutschen Pflegerats. Die gelernte Krankenschwester, Diplom-Pflegepädagogin, Managerin und Qualitätsauditorin ist seit 30 Jahren mit Leidenschaft im Gesundheitswesen tätig. 2018 bekam sie für ihr Engagement für eine anspruchsvolle und attraktive Pflegeausbildung den Berliner Frauenpreis – 2022 wurde Sie als Pflegemanagerin des Jahres gekürt.

Berliner Bildungscampus für Gesundheitsberufe gGmbH
Waldstraße 86-90, 13403 Berlin
christine.vogler@bildungscampus-berlin.de

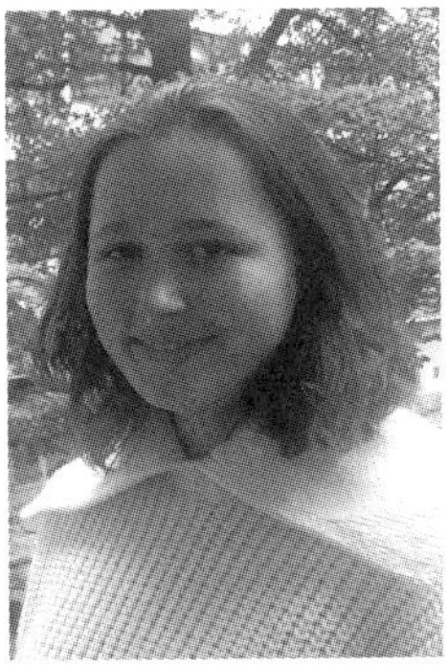

© Foto: privat

Emma Luise Klara Wiedemann

Emma Luise Klara Wiedemann ist Studentin im primärqualifizierenden Studiengang Pflege an der Charité in Berlin.

Nach dem Erwerb der allgemeinen Hochschulreife nahm Emma Wiedemann ihr Studium an der Charité auf. Im Rahmen der praktischen Studienphasen war sie als angehende Pflegefachkraft an den Kliniken der Charité, sowie in ambulanten und langzeitstationären Pflegeeinrichtungen tätig. Als studentische Mitarbeiterin ist sie Teil des Projekts interTUT. Gemeinsam im studentischen Team von interTUT fördert sie die interprofessionelle Zusammenarbeit der angehenden Fachkräfte im Gesundheitswesen.

Charité – Universitätsmedizin Berlin,
Lernzentrum – interTUT
Charitéplatz 1, 10117 Berlin
intertut@charite.de

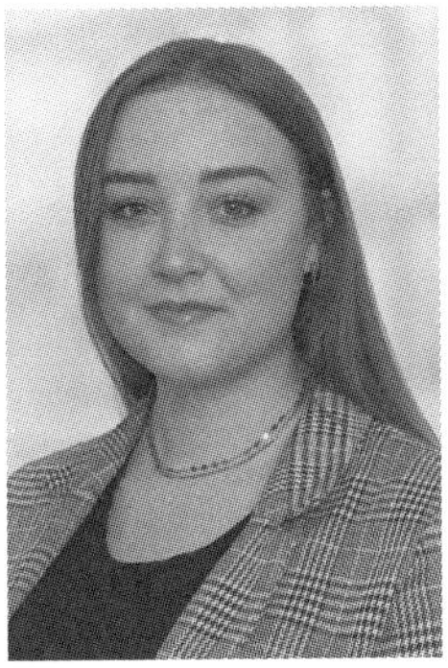

© Foto: privat

Jana Zimmermann

Jana Zimmermann ist Absolventin des Bachelorstudiengangs Gesundheits- und Pflegemanagement der Alice Salomon Hochschule Berlin. Sie hat als Medizinische Fachangestellte in der Gesundheit Nord gGmbH in Bremen in unterschiedlichen Fachbereichen gearbeitet. Während der Studienzeit arbeitete sie als wissenschaftliche Hilfskraft beim Bundesverband Medizintechnologie e. V., im Rahmen des Praxissemesters in der Pressestelle des Robert Koch-Instituts und ehrenamtlich in der Kältehilfe der Stadtmission Berlin. Aktuell ist sie im Bereich des Datenschutzes und des Qualitäts- und Risikomanagements tätig.

Alice Salomon Hochschule Berlin,
Fachbereich II Gesundheit, Erziehung und Bildung
Alice-Salomon-Platz 5, 12627 Berlin
j.zmn@outlook.de

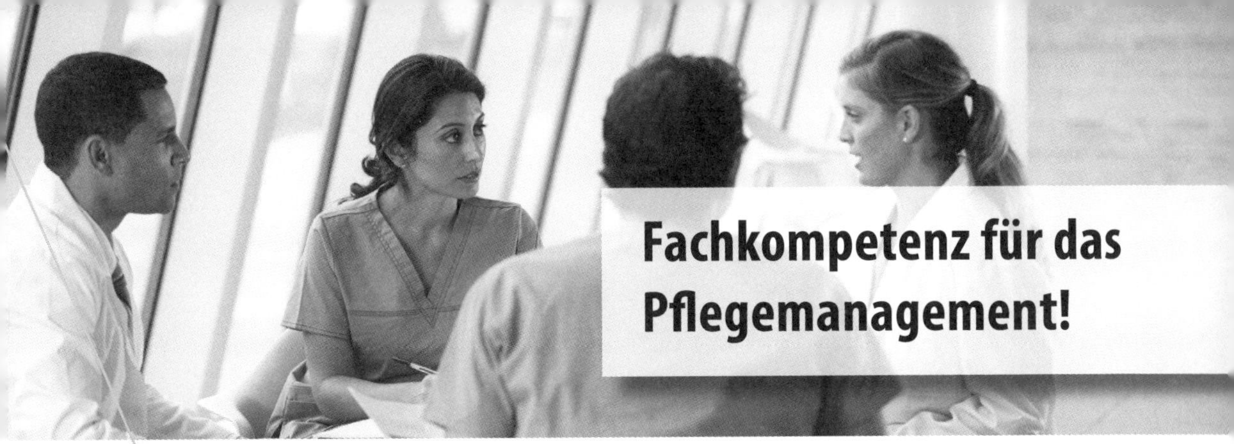

Management Handbuch Pflege

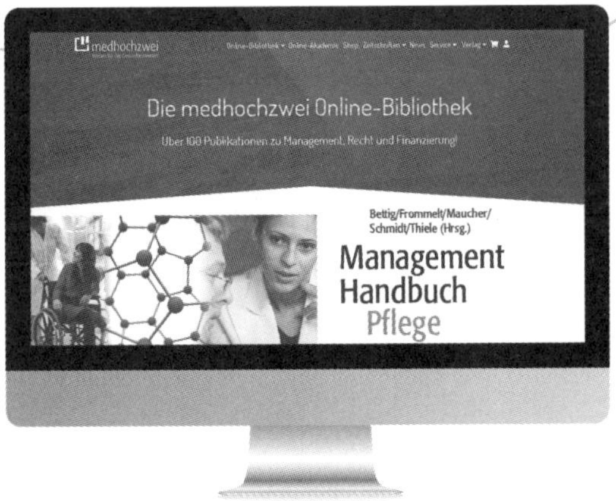

Das Management Handbuch Pflege greift die für die Praxis des Managements im Pflegebereich notwendigen Themen interdisziplinär auf. Der Ansatz des Werkes ist einzigartig, denn es behandelt innovative Aspekte des Pflegemanagements institutionsübergreifend und stellt notwendiges Wissen dem Pflegemanagement auf unterschiedlichen Hierarchiestufen zur Verfügung.

Die aktuellen Schwerpunktthemen (z. B. Behandlungspfade, Case Management) sind dabei sowohl für die Pflegeleitung im Krankenhaus und Altenheim als auch für Leitungskräfte in ambulanten Einrichtungen interessant und lesenswert. Darüber hinaus greifen (in knapper Form) praxisorientierte Einzelbeiträge auch punktuell die für die jeweiligen institutionellen Zusammenhänge besonders wichtigen Themen auf (z. B. Expertenstandards).

Durch die regelmäßigen Aktualisierungen dient Ihnen das Handbuch nicht nur als aktueller Wegbegleiter, sondern auch als leicht handhabbares Nachschlagewerk für das Pflegemanagement.

Bettig/Frommelt/Henke/Maucher/Thiele (Hrsg.)

Management Handbuch Pflege Online

ISBN 978-3-86216-046-4

Halbjahrespreis für eine Lizenz: € 168,00

Preis für jede weitere Lizenz: € 55,00

medhochzwei

www.medhochzwei-verlag.de/shop

Die Preise von Abo-Produkten können sich ändern.
Die aktuellen Preise finden Sie jederzeit unter: www.medhochzwei-verlag.de/shop